U0314777

# 本来健康

HOLOGRAPHIC HEALTH

——二十四节气生命大健康时空密码解读

马仙蕊 著

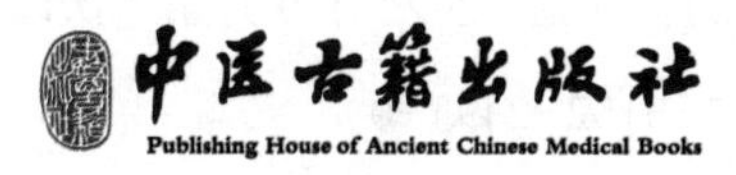

图书在版编目（CIP）数据

本来健康：二十四节气生命大健康时空密码解读 / 马仙蕊著 .—北京：中医古籍出版社，2022.9

ISBN 978-7-5152-2493-0

Ⅰ . ①本… Ⅱ . ①马… Ⅲ . ①二十四节气—关系—保健—普及读物 Ⅳ . ① R161-49

中国版本图书馆 CIP 数据核字（2022）第 085799 号

**本来健康——二十四节气生命大健康时空密码解读**

马仙蕊 著

---

**策划编辑：**李淳

**责任编辑：**吴頔

**封面设计：**龙岩

**出版发行：**中医古籍出版社

**社　　址：**北京市东城区东直门内南小街 16 号（100700）

**电　　话：**010-64089446（总编室）010-64002949（发行部）

**网　　址：**www.zhongyiguji.com.cn

**印　　刷：**三河市中晟雅豪印务有限公司

**开　　本：**710mm×1000mm　1/16

**印　　张：**18

**字　　数：**173 千字

**版　　次：**2022 年 9 月第 1 版　2022 年 9 月第 1 次印刷

**书　　号：**ISBN 978-7-5152-2493-0

**定　　价：**98.00 元

Self order

# 自序

## 本来健康

生命大健康的精华在于天人合一，即天磁场信息与地磁场信息加注人体信息场的天地人三位一体的生命全息整体健康。

天人合一的关键在于效仿天道，星宇能量场是刚健的、动态的、变化的，二十八星宿空间位置的变化产生象变，象变产生巨大的空间能量，以光、声音的形式储存在地球周围时空场内，新新人类即将打开自身能量场，令其灌注全身，开启新时空的智慧。

天地人三位一体生命大健康即时间、空间与人体的全息磁场信息互动，是一个开放的人体外循环系统，新时空下的人类的自主自助的生命能量场升级大改造、大超越、大圆满，必将回归宇宙源头的本来健康。

Content summary

# 内容摘要

本书为读者揭示了认知二十四节气的全新视角，从人体脊柱与每个节气点的全息对应入手，全维度解读了二十四节气与生命大健康的真相——生命大健康是天、地、人三者之间精气神互动的结果，其中不乏作者耕耘生命大健康三十年，基于《黄帝内经》的身心实践。每个章节都以中国人特有的时间轴二十四节气逐次展开，作为认知生命大健康的时空地图，与人体脊柱投影点相对应，悉心辅导每个节气的生命功课，同时从身体修复和心理情绪两个层面，来达成人的生命大健康。

为什么深度解读和实践二十四节气时空密码可以超越以往节气养生？为什么激活二十四节气对应的脊柱投影点可以提高免疫力？

为什么二十四节气作为健康管理是从冬至开始，而不是立春？为什么冬至节气是对应人体的尾闾部位，而不是腰椎？

为什么人体脊柱上的对应投影点是由下至上的能量循环？

为什么中国古人一直秘密地传承着这套天人合一的康养方法？为什么中国传统节日与民俗当中悄然保留着节气的精华？

全书洋溢着一种对传统经典的继承与创新精神，巧妙地通过“象思维”类比，每个节气点不仅解读了气候特征与人体节律的暗合，还揭秘了与人体内在征象的关系，更融合了天体物理、星宿、国学经典、解剖、生理、病理、中医基础、经络、针灸、推拿按摩、营养食疗、养生保健、运动康复、心理、管理、历史民俗、传统节日、太极、瑜伽等综合信息，生动地传递着宇宙全息、天人合一格局下，二十四节气生命大健康的时空密码，这里有每个人都应该了解和掌握的智慧点、通关点和实操点。

作者贯穿古今，汇通东西，结合国学与科学思维，鲜明地阐释了生命本来就是如此精妙完美地与时空能量紧密结合，以及人们重归生命大健康的必然路径！作者超越了以往人们对二十四节气的局限认知，站在天体与人体同频的本源视野，揭开“本来健康”的奥秘。

本书是作者所著生命大健康系列（《生命大健康节气》《生命大健康环境》《生命大健康身心》）之一，也是作者十年临床经验与近二十年身心实践及教学相长的心得体悟，属首次公开。

作者马仙蕊老师真诚期待陪伴读者走入“生命大健康”！

欢迎您加入二十四节气与生命大健康实修训练，体验属于你的大健康喜乐。天人合一，知行合一，身心合一！

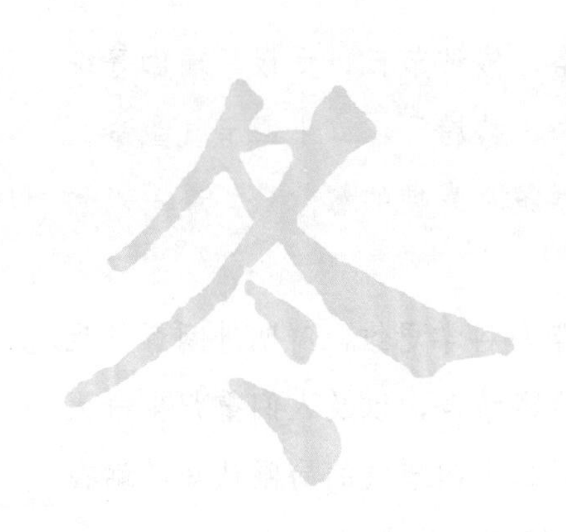

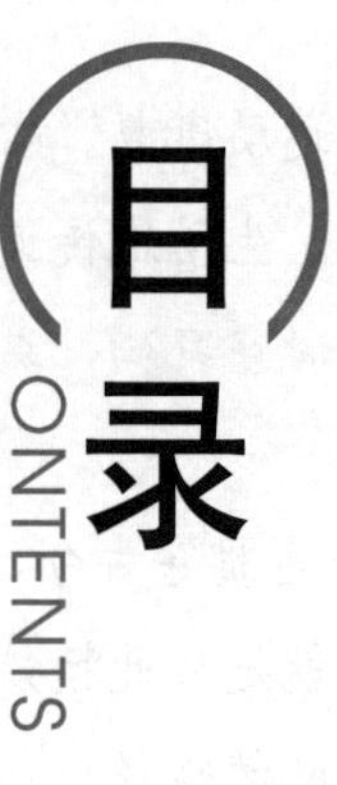

# 目录

CONTENTS

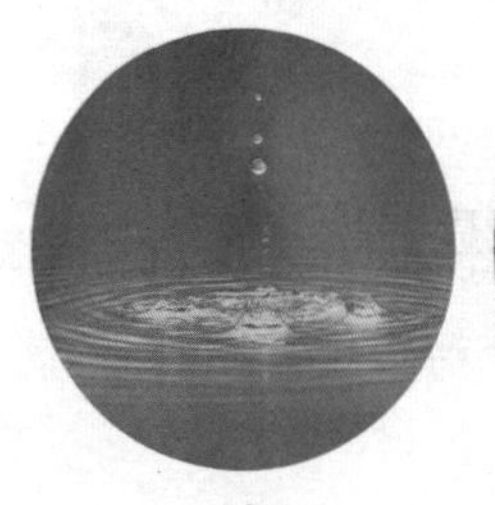

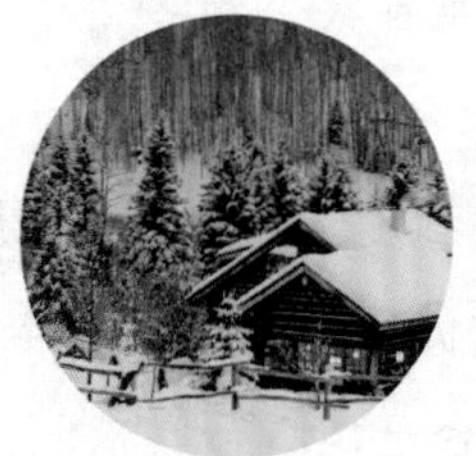

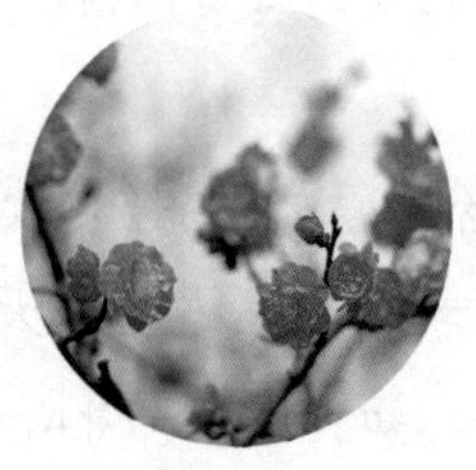

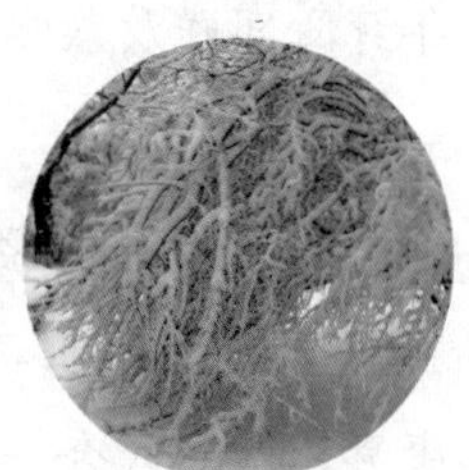

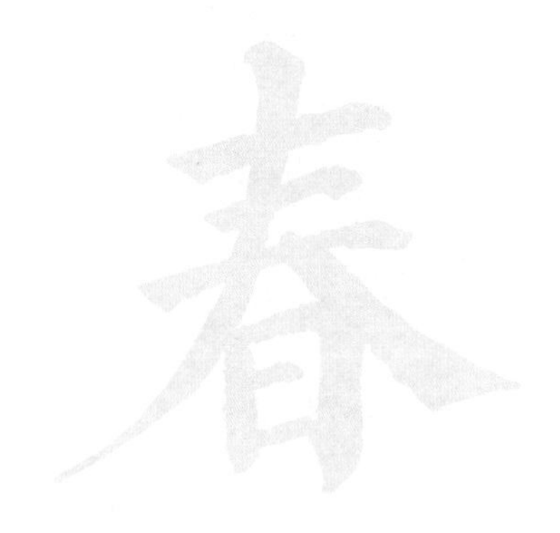

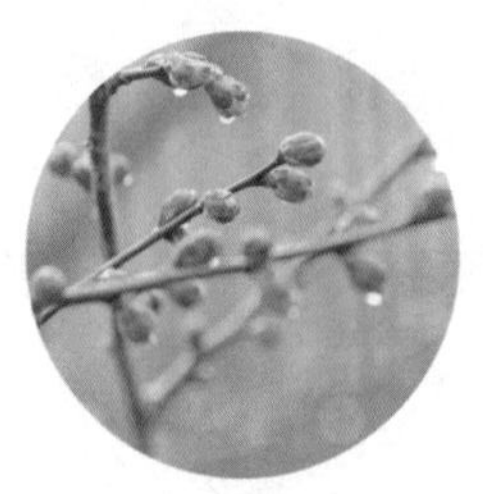

立春 水生木

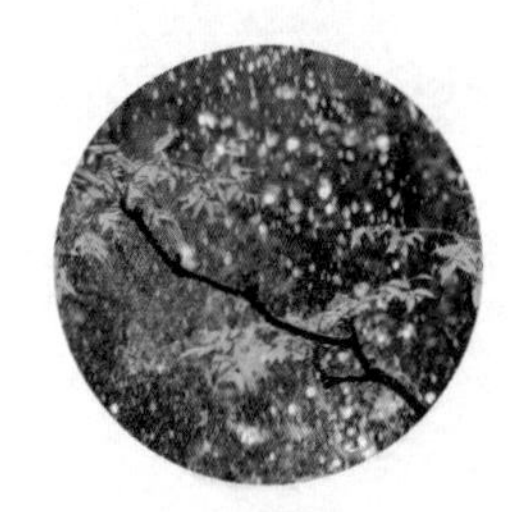

雨水 天生水

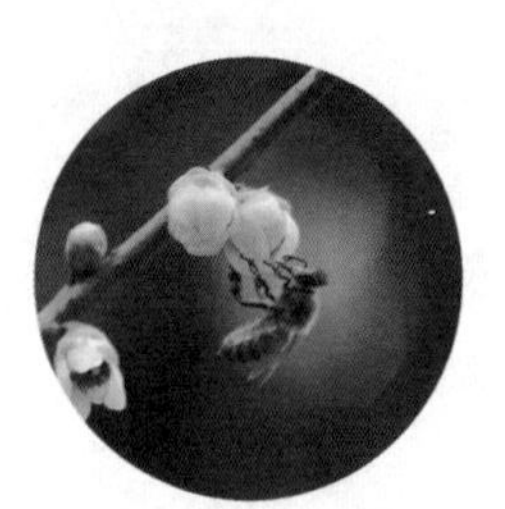

惊蛰 龙抬头

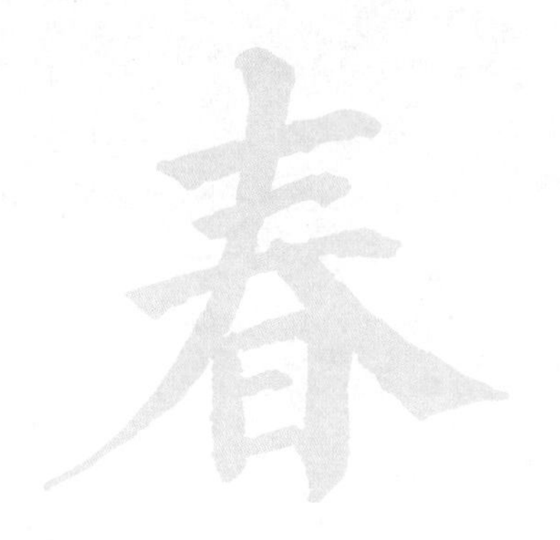

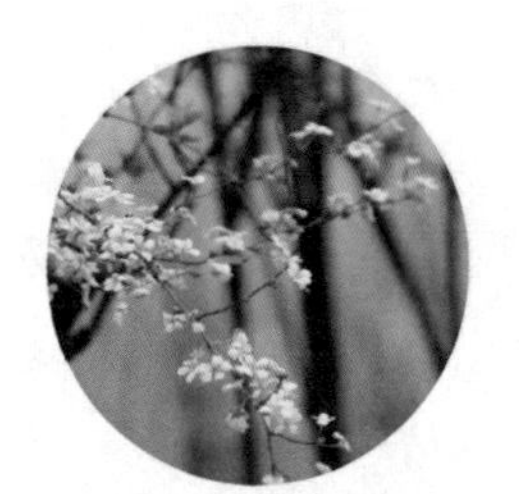

春分 昼夜等

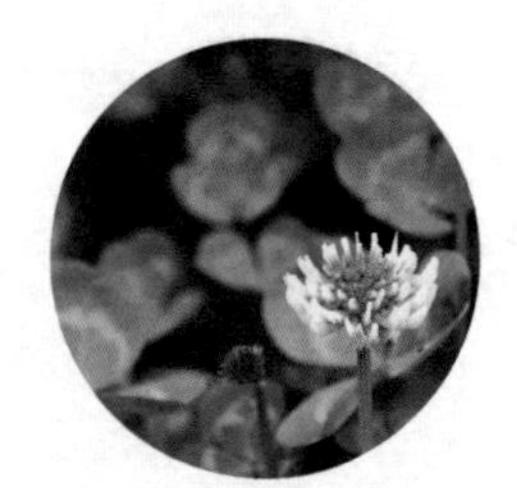

清明 获新生

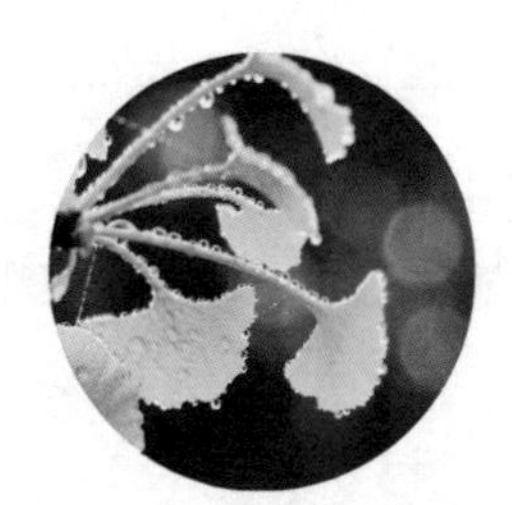

谷雨 育菁华

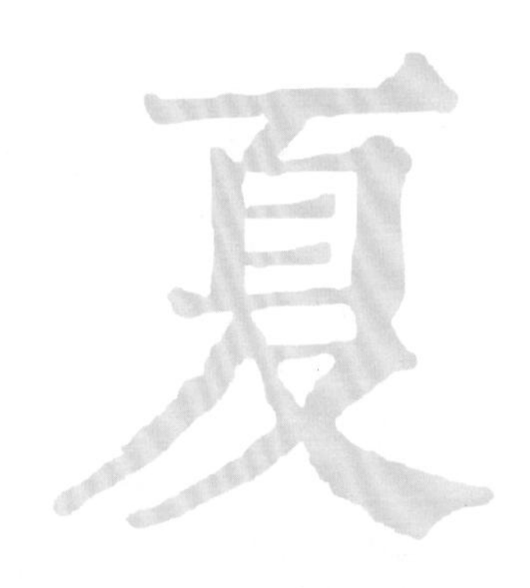

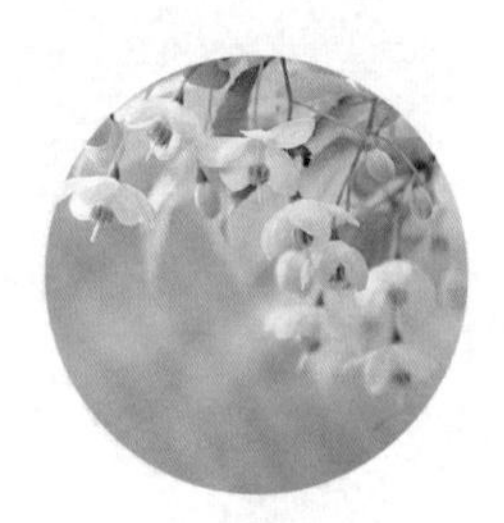

立夏 木生火

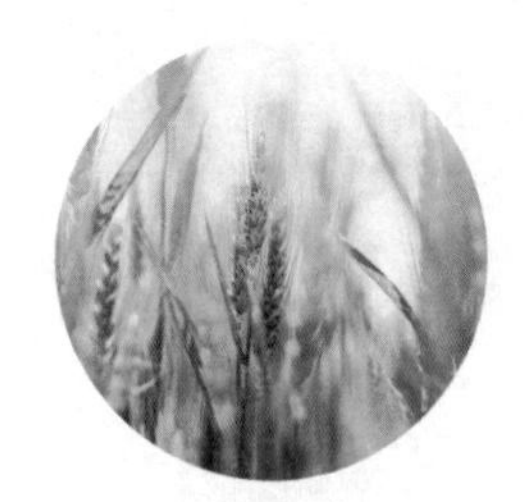

小满 气盎然

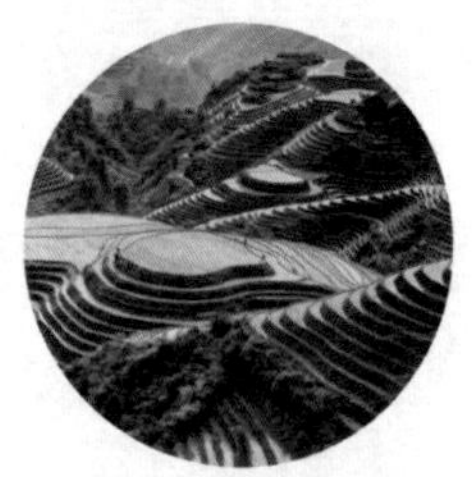

芒种 善护念

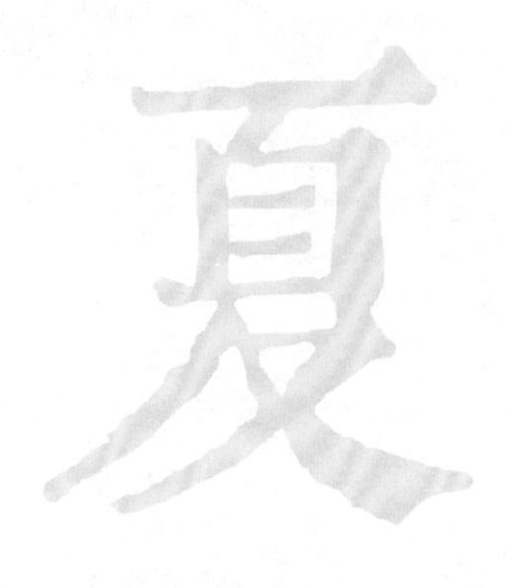

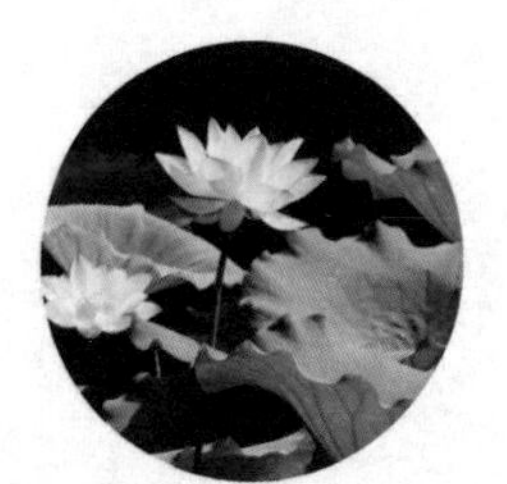

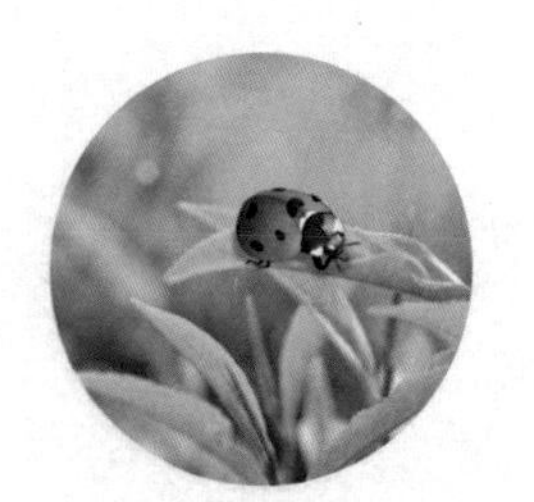

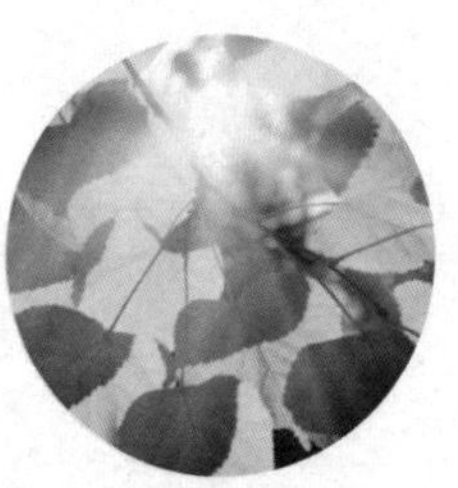

# 秋

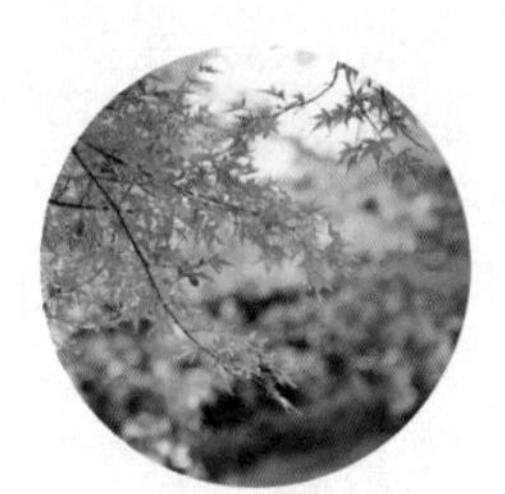

## 立秋 土生金



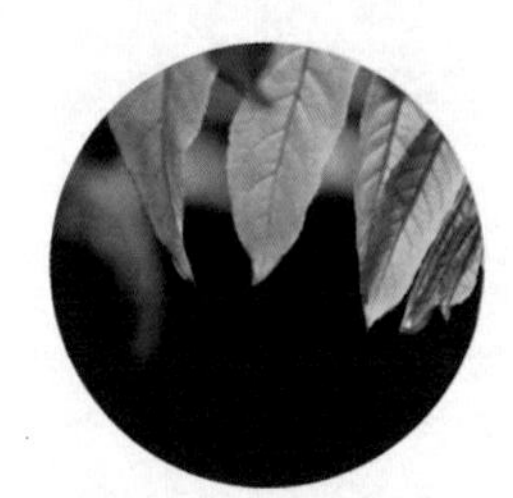

## 处暑 清秋至



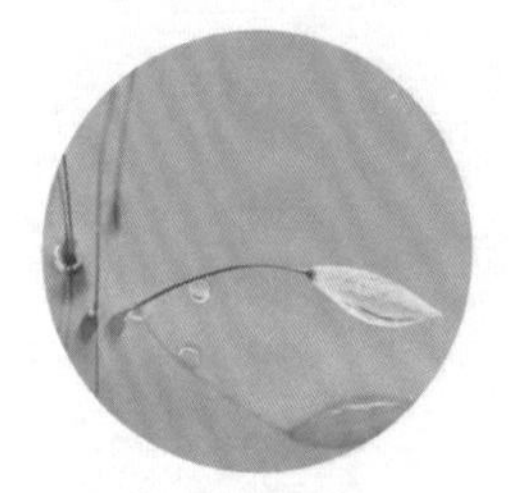

## 白露 秋荣平

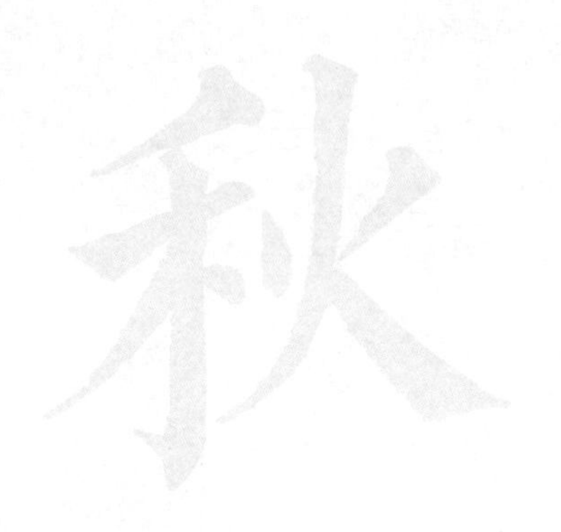

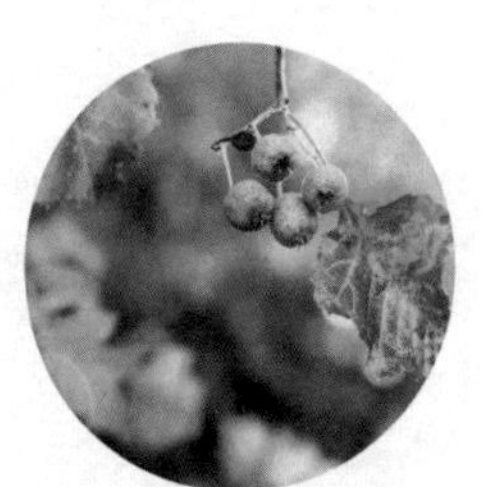

秋分 寒暑均

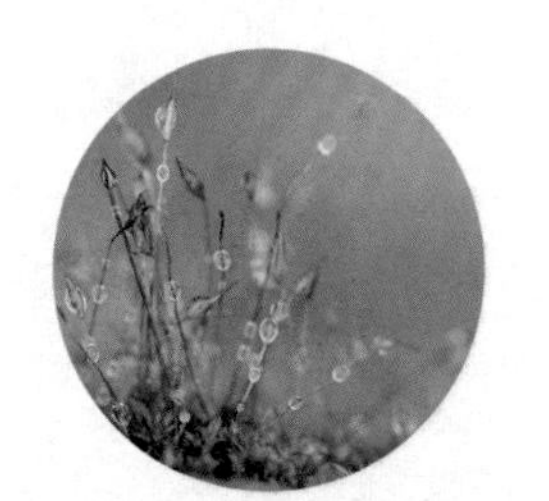

寒露 重阳至

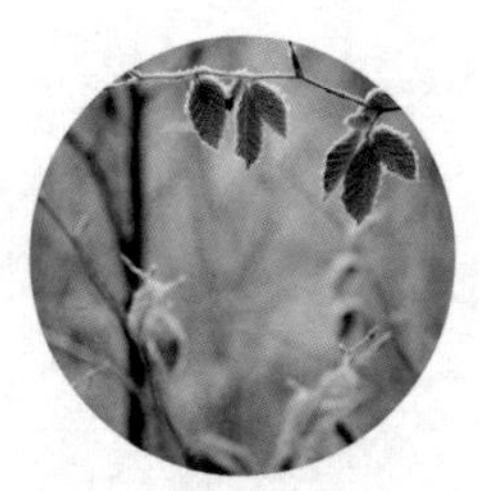

霜降 置寒衣

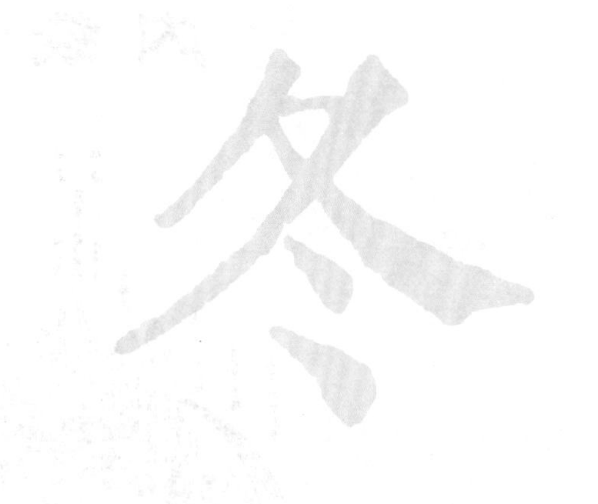

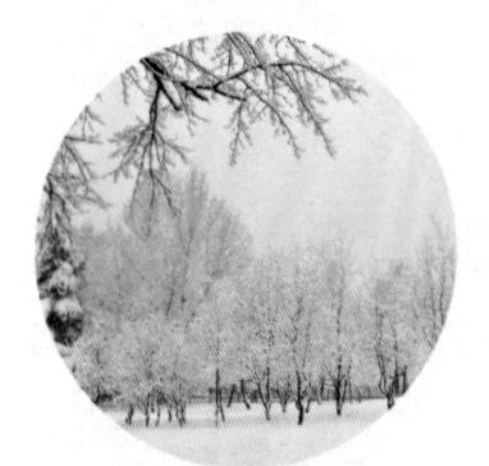

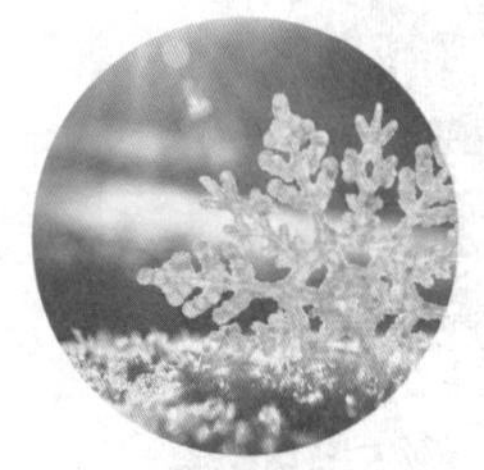

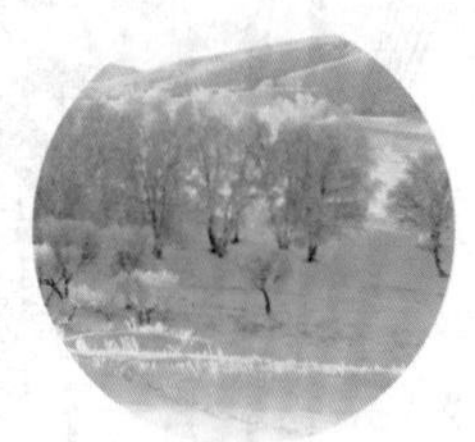

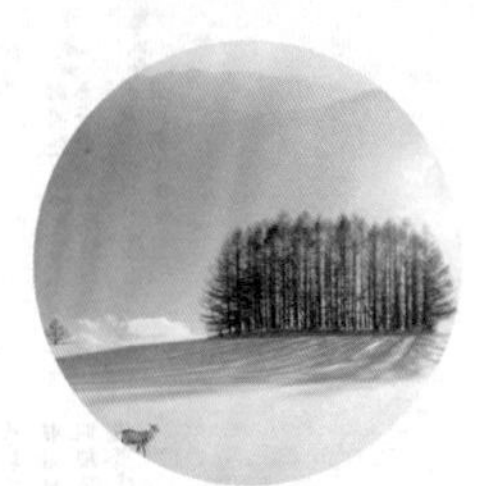

# 内经图

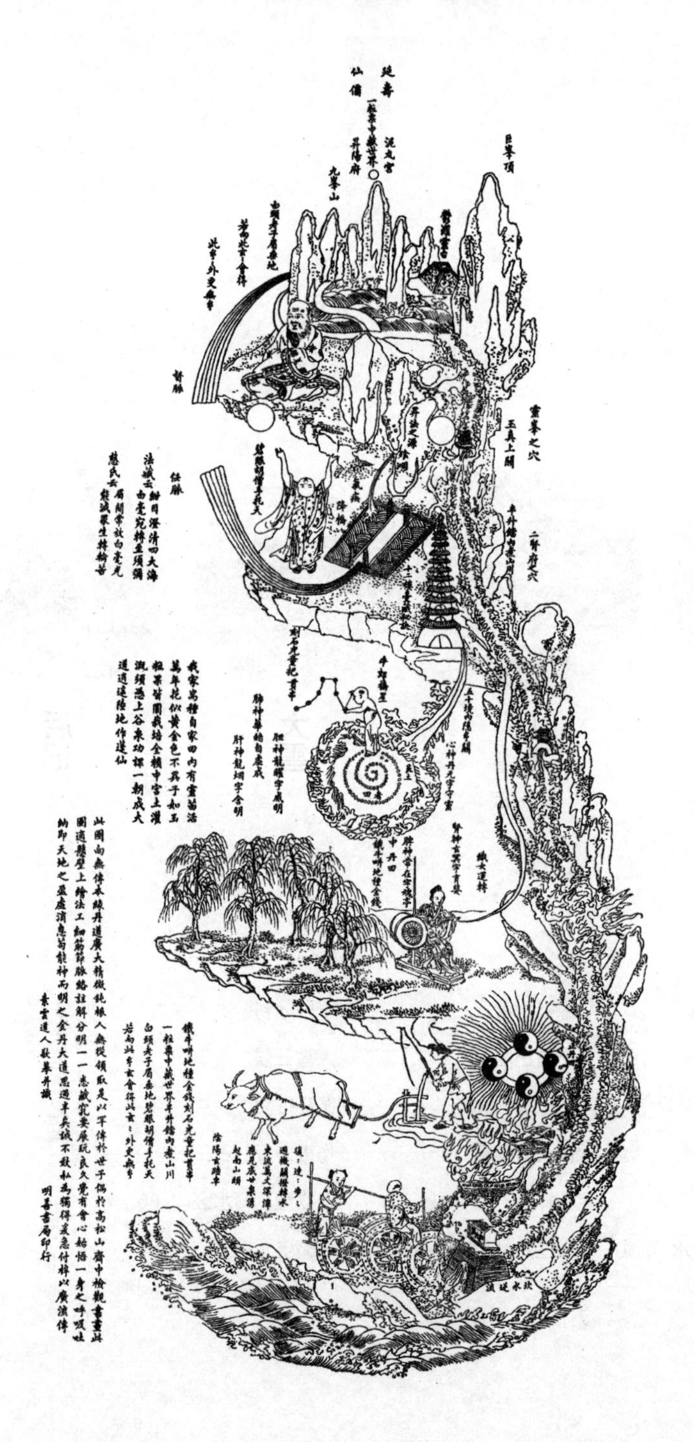

任脈
法藏云紺目澄清四大海
白毫宛轉五須彌
慈氏云眉間常放白毫光
能滅衆生輪迴苦
我家耑種自家田內有靈苗活
萬年花似黃金色不異子如玉
粒果皆圓栽培全賴中宮土灌
溉須憑上谷泉功課一朝成大
道逍遙陸地作蓬仙
鐵牛耕地種金錢刻石兒童把貫串
一粒粟中藏世界半升鐺內煮山川
白頭老子眉垂地碧眼胡僧手托天
若向此中玄會得此玄玄外更無玄
此圖向無傳本緣丹道廣大精微鈍根人無從領取是以罕傳於世予偶於高松山齋中檢觀書畫與
圖適懸壁上繪法工細筋節脈絡註解分明一一悉藏竅要展玩良久覺有會心始悟一身之呼吸吐
納即天地之盈虛消息苟能神而明之金丹大道思過半矣誠不敢私為獨得爰急付梓以廣流傳
素雲道人敬摹并識
明善書局印行

# 绪论 本来健康与天人合一

二十四节气，被誉为“中国的第五大发明”，还被列入联合国教科文组织人类非物质文化遗产代表名录。那么，你对二十四节气，了解多少呢？

二十四节气起源于黄河流域，也就是说，中国的北方节气特征比南方更加明显。当然，如果你在南半球的话，那里的二十四节气刚好与北半球是相反的，南半球的冬至相当于北半球的夏至。如果单纯从节气表象来看，南半球、北半球是有差异的。二十四节气真正的契合点在哪里呢？就在地球北纬30度。北纬30度是一个上古文明比较集中呈现的地方，比如玛雅文化、埃及金字塔、冈仁波齐、百慕大群岛、钱塘大潮、神农架、三星堆等。中国人发现北斗七星对着北极星发生的二十四个稳定的方位变化，是形成二十四节气的宇宙根源。后人将上古时代的天干地支、天文历法、气候物象，一起巧妙地保留下来，就形成了“二十四节气”，在中国大地上、在华人之间传承至今。

公元前104年，西汉时期，由邓平等制定的《太初历》，正式把二十四节气定为历法，明确了二十四节气的天文位置。但实际上，二十四节气是可以追溯到上古时期的。从上古时期到现在，中国是四大文明古国里唯一的一个没有把上古时期文化丧失掉，而且继承下来的国家。从目前的一些资料看，那时候的古人掌握了比较先进的人与宇宙自然的互动作用，姑且称为天人合一吧。

日月经天纬地，生命似水流年，世间万事万物都在悄悄地变化着。冬去春回，寒来暑往；花开花谢，潮涨潮落；斗转星移，沧海桑田，一切都在变化和轮回之中。我们所处的太阳系，太阳、月亮，以及行星之间的运行轨迹发生改变，到达一定角度的时候，会对人，包括对潮汐、动植物都有一定的影响，这个影响，中国古人按其规律总结出来，叫作节气。所以，二十四节气的价值，不仅仅是用于农作物的管理，它还有一个更重要的作用就是按其规律进行生命的健康管理，所以这本书才叫作二十四节气与生命大健康，其实是高维智慧的一种具体显化。

二十四节气是一部活的生命百科全书，本书以时空能量为重点来解读二十四节气。生命大健康在人类历史上从来没有得到过像今天这样的重视，尤其是在疫情之下，它解决了目前西方科学解决不了的很多问题，正以不可替代的魅力引起全球的关注。中国先贤发现的“二十四节气”不仅是祖先的第五大发明，同时还是暗藏着生命的百科全书，也是当今人类的未解之谜。我归纳为，二十四节气时空学是全面反应个体生命与天地万物同步运动变化的生命科学。谁能破译它，必将成为未来生命科学的重要贡献者与身心实践者。

自古以医显道，认知生命是其上，治未病是其中，治已病是其下……宇宙是一个大人体，人体是一个小宇宙，人和宇宙在本质上是相通的。我们的生命本自具足，凡是在宇宙中存在的，在人体上都能找到！本书的初衷关键是帮助大家在自己的身体上发现二十四节气，体验二十四节气，运用二十四节气！

现代医学在研究人体时，只是单一地研究人体，将生命的研究置于孤立的状态，忽略了一个重要的条件，那就是宇宙的能场，也就是我们生活的空间里非物质因素对人体功能的影响。在中国古代，中医是如何研究人体的呢？中医是将时间、空间与人，统一起来整体去研究，所以才发现了天人合一的时空学说。如果抛弃了这点，是不可能充分认识生命的，因为人类从未充分认识自己、认识宇宙。下面就介绍脊柱与宇宙能场的对应关系。

宇宙是全息的，二十四节气时空能量的构象，会以全息的形式呈现在整个宇宙中，可以从人体的脊柱找到它们之间彼此的关联，或者称为天人感应、天人共振。二十四不仅仅是个数，更是一个象，二十四在天应二十四节气，在日应二十四小时，在人身应二十四节脊椎。人体颈椎七节，胸椎十二节，腰椎五节，合起来共二十四节，正好和二十四节气相对应，其中，每一节椎骨都对应着一个节气。这不是巧合，这体现了人体为小宇宙、宇宙为大人体的对应关系。

目前人们在提到二十四节气的时候，比较容易关注在这个节气内吃什么食物、做什么运动等，这样做当然没错，但是二十四节气的精髓丢失了。二十四节气与生命大健康是一整套的东西，关键是古人留下的这套智慧体系特别了不起。人体小宇宙的小变化和大宇宙的大变化是呼应的，星体的能量振动与人体的脏腑是对应的，星体的应变首先应变在人体的脊柱上。所以天文历法是中国文化重要的组成部分，斗柄指向法是伴随中国人几千年的时空智慧。现代的定气法将黄道一圈360度分为24份，每15度为一个节气，这是大约在明朝的时候，将二十四节气向国外输出的。二十四节气最核心的价值，就在于它天人合一的理念，人的生命节律是与天地能量同步变化的。

谈到二十四节气，以哪一个节气作为起始点呢？有人觉得是从立春开始，这种排序也许适合农耕，但不匹配人体的健康管理。北京白云观藏版，依据《黄帝内经》而作的《修真图》，是道家修身养性的秘诀。你可以清晰地看到，二十四节气对应人体脊柱的二十四节椎骨。老祖宗的智慧以北斗星勺柄指向子位时为冬至，二十四节气生命大健康的脊柱对应投影点是从冬至开始的，对应最下面的一节尾椎骨。冬至是人体一阳生的起始点，人体生命大数据从这里开始，这便是宇宙能场的作用。所以，应知道人体脊椎与二十四节气变化的关系，这样才能较全面地了解人体与宇宙相应的奥秘，并应用到临床、心理、预防、康复等各个领域中去。

二十四节气与生命大健康全息图（图 1）如下：

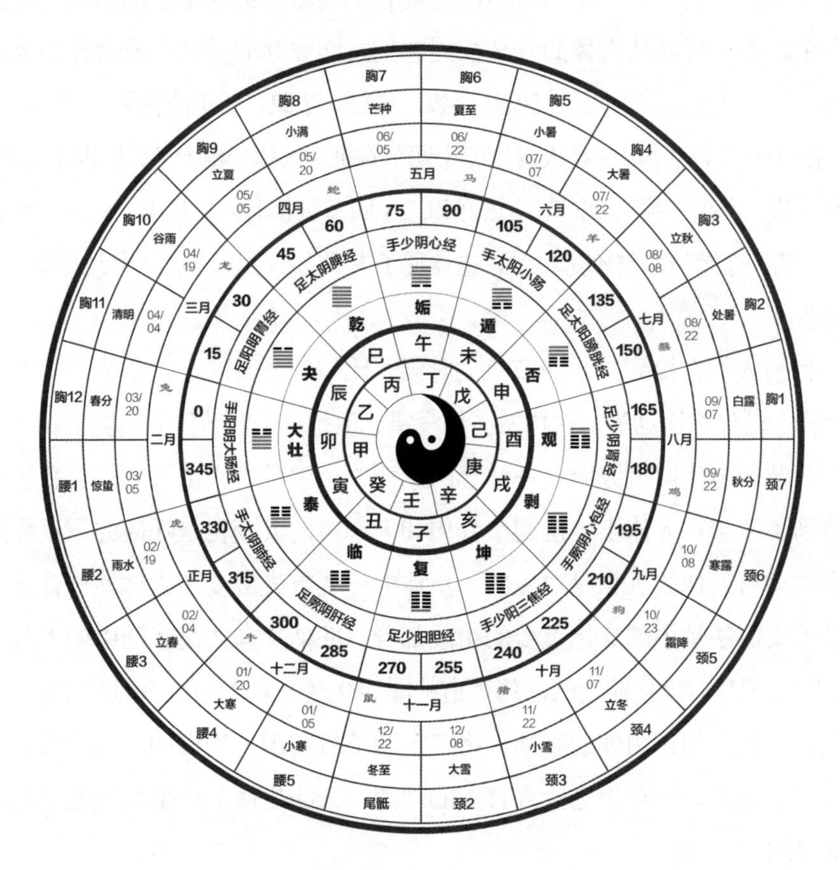


图 1 二十四节气与生命大健康全息图

在《修真图》中，节气与脊柱的对应关系放大，并按照《黄帝内经》进行扩充，就得到了这张全息图。在这张图的中央是古老的太极图，它代表了“道”。然后一圈是十天干，再向外一圈是十二地支。一直到最外一圈，对应二十四节椎骨，就是这样一层层对应的。在这里其实有个隐形的能量，就是北斗七星，北斗七星是人类索取宇宙能量的重要源泉。中国有个成语叫“斗转星移”，与二十四节气有着密切关系，也就是说，中国古人“观象授时”，以北斗星斗柄旋转的指向确定了二十四节气。修炼二十四节气的功法，可以快速联结上北斗七星的能量。

北斗七星循环旋转，由天枢、天璇、天玑、天权、玉衡、开阳、摇光七颗星组成。在不同的季节和不同的时间，北斗七星会指向不同的方位，也因此成为上古时人们判断节气变化的依据，即“斗柄指东，天下皆春；斗柄指南，天下皆夏；斗柄指西，天下皆秋；斗柄指北，天下皆冬”的星象规律。所以，二十四节气是依据北斗七星勺柄的指向，根据太阳的光在黄道（即地球绕太阳公转的轨道）上位置的移动来划分的。所以要从上古斗柄指向法开始讲，而不是用现代的定气法来讲，这背后是两种不同的思维方式。这两种生命认知对人体健康的影响，是不一样的。故此不可能孤立地研究人体，只有放在时间和空间当中，才是一个真正的鲜活的生命，否则研究的就是一个人体的模型，是一个假的人体。

《黄帝内经》中说的“气至之谓至，气分之谓分，至则气同，分则气异”，指在一年365日的日气中，每日时间的长短都是不一样的，一日已往，气则改新，新旧往复，每日时间的长短不同，阴阳属性也不同。在《素问·四气调神论》中，是以每一节气的初候、中候、末候的时序，看万物的变迁，谨奉天时，才能有春生之道、夏长之道、秋收之道、冬藏之道，对认识微妙精细的生命非常关键。不只节气的候象变换，世间的四时之序，万物生命都是如此变换。

从中国传统文化的角度来说，人有三宝“精、气、神”，这是高维认知生命时候的一个基本框架。有些小伙伴可能在智慧系统里习惯用身、心、灵来描述也没有问题。在多元智慧系统里，大家探讨生命的时候，它的维度不是单一的，这个是它的共性。新时代下大家逐渐达成的生命健康共识有哪些呢？不管大家怎么划分，基本上认同我们的生命是由物质层面、精神能量层面和信息层面共同构建而成，也就是身、语、意三个层面。具体而言，每一个生命体都携带有宇宙的全息能量，等待我们去发现。

谈到大健康，传统文化里讲健和康是两个词，是体健和心康的意思。

体壮为健，心怡为康，合之叫健康。可见健康这个词同时包括有形的物质体和无形的能量体，中医认为身心和谐才算是健康。那什么是“大健康”呢？“大”是超越的意思，超越了三维认知的健康，精髓就在于“天人合一”，人的生命不能局限在个体的境界上去研究，而是要站在宇宙能场的高度来类比、来对照、来实践！所以“大健康”向上溯源，就必然要引入宇宙无形能场对人体的影响。

宇宙是个巨大的能量场，而这个能量场跟每一个生命都息息相关，每一个生命体都含有宇宙全息码。深度的自我认知和对宇宙能场的联结才是大健康的基础。如果没有这个认知，即使你节气功课锻炼得再勤奋，节气食物准备得再认真，都无法获得真正的大健康。因为你依旧在三维认知里打转，所以依然是大健康的门外汉。了解自己真实的生命，是与星宇能量一体的，才能从各种养生观念中超越出来。

人们在生活中忽略了“天人合一”的道理，健康就已经被静态、局限的养生观念所束缚。人们需要的不是养生方法，而是健康的养生观念。此书不是为了告诉人们应该吃什么、怎么调理身体这些简单的问题，而是如何从每个节气进入天人合一的境界。二十四节气就是每年的二十四个时间段，是人体与地球、太阳系、银河系、宇宙能量同频的机会，天人合一是对生命的高维认知和实修训练，是自然界为人类准备的大健康的礼物。

祖先积累的天地能量关系大数据中，最生动、最有魅力，当然也是最有指导意义的，就属七十二候了。古人把一个节气十五天，分为三候，每五天为一候，所以一年二十四个节气，也就是七十二候，每五天对应一件自然界的变化，叫作候应。人们不要把它仅仅当作是民俗，这些候应是非常珍贵的全息取象，是中国人几千年实践、总结出来的生命迹象大数据。人们应该去提取和运用民俗背后的高维智慧，依据二十四节气能量关系的这些对应点，来提升生命的质量，否则这些数据的内涵就被历史隐藏了。

春雨惊春清谷天，夏满芒夏暑相连，秋处露秋寒霜降，冬雪雪冬小大寒。显然，人体能量是变化的，随着一年二十四节气每一个节点的变化而变化。

二十四节气是中国人特有的时间轴，千百年来，为人们的身心健康提供指导。每一个节气都有什么特点？古人留下精细微妙的生命观察，它也许是以比喻的形式，比如卦象，或者候象，保留下来的，但却与那个特定的时空能量如此贴合，应称之为二十四节气时空密码，包括象、数、图、文，其实就是一套天地人互动的云端大数据。在人们破译了这套数据密码的时候，如何才能遵循节气的特点来达到大健康的目的呢？

每个人都携带的“天命龙骨”——脊柱。大自然的二十四节气和人体的二十四节脊椎骨，有着一层对应关系。每一个节气都对应着其中一个椎骨，调理脊柱是最直接的身心调理方式。人体是宇宙能量场的全息投影，随着二十四节气规律，也就是时空能量场的迁转，人体自然就表现出脊柱投影点逐级的能量交替变化。关于脊柱的全息解读：

脊柱是人体的“龙脉”宝藏……

脊柱是能量传导的光速通路……

脊柱是人体与天地能量交换的通道……

脊柱连着经脉气血……

脊柱挂着五脏六腑、四肢百骸……

脊柱是天人互动的直通车！

脊柱是开启人体自愈力的金钥匙！

古代道医有一个观点，认为人是有“根”的——如同一棵树，毛发肌肤是树叶，脏腑器官是树枝。如果把人体比作一棵树，那么脊柱即是主干，是健康根基，气血阴阳行于内如同输送精华。脊柱骨是人体的千金之柱，五脏六腑靠它来供养，气血才旺盛，生命才能生生不息。

脊柱由7节颈椎，12节胸椎，5节腰椎，和融合在一起的骶尾骨共同组成。它的作用就像房子的顶梁柱，起着决定性的作用。如果平时不注意保养脊柱，脊柱就会开始衰老。人脊柱里的骨髓是有限的，用一次少一次。不要让亚健康的脊柱耗尽你的能量，无形的能量不足会导致五脏六腑的功能失常。《黄帝内经》的骨空论揭示了，一旦脊柱空虚，五脏六腑也就靠不住了。脊柱空虚造成的，不仅仅是病痛，还有情绪异常，负能量大。比如，肺的能量不足了，就容易悲伤；脾的能量不足了，就容易忧思，肾的能量不足了，就容易恐惧。而懂得保养脊柱的人，正气也多，骨髓化气，上行入脑，还开智慧，这正是心物一元论。

万病之本，最难去除的，就是欲望。五千年前，《黄帝内经》就已经为天下人公布了健康长寿的秘诀："恬惔虚无，精神内守。"收藏能量，减少欲望，不要肆意消耗身体的元气。《黄帝内经》讲，男子在40岁以前，精力旺盛，肌肉饱满，筋骨强健，40岁后则开始出现肾气衰的现象。女子35岁前身体健壮，面貌娇嫩，头发生长旺盛；35岁后，精力开始不济，面部开始焦枯，头发开始脱落。《黄帝内经》还强调："顺四时而适寒暑，服天气而通神明。"（《灵枢·本神》）提倡采取积极主动的态度，首先要掌握自然界变化的规律，这些节气的功课不可不知。

现在人们对脊柱健康的重要性远远没有达到重视，所以提升免疫力往往就是向外求。知节懂气，就是来解密脊柱健康和天地能量的对应关系的。首先，要知节，每一个节气都会对应特定的一节椎骨；其次，要懂气。这个气，不仅指物候变化出的节气之象，还有反映在人体上的健康气象。知节懂气，相当是播报身体健康的气象预报，告诉人们在这个节气内身体的易感征象，也就是中医说的节气病、潜伏症。在相应的节气里调理对应的脊柱可以预防、保健、调理、康复这些节气病，错过又要等一年。

人体生命大健康有两大要素：第一，从宇宙联结并转化足够的能量储备；第二，人体内部畅通的能量通道。联结并转化足够的能量储备靠先天觉悟：包括天人合一的生活方式，宇宙能场的净化，身心清净，自然能量具足。畅通的能量通道需要后天自律：包括适宜的饮食，优质的睡眠和正确的运动习惯。生命大健康，这两个条件缺一不可。足够的能量储备，好比是气血司令部，相当于决策系统，不仅影响生理，还影响心理、情志。

一般人的气血越用越少，现代人耗散得尤其厉害。修行就是，后天不足的，要学会向先天要。人的先天能量都存储在宇宙能场中，要开启这部分能量，二十四节气是关键的互动节点。通过适当的训练，后天不足先天补，是可以实现的。畅通能量通道，好比是从总部派遣出来的经络军队，任务要相对简单一些，是执行系统。有几点注意：①过度地增加食物不仅不会增加气血，而且还会成为身体中的垃圾、负担，多食伤脾胃，甚至加速衰老，所以食物的摄入必须得到控制。人经常保持“虚灵”的状态，更容易保持健康。②睡眠充足，给人体自我调节和修复的时间。③适当运动可以帮助人的气血运行，但同时也在消耗人的气血。人体的微循环应该靠松静来达到，在节气交接时刻静坐，效果会事半功倍。

人体发病的根本原因是缺失了天地人合一的生活方式及饮食、作息没有合道所导致的。医生的作用是利用各种手段或药食去激活人体固有的自愈系统，这是中西医的共识。病如何去根？提高免疫力。知根才能去根，人体的脏腑经络，对应天上的恒星连线，好像人体上布满了网格。传至全身的生物电网，这只是三维世界的物质基础。有形的神经网一旦与无形的经络气血网叠加，与恒星构成的天网同频共振，人体的免疫力能量覆护全身。精气神足，病安何来？正气存内，邪不可干。

宇宙能量场能是如何增强人体免疫力的呢？有三点作用：①使人体细胞纯净化。②使功能正常化。③使组织免疫化。

二十四节气的交接时刻，在天地交泰的瞬间，宇宙发生很多奇妙变化。宇宙能量场中的万物，无论动物还是植物，都会以光的流动发生转化，宇宙能场的调理是目前最安全、最有效、最没有受到污染的。人不可能真正地了解宇宙，因为他从未真正地了解自己的生命，了解生命与宇宙能场之间的能量对应关系。

每个节气都有它的生命意义，都有实际操作的生命功课。人体脊柱和二十四节气相对应，每一节脊椎都对应着一个节气。人体的脏腑器官，由特定的脊椎所控，也与大自然二十四节气相对应。故此接传的二十四节气与生命大健康，价值在于对时空密码的突破性提取。因此，本书分为 24 章，每章围绕着一个节气展开解读，不仅包括天地能量层面，还包括身体层面和情绪层面，脊柱与节气和疾病的对应关系。同时，还包括每一个节气容易中招的亚健康状态的解密。当然，不仅仅是高维解读，还有实操。所以，把握好每一个节气点，抓住节气实操点，获取节气通关点！

在认知生命大健康的时候，有两个重要的对象，一个是宇宙，一个是自身。人在认知宇宙的时候，是在向外看，而认知人自身的时候，是在向内看。从某种程度上，人自身也是一个小宇宙，认识人的自身，难度要远大于认识大宇宙。

二十四节气变化的时候，人体内在气机运动与天地能量运动同步，不同步的话身心就会产生疾病。每个节气交接点正是人体与宇宙能量交互时机，对健康影响巨大，利用好宇宙的能量场，获得生命大健康事半功倍。外观万物的变迁，内观脊柱与天时的无缝连接，才能有春生之道，夏长之道，秋收之道，冬藏之道，对认知微妙精细的生命非常关键。

如何根据自己的情况选择生命功课呢？在节气交接时刻前 15 分钟，静坐进入放松态。内视对应的椎骨，静待宇宙之气，从身体八万四千个毛孔进入对应的椎骨处，不做任何评判，仅仅是纯然的体验，人体与宇宙天体的运行互相感应，信息相通，与大自然的能量变化紧密相连，15 分钟后结束。对于完全不能坐着的病人，可在节气交替之时，替他在对应脊椎的穴位上艾灸 15 分钟；对于不能配合的幼儿，可在脊柱对应部位按揉 15 分钟。

除此之外，本书还探讨了中国传统节日背后的风俗与大健康的关系。因为中国传统的节日，大都跟农历有关，也就是跟二十四节气有关。所以当某个节气遇到传统节日的时候，还应考虑，比如龙抬头和惊蛰的关系，与神阙穴的关系。元旦，其实和冬至，是同一个能量属性，都与人体的先天潜能有关，是激活尾闾的关键时空点。这样就深度挖掘出传统节日风俗背后的节气功课，让它们恢复本来面目，直接与生命健康相连。

本书传承了上古的高维智慧，定位于利用宇宙的能场，在天地能量同频的过程中，自动调理人体脊柱，回归本来健康，轻松开启并激活人们内在本自具足的潜能，进而全面提升我们的身心。大健康首先要破除自己对生命知见的牢笼，才能回归本自具足的健康状态。以前所谓健康就是相对层面的东西，现在讲如何超越人们的健康，最终回归人们的本来健康。只要读懂、理解、悟透节气功课，一年又一年、循环往复的大健康可以直接向先天要。作者推广二十四节气与生命大健康已经十年，近千个调理案例，证明了人是完全能够认知生命运行的宇宙规律的。作者的愿望是助人回归于自身的本来健康，焕发出生命潜能，共同回归“本来健康”大时代。

超级生命力，从此不再错过，超级生命力 = 认知力 + 节气力 + 行动力。

首先什么是认知力？大健康强调的是一个认知的境界，一旦拥有这种认知，便会发现，节气是生命健康的一面镜子。其次是节气力，作者将教授古老的健康功法。目前还没有任何一部完整的二十四节气功法，同时有功、有图、有穴、有内景（人体内的景象），还配合天人合一操和五脏能量诀，综合增长人的节气力。最后是行动力，每个节气你都知道怎么做。

本来健康下的健康标准，一直很吸引着作者。如果这个能够定义，将会意义重大。本书具有探索性的意义，为制订大健康标准提出了方向——人体与自然的完全和谐。作者期待着人类启动全息宇宙与全息生命的那一天。

祝愿人类健康升华，天人合一，身心一如！

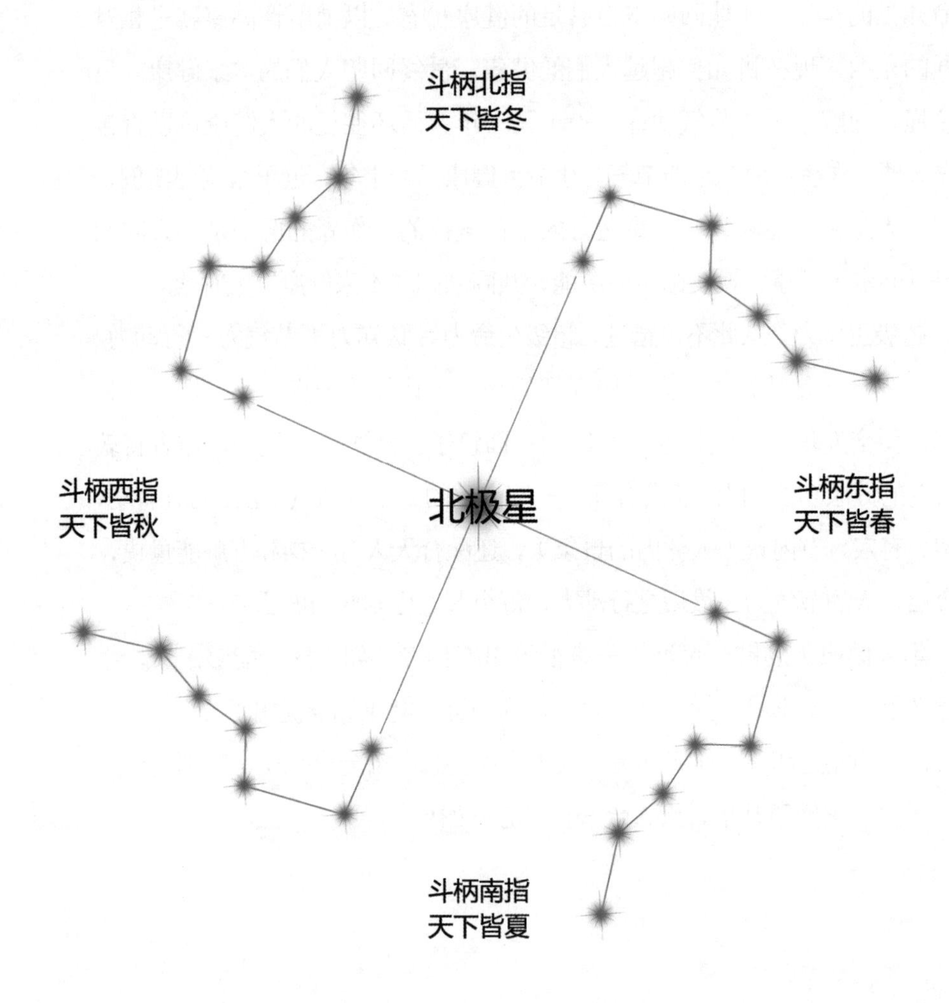
斗柄北指
天下皆冬
斗柄西指
天下皆秋
北极星
斗柄东指
天下皆春
斗柄南指
天下皆夏

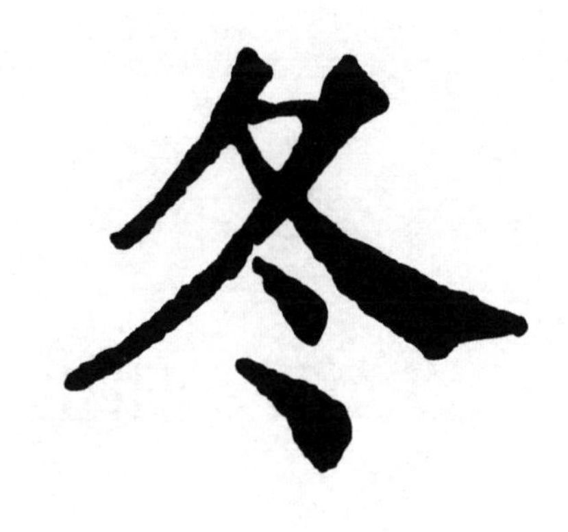

「冬至，一阳生

小寒，迎三九

大寒，助火燃」

# 冬至，一阳生

自古以来，历法都是文明系统的智慧体现。对中国人影响最深远的历法，莫过于《黄帝纪元历》。它以轩辕黄帝一统天下时筑坛祭天日为起始点，这一天就是我们二十四节气的“冬至”。上古“斗柄指向”法，以北斗星勺柄指向子位时为冬至。子为十二地支之首，五行属水。子者，兹也，此时万物滋于下。相当于一天之中的0点到1点。《素问脉解》说：“太阴子也，十一月万物皆藏于中。”张介宾注：“阴极于子，万物皆藏，故曰太阴子也。”“一阳下动，冬至候也。”对应人体的膀胱和耳朵。

公历每年12月21日或22日，太阳到达黄经270°时。冬至日太阳直射南回归线，北半球昼最短、夜最长。古人认为：阴极之至，阳气始生，日南至，日短之至，日影长之至，故曰“冬至”。至周王朝时，冬至是最主要的节气，周天子在冬至这天要遵行祭天的礼仪。至汉朝时，冬至日朝廷会下令休养生息，这一天不颁布法规，商旅停业，履行吉日敬天的仪式。明清的皇帝冬至日要去北京南郊的天坛祭天，为天下苍生祈求风调雨顺，也体现了对自然的尊崇敬畏之情，所以说“冬至”是炎黄子孙最早的节日。

## 一、中国人的跨年节

有说法称，二十四节气当中，第一个被测定出来的冬至，与周文王的小儿子周公姬旦相关。周公用“土圭测景”的方法找出“土中”，也就是当时中国的中心。据传的口诀：“树八尺之表，夏至日，景长尺有五寸；冬至日，景长一丈三尺五寸。”指竖起高为8尺的标杆，在夏至日中午观测到日影是1.5尺，冬至日中午观测到日影是13.5尺，“测土深，正日影，求地中，验四时”，他用这种方法测到的“土中”就是当时“洛邑”（洛阳）的位置。

冬至之后开始进入数九寒天，气温明显下降，天寒地冻。从冬至算起，九天为一个单元，连数九九八十一天，冬天就过去了。九九消寒图一般有两种形式：一是九宫格，有九个字，每个字都是九笔，连成一句话。二是梅花图，有九朵花，每朵都有九瓣。人们每天描一笔，或者涂红一个花瓣，八十一笔描完了或涂完了，冬天就过去了。

据记载，周秦时代以冬十一月为正月，以冬至为岁首过新年。《汉书》有云：“冬至阳气起，君道长，故贺……”也就是说，人们开始过冬至节是为了庆祝新的一年的到来。古人认为自冬至开始，天地阳气开始逐渐增强，代表下一个循环开始，乃是大吉之日。所以，后来一般春节期间的祭祖、家庭聚餐等习俗，往往选在冬至，民间至今还有“冬至大如年”的习俗。

## 二、冬至三候

一候：蚯蚓结。传说蚯蚓是阴曲阳伸的生物，此时阳气虽已回复，但阴气仍然十分强盛，土中的蚯蚓仍然蜷缩着身体，比喻身体里仍是阴盛阳衰。

二候：麋角解。麋与鹿同科，却阴阳不同，古人认为，鹿是山兽属阳，鹿的角朝前生，夏至解角。麋是水泽之兽而属阴，麋的角朝后生，冬至一阳生，麋感阴气渐退而开始解角，比喻阴气虽重却开始渐退。

三候：水泉动。冬至时虽阴水旺盛，但阳火也随之相伴。所以十一月（子月）水气旺盛而火气伴随上升。阳气为火，阴气为水。火气上升，所以冬至时空气干燥。冬至时泉水上升，盆里的水也膨胀。山中泉水已感受到火气之温热，虽然还是冰雪苦寒，但此时的山泉已经可以流动。比喻人身体里的阳火也随之相伴，这个火是指先天火，极静时方可启动。水泉动，是非常生动的一阳来复的情景，这也是古代皇帝在冬至日闭关的秘密。

冬至的三候都与阴至极、阳始生有关，生动描绘了一幅自然界一阳来复的情景，二十四节气将要开始新一轮的物候演绎，它的根本是我们内在生命息息相关的内景。冬至时，当阴气达到极限，阳气开始萌动，所以说冬至是给万物带来阳德的节气，也是一年中以修真的方法健康管理的原点。

## 三、开启生命之火

了解人体生命奥秘的前提是了解天象与历法。《黄帝内经》非常重视天象，根据《黄帝内经》的天象，二十八星宿与二十四节气具有一定的对应关系。冬至一阳来复，这一阳是先天一气。每年的365天中，只有一天是可以自动补进去天地之间的精微能量的，这一天正是冬至。也就是说，唯有在冬至这一天，自然界和人体气机出现“一阳生”的时候，人体内部的先天窍会自行而开，以吸收天地间万物生机之始的这种能量，从而为来年繁重的生命活动充电加油。

讲到这里不得不提，二十四节气在人体内还有一重对应关系。二十四节气对应人体正中的二十四节椎骨。每一个节气正好对应了其中的一节椎骨和在这个节气内人们应该完成的生命功课。冬至期间，人们对应的生命功课，就是借天地之力，开启内在的生命之火。

那么，一阳生的位置又在哪里呢？农历的十一月，对应一年之中称为子月的这个时间段，对应人体的脊柱刚好也在“子”的位置。子为兹始，所以脊柱骨的最下端为始（图2）。

冬至，作为阴阳交替的转折点，生命之火“一阳生”的位置正对应着脊柱最下端的部位，也意味着新的一年的起始。这个部位叫尾椎，也就是我们俗称的“尾巴尖”，我们用手顺着尾椎骨往下摸，隔着衣服都能摸到。尾间骨有四节，连到一起成为整体，但它又不是直的，里面有马尾神经。

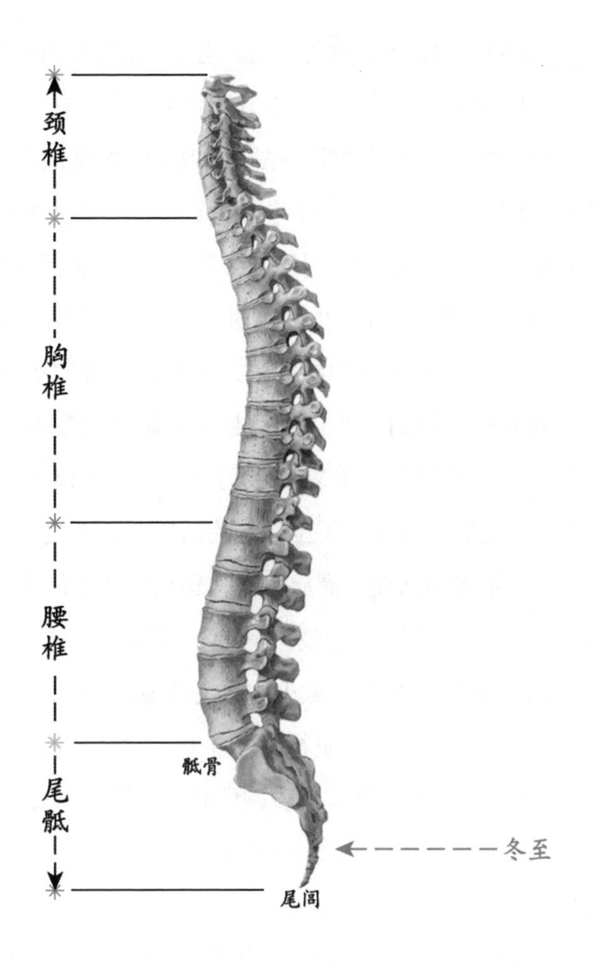


图 2　冬至节气与脊柱的对应关系

人的尾巴进化没了，但是那个气机还在。尾闾的气机一发动，从椎管振动到脑脊液，一下子可以共振传导到脑子里面去。西医认为，尾闾神经对应人体的直肠和肛门，主管尾骨痛、痔疮、瘙痒、子宫炎、前列腺炎、性功能障碍等。尾椎又掌管海底轮和尾闾关，道家称为“九重铁骨”，佛家形容为“大铁围山”，或者昆达里尼，是“开悟”的能量库。

所以我们要健康，就要在这里开始点火，开启生命的真阳之火，而且一定要把握好冬至的时机，才能点火成功。尾闾，为一身阳气潜藏、蛰伏之所。尾闾中正神贯顶，气透三关入泥丸。它不仅是督脉的起始，还是全身气血的总开关，封存着内在的真阳之火，洪荒之力。当生命潜能没有被唤醒时，尾闾是凉冰冰的，对应的情绪就是恐惧。所以几乎世界上所有的智慧系统都重视它，尝试着安全地打开它，唤醒潜能，祛除恐惧，比如瑜伽、太极拳、站桩功、禅定、拙火，等等。那么，中医学当然也有一套开启生命真阳之火的方法。在冬至节气点附近几天，许多学习二十四节气与生命大健康的学员会感到尾骨发胀发麻，这就证明了冬至节气的调理对于修行者的开悟十分关键。

此刻，千万不要对你凉冰冰的尾闾置之不理，放弃老天安排给你的机会。冬至点火成功的秘诀只有一个字：静！只有极度的安心静体，才能把握住一阳来复的机会。《易经》的复卦中写道："先王以至日闭关，商旅不行，后不省方。"这描绘的就是冬至静养的情景。在古代冬至日这一天，朝廷下令休养生息、不颁布法规、商旅停业，那么皇帝干什么去了？闭关。古人懂得在冬至日，万事放下，心念越空，身体才越容易感应到潜伏的阳气。在静中接受那一丝丝阳气的生发，点火才容易成功，为来年一整年的健康打下基础。你有半个月的时间，伴随着尾椎骨末端的丝丝胀麻，顺着脊柱一节节传上来，提醒着身体上的一阳来复。调理到位可以开海底轮，事半功倍。

可以理解为，冬至是一年脊柱能量调理的结束点和起始点，同时对应于人的第一颈椎和尾椎、百会和会阴。冬至是一个贯通天地、水火既济的特殊时空点，冬至调理的意义是感应、回归到先天一气，只有证到天人合一的境界，才能将初心本愿证得大智慧、大光明，才能修出成就。

冬至时人体对应的征象，主要就是先天的能量没有被激活。长强穴，相当于人体脊柱的"涌泉穴"，它位于脊柱的尾端，在冬至节气点刺激它，对从先天直接取能量，有一定的辅助作用。

长强穴，属督脉。经常刺激，可以增加身体的整体免疫，可以使我们变得更加强壮，尤其对孩子尿床有效。经常的尿床，中医称之为遗尿，与先天不足有关。给他灸一灸长强穴，慢慢地肾气充足了，身体强壮，就不容易尿床了。对于老人的失禁，灸长强穴也有好的效果。包括男性的肾虚遗精、阳痿、早泄，女性的带下异常、闭经，只要坚持灸长强穴，每天 15 分钟，每周 3 ～ 5 次，可以得到改善。

## 四、气起于涌泉

药王孙思邈曾说：凡气，冬至起于涌泉。《千金要方·道林养生》由此揭开冬至养生的小秘密——刺激涌泉。冬至后一个月立春，立春即为水生木，肾水生养肝木。立春后又将开始一年的生长化收藏，如果立春后木气不生，就像春天来了树木却不发芽，没了生命力，一年也就废了。涌泉，为冬至一阳生（一阳来复）的取象穴，所以冬至日让气从涌泉升腾起来。这里和大家分享三个实用的小方法：①睡前最好用热水泡脚，并按揉脚心，好比肾水浸泡种子；②踮起脚尖，颠一颠；③干洗脚，重点按摩和刺激脚部穴位；④木棍敲涌泉。

### 1. 泡脚

俗话说“寒从脚起，冷从腿来”“人之有脚，犹似树之有根，树枯根先竭，人老脚先衰”。泡脚能促进血液循环、活化六经并刺激足部的全息穴位，对很多症状有辅助作用。人的腿脚一冷，全身皆冷。中医认为，寒气是由足部进入人体的，因此，多泡脚可有效帮助驱寒保暖，更可以在水中添加干姜、艾草这些暖性的草药，增加效果，这也算是在冬至开启真阳之火的必要辅助方法。

泡脚胜吃补药。肾是人的根本，控制人的生长、发育、衰老，而足少阴肾经行于足底。脚是人体经脉汇集处之一，人体 12 条正经中有足三阳经终止于足，足三阴经起始于足，分布于脚部的经络穴位有 60 多个，所以脚对于全身的保养是非常重要的。用中药泡脚，不但可以促进腿部及下肢的血液循环，降低肌肉张力，缓解肌肉紧张，对消除全身疲劳和改善睡眠也大有好处。泡脚时，先把脚放在热气上熏，待水温下降后再将双脚浸泡在水中互相搓擦，水凉时可续加热水 2 ～ 3 次，泡至全身微微汗出，待水尚温时及时擦干脚部即可。

### 2. 踮脚

很多人在冬季容易手脚冰凉，这是由于气血不畅，简单地提脚后跟即可缓解。提脚跟的同时也需要踮起脚尖，这样有利于足三阴经通畅。足三阴经分布在大腿内侧，分别是足太阴脾经、足厥阴肝经和足少阴肾经。肝肾脾都主升，均有激发中气的作用，从而达到补肾固本的效果，有助于人们在冬季抵御严寒。因为涌泉穴，在人体足底穴位，为全身腧穴的最下部，乃是肾经的首穴。肾经之气犹如源泉之水，来源于足下，涌出灌溉周身四肢各处。

### 3. 干洗脚

脚素有“人的第二心脏”之称，若是脚部受到阴寒侵袭，五脏六腑必然也会受到影响。除了穿上保暖的鞋袜和每晚热水泡脚外，还可以通过“干洗脚”的方法，刺激脚部穴位，以行气活血，提升机体抵抗力。具体方式：用双手从大腿根部按摩至足踝，再从足踝按摩回大腿根部，重复按摩 10~15 次就可以了。

### 4. 木棍敲涌泉

涌泉穴好比是排污口，快速地以木棒敲击涌泉穴，好比是在通过高频振动排毒一样。敲击的重点不是力量，而是要速度快。建议在踮脚尖之后进行，木棍之中以桃木棒为上品，冬至日可以用这个小方法通过涌泉穴唤醒自己身体对节气的真实感受。

## 五、饺子本是一味药

冬至以后阴极阳生，盛到极点的阴气开始衰退，从而会有一点阳气萌生，所以这是阴阳转换的时刻，此时调理有助于保证旺盛的精力，达到延年益寿的目的。

西医研究表明，人怕冷与其体内缺乏矿物质有关，因此，应注意补充矿物质。中国人一般以“五谷为养、五果为助、五畜为益、五菜为充”，只要不偏食，就可以保证人体对钾、铁、钠等矿物质的需求。

中国人每年冬至这天，饺子是必不可少的。饺子源于“交子之时”之说，冬至是一年之中的子时，阴阳相交的日子，故“交子”之时的饺子不能不吃，不过最初的饺子跟现在的馄饨差不多，煮熟以后和汤一起盛在碗里混着吃，所以当时的人们把饺子叫“馄饨”，又叫作“扁食”。冬至时节，人们吃饺子、馄饨，也象征咬破混沌天地，迎来新生之意。

也有说法称这种习俗是因纪念“医圣”张仲景冬至舍药而留下的，张仲景曾用羊肉掺上白胡椒、当归、茴香、肉桂等中药，下锅煮熟后捞出羊肉，加上葱、姜、蒜、萝卜等剁碎，撒上油、盐、辣椒，用面片包成“饺子”，趁热吃下后帮助人们驱寒气、治伤寒、疗冻疮。他发明的娇耳汤，源于抵御冬天的严寒而补充元气，可防止冬天耳朵冻伤。超越寒冷的表象，它最大的功力是让阴郁的身体温暖起来，带给你阳光心态和生活的信心，所以有中国人的地方，严寒之中吃一碗热气腾腾的饺子，是受医圣所赐的一味抵御寒冷的中药。

当归生姜羊肉汤是《金匮要略》中著名的温补名方，也是古代宫廷里冬日滋补药膳。其有温阳除寒、培植生命力之功，对于身体虚弱的人，趁着热汤吃饺子，我称之为服用了复方娇耳汤。当归温补肝血，生姜温阳散寒，羊肉温补肝阳，滋补阳气，以助升达。天气阴冷时，容易疲倦乏力、恶风怕冷、头昏失眠、容易感冒、面色偏白等的人，也可以将当归生姜羊肉汤作为冬至保养的第一汤方。吃素的朋友依旧可以用当归和生姜煮汤，然后就着热汤吃香菇馅的饺子，效果也不错。

## 六、冬至、圣诞与元旦

在历史上，历法是关乎国运的事情。如果我们尊崇同样的历法会发生什么呢？你会发现实际上历法规定了我们所处的时间、空间。那么人处其中，我们的人生自然就会与宇宙同频共振，或者说同一部历法容易把我们塑造成为一群有着相近的宇宙观、世界观、人生观和价值观的人。历法是天在管人，如果我们身处同一个地球却不在同一个历法当中，又会发生什么呢？当然是遵循不同的时空运动和变化规律了，人也许就会同在屋檐下，怀着不同的心思，甚至是同床异梦。比如说每年岁末圣诞节的时候，国际机票都会大涨，这也许跟你没有关系，或许你根本就不关心。但是每年春节前夕，春运大潮的时候外国人就会面对华人的回家大军目瞪口呆。于是才有了国外圣诞节吃中餐（只有华人餐馆还开张），以及华人在国外过春节吃西餐（中国餐馆早早打烊回家）的现象，看来无形的历法对我们的生活有着潜移默化的影响。

地球上，历法虽然不同，日月星辰、春夏秋冬的变化却是相同的。几乎每个古老的民族都有祭天的活动，都会崇拜太阳及星宇的光明。在 12 月底的这个时段，地球上的人们都会在同一时间段庆祝光明的升起，这是象征人类充满希望的日子。所以，广义的冬至是宇宙的馈赠，节日一般从 12 月 22 日揭开序幕，延续到西方的 12 月 25 日，直至 1 月 1 日结束。它代表着人类内在的宇宙正气在启蒙，和星宇的精神保持紧密的联系。

我们都知道冬至的时候是天地之间的阴气达到极限，阳气开始萌动，怎么体现阴气达到极限，阳气开始萌动？所以这三个节日它都代表了同一种能量属性。当地球上的阴气达到极致，最黑暗、最寒冷的时候，我们内在的、与之相伴的阳气开始萌动。所以说冬至也好，圣诞节也好，元旦也好，都是给我们地球上的万事万物带来的阳德的一个节日，它们都同时具有一阳来复的情景。

所以，不要把这一时刻仅仅局限为东西方的某个节日，前后一周的时间是大自然赠予人类的生命礼物：光明升起并战胜黑暗。在寒冷的冬季，漫漫的长夜里，我没有盼望过圣诞老人会驾着雪橇来临，却尊重人们在冰天雪地里围绕着壁炉火汇谈，以此找到与世界联系的通路。宇宙的正气在最黑暗的季节入驻地球，带来光明。光明诞生在黑暗里，如同人性的光芒都是诞生在苦难之中，这样的光芒是一种蛰伏中的唤醒，这才是人从自然中领悟的智慧。而在中国，冬至之后开始进入数九寒天，从冬至那天算起，以九天作一单元，连数九个九天，到九九八十一天，冬天就过去了。先人们在数九的过程中，感应着自然，思考着人生。天寒地冻的严冬催生着人们的心智，东西方人的应对方式虽然各异，却都蕴含着冬至的时空密码，借天地之力抵御寒冷，消除恐惧。无论东方中国的冬至，还是西方的圣诞，都是在宇宙最黑暗的时刻，天光进入地球的启动。所以说，这是整个人类庆祝光明，战胜黑暗的节日，它让生命永远充满希望，这也是对《易经》复卦提出“天地之心”的深层解读。

## 七、元始天尊圣诞

冬至子之半，天心无改移。
一阳初动处，万物未生时。

道家将冬至作为三清之一元始天尊的圣诞日，也是中国人自己的圣诞节。元始天尊是道之本源的化身，《历代神仙通鉴》说：“元者，本也。始者，初也，先天之气也。”众阳之开端，从一阳来复开始。“天尊”是一元之始，万道之宗。所以冬至也是一个殊胜的日子。元始天尊形象手执黍米宝珠，象征“天地未形，万物未生”的“无极”状态。

《历代神仙通鉴》称元始天尊为“主宰天界之祖”。在太元（即是宇宙）诞生之前便已存在，所以尊为元始。在无量劫数来临之时，用玄妙的大道来教化众生，故而尊为元始天尊。

《道经》记载中玉清元始天尊、上清灵宝天尊、太清道德天尊即太上老君，“三号虽殊，本同为一”。《道门十规》中说：“玄元始三气化生，其本则一。”三清都是道的化身。元始天尊生于宇宙混沌之先，居于玉清圣境清微天；灵宝天尊居于上清真境禹余天；道德天尊居于太清仙境大赤天。元始天尊圣诞与冬至日的关系可以理解为，最初的本源，先天之气为一切神仙之上。

冬至乃一阳之始，元始为众仙之宗，天尊者纯阳之体，元始天尊是众阳之开端，诸天之本始。天尊圣诞日与一阳初生的冬至日均有本始、根本的深意，故以本初的冬至日为元始天尊的圣诞。

冬至时中午树立八尺长的圭表，能测出它一丈三尺长的日影，日影长则说明阴气强而日离地远。冬至时阴气达到极限时，这时万物幽闭深藏，虫类进洞穴冬眠，所以说阳德在室内，更在人体之内。所以三候水泉动，就很好理解了。这个水不是外在的水，而是自身内在的肾水。冬至是肾水最冷的时候，天地之间最苦寒的时候，此时，与之相伴的阳火也随之升起，而且这个火的性质是先天火，极静的时候方可启动。

阳至冰自融，笃静真元生。在大自然最残酷的时刻，实际上也是在给我们机会翻转我们的人生。宇宙的正气总是在最黑暗的节气入驻地球，带来光明，光明总是诞生在黑暗里，我们身体的真阳也是诞生在严寒当中。

冬至宇宙神光照，天心我心俱光明。这个冬至，希望你来与我们一起体验养精蓄锐，静待花开。

# 小寒，迎三九

小寒，是公历新年后的第一个节气。北斗七星的勺柄指向癸位时，为小寒。癸为十天干之末，代表万物闭藏，怀妊地下，有揆然萌芽之意，相当于一天之中的 1 点到 2 点。小寒五行属水，取肾阴之象，对应人体的肾、心包络和足。

公历每年 1 月 5 日左右，太阳到达黄经 285°时为小寒。这时太阳直射点仍然接近南回归线，北半球所接受太阳光热仍是极小的。从冬至过后，到小寒期间，土壤深层的热量也逐渐消耗殆尽，所以这时最容易出现全年的最低温度，人们叫作“数九寒天”。

## 一、天地迎三九

小寒，中国大部分地区开始从此进入一年中最寒冷的时段。《月令七十二候集解》中说：“月初寒尚小……月半则大矣。”小寒处于“三九”期间，民谚有“小寒时处三四九，天寒地冻北风吼”之说，此时经常比大寒要冷。人经历冬天不仅磨炼心智，而且在此时空交点，更能理解“冬藏”的含义，所以小寒是一个与生命潜力相关的身心体验。

小寒往往是一年中最冷的节气。寒为阴邪，其性收引凝滞，易伤人体阳气。外寒是使人致病的外感六淫病邪之一，亦称为“寒邪”。小寒节气以外寒为主，不过长时间受寒可导致内寒，老人、儿童等，抵御邪气能力低最易感外寒。可以认为，小寒节气，本指外寒强劲，若本来身体就寒凉的人，则是内外寒夹击。中医认为，人体内的血液，得温则易于流动，得寒就容易停滞，所谓“血遇寒则凝”，说的就是这个道理。

寒为冬季的主气，小寒又处在“三九天”，是一年中最冷的季节。寒为阴邪，易伤人体阳气。《素问·生气通天论》中认为，人若感受了寒邪，会在精神上不舒畅，起居不宁如有戒备，神气浮越，阳气就不能固密了。所以，小寒节气其实也是抑郁的高发期，《黄帝内经》中虽然说冬天应该“使志若伏若匿，若有私意，若已有得”，但由于心气、心火在冬日的阴郁和严寒中被压抑、湮灭，还容易出现头晕、头重、头痛等抑郁的症状，因此，小寒节气的生命功课有两个，扶阳火和驱阴郁。

墙角数枝梅，凌寒独自开。遥知不是雪，为有暗香来。宋代王安石的这首《梅花》，作为小寒节气的自然注释，最合适不过了。你听说过花信风吗?在特定节气会盛开特定的花，而应着这种花而来的风，就叫花信风。人们通常会挑选一种花期最准确的植物为代表，叫作这一候的花信风，而小寒节气一候的花信风，便是梅花。梅花不仅代表着小寒，还位居二十四花信风之首，可见它在群芳谱中的地位，自古以来，梅花以雪中竞放的高洁品质，一直为人喜爱。

## 二、小寒三候

一候：雁北乡。大雁自古被视为灵物，被立为禽中之冠。大雁是顺阴阳而迁移的。小寒时节，大雁感知阳气的回升，开始由南方出发，向北迁移。大雁飞到北方的时间大约在雨水节气，比喻人体内的阳气也在应阳气而迁移。

二候：鹊始巢。《本草纲目》载“鹊巢开户背太岁”，所以在民间，喜鹊有“知太岁”的说法，能知气候徐疾，阴阳向背，风水高下。《尔雅翼·释鸟一》亦有记载。因此喜鹊每一年建的家，开口的方向不尽相同。此时北方到处可见到喜鹊，并且开始筑巢，比喻人体内阳气在滋长。

三候：雉始鸲。雉，俗称“山鸡”，为离卦。“鸲”为鸣叫的意思，野鸡在接近四九时感知阳气的生长开始鸣唱高歌，能发出各种与阳气相感应的频率。大自然中的禽类动物对阴阳的变化最敏感，比喻人体内的阴阳二气的交替变化。

小寒的三候都与禽鸟有关，禽鸟感知阳气的变化，开始迁徙、筑巢、鸣叫，早已开始了迎春的准备。所谓“天地迎三九，禽鸟知阴阳”，那人体内的阳气变化又是怎样的呢？我总结：强大肾气储备，生命气息暗涌，正是添油续命生精之时。

## 三、生命力暗涌

我来为大家提供一个全息的视角，解读小寒与人体的生命关系，这个方法就是卦象解读：冬至过后，一阳来复，阳气逐渐回升，到了小寒和大寒时节，阳爻已经长到第二根爻的位置。三九严寒，对应临卦的时空。二阳来临，比一阳来复的复卦时空多了一根阳爻，象征人体内的阳气正在从下向上滋长。

可见，自小寒开始，自然界的阳性能量开始正式逆袭了。三九，作为最冷的时间，却因为阳气的持续生发，生命气息暗涌。一年之中的冬天，正对应着收藏，而冬天越冷，阳气的储备越足。在中医眼里，冬季是肾的主季，冬季肾气最旺。在冬藏最得力的时候封藏肾气，来年的精气神就会旺很多，这就是小寒迎三九，对健康的重要性。

我们来看一下小寒节气与脊柱的对应关系（图 3）：二十四节气中的小寒，对应着我们身体下方的骶骨。骶骨由 5 块骶椎融合而成，呈倒三角形，构成盆腔的后壁。其下端为尾骨尖，上端与第五腰椎相连。其中，第一骶椎构成骨盆中央的倒三角形骨骼中最上面的一块，是水分调节的中枢，夜里尿频老是醒的人多半其第一骶骨的血液循环差。而第二骶椎是女性的瘀

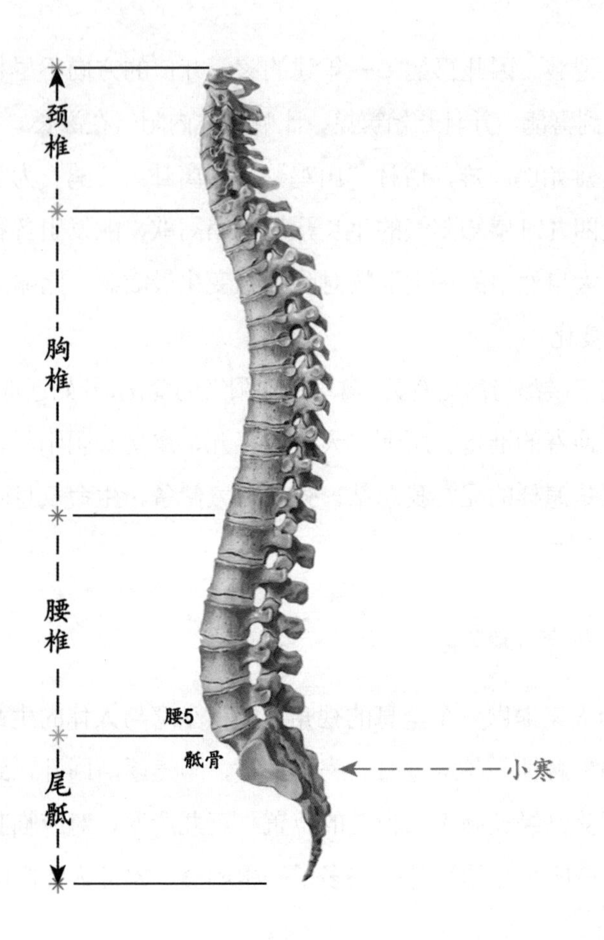


图 3　小寒节气与脊柱的对应关系

血中枢，与月经调节有着密切的关系。第三、四、五骶椎和生殖器官、肛门相关联。

骶骨对应人体的臀部，由骶骨发出的神经分布到骶髂关节，主管排尿困难、腰骶关节病变、足跟痛麻凉感、膀胱病、前列腺炎等。可以说，骶骨是我们身体正中的脊柱，开启生命之火的第二站，象征生命动力。人的腰骶部寒凉的时候，人的情绪也会消极懈怠的，这是因为肾脏中的阳气没有被激活，肾脏中的阴浊之气盛行的缘故。

从冬至的一阳来复，到小寒的二阳来临，依旧是人体阳气微弱萌动的时刻。此时人体内的阳气，就像刚刚点燃。生过火的人都懂得，刚点着的炭火，一定要吹一下，才能真正燃起来。人经历三九寒冬不仅磨炼心智，而且在小寒时空，更加理解了“冬藏”的含义。所以小寒是一个与生命潜力相关的身心体验，对有准备的人来说，冬天越冷越好，这就意味着强大的阳气储备。节气点调理相应的骶骨是一年一次的机会，必须要重视，尤其是冬至和小寒的节气调理是一年能量升级的基础。具体而言，小寒期间，我们对应的生命功课，就是借天地之力，扶阳气，祛阴郁。

小寒时人体对应的征象表现就是各种寒证。一般来说怕冷、经常四肢不温的情况，这种叫“内寒”，不是外来的，是从体内产生的寒。内寒，中医认为是人体的阳气不足。骶骨（仙骨）不通，相当于把阳气的出口给堵了，人自然感到疲倦不堪，特别容易劳累，情绪上还产生厌烦、懒惰，不愿意干活，缺乏生命动力的现象，都是阴水泛滥、阳水不足的表现，最有效的方法，就是转化阴水为阳水。怎么办呢？在节气点借助宇宙的能量场疏通仙骨，这是最简单有效的方法。

## 四、疏通仙骨

中医认为,有形的体内垃圾,都是因为阳气不足,相对地变寒了、变凝了,形聚的多了，就病了。所以，只要补充热量，体内阳气充足，有形的垃圾就可以化为无形的气发散出去,所以,补阳气就是天寒地冻时调理的大方向。补充热量，趋温避寒，就是小寒节气健康的大原则。

此外，《黄帝内经》讲“诸寒收引皆属于肾”，所以我们一身的阳气都来自肾。内寒是源于我们肾气不足,往往是肾阳不足导致了虚寒证的产生。那么我们该怎么办？唐朝的王冰曾经讲：“益火之源，以消阴翳；壮水之主，以制阳光。”前面讲的“益火之源”就是指我们要通过温阳的方法来驱寒；后边一句话就是讲，我们可以通过滋阴补阴的方法来祛除我们体内的热——也就是虚热。这里介绍一个小寒扶阳气的辅助方法，让我们的身心在三九天温暖起来。现在大家对艾灸都很感兴趣，在小寒节气艾灸八髎穴，可事半功倍。

小寒节气的实操点，可以总结为，天地助火燃烧，升阳驱散阴郁。在骶骨（仙骨）的中央，有八个孔，也就是我们常说的八髎穴。八髎穴，最早出自《黄帝内经》，分上髎、次髎、中髎和下髎，脊椎两侧各四个，总共八个，故称八髎穴。当我们趴着的时候，在骨盆的后面可以摸到。这个关窍闭锁了，肾气就不能上行，督脉就不通。人没有了阳气，还容易早衰。

小寒时，就需要我们培补生命之火，驱散阴浊之气。从八髎穴辐射到周围的阳气，可以把体内的寒气、浊气、病气驱散，尤其是生殖系统的阴浊之气。教给大家一个自测亚健康的小方法，八髎穴在体表的投影，在尾椎骨上方的部位，局部按压八髎穴有酸胀感。这个区域的皮肉，在脊椎两侧，应该很松软，用手能捏起来的。如果不松软，说明经络肌肤之间有粘连，这种粘连是体内尤其是生殖系统亚健康的外在表现。

所以中医上常用推擦法使局部发热并顺着脊柱由下向上放散。对腰部疾病有很好的保健效果，经常按揉腰骶，促进腰部的气血通畅，对扶阳解郁有非常关键的作用。此外，此穴位还有调节全身的水液，疏通气血的功能。可以调理腰骶部疾病、腰痛、下肢麻痹、男生前列腺炎症、小便不利、女生月经不调、盆腔炎等病症。

我们应该如何培补生命之火呢？我们可以在八髎区域进行提捏、推拿、按揉、艾灸，对调理督脉、任脉和冲脉，会起到很好效果。督脉主一身阳气，任脉主一身之血，冲脉则为经脉之海，五脏六腑都要靠它们支配，所以，八髎区域是调节人一身气血的第二道开关，务必畅达无阻。

## 五、驱寒解郁汤

小寒一般为一年中最冷的季节，此时患心脏病和高血压的人往往会病情加重，患“中风”者增多。在这个时节，尤其是老年人保暖工作一定要做好。小寒过后，北方大部分地区天气极为寒冷，正是诱发老年人心血管疾病的时刻，也是流感肆虐的时刻。

小寒前后，天气时常是阴冷晦暗的，此时人们的心情也会受其影响，从而影响到人体的正常生理，使脏腑气血功能发生紊乱，导致疾病的发生。此时，人体的阴阳消长代谢处于相对缓慢的水平，受寒冷空气的影响，在冬季会出现情绪抑郁、昏昏沉沉等现象，这种内郁，其实是季节性情感失调。每年的小寒时节，天气阴冷，气压又低，人体缺乏足够的光照，导致一部分人出现情绪紊乱症状，即冬季抑郁症，典型表现是毫无缘由的情绪低落。因此，情志的调神养生很重要，应注意保持乐观开朗的心态。

这时的饮食应该注意什么呢？小寒饮食养生“三九补一冬，来年无病痛”。合理进补既可及时补充气血津液，抵御严寒侵袭，又能使郁结开散，减少身心疾病。只有藏才能有发，今冬的藏就是为了来年春天更有生气，人要顺应大自然这种封藏之性，此时节气驱寒养阳会比平时效果好几倍，所以在寒邪最盛之时喝驱寒解郁汤，可以起到“雪中送炭”般的补阳效果。

驱寒解郁汤，我一般用核桃、栗子、黑豆、桂圆，配上少量的杜仲，煎茶饮，或者作为汤方，炖盅时加入。《本草汇言》：“凡下焦之虚，非杜仲不补；下焦之湿，非杜仲不利；足胫之酸，非杜仲不去；腰膝之疼，非杜仲不除。”杜仲强筋骨、逐寒湿。益肾补肝，则精血自足，扶阳解郁，也适合肾阳亏虚导致的腰痛、腰肾冷痛、腰膝酸软、阴郁冷淡等。

另外，最好是配合多到户外活动和晒太阳，如果每天能坚持 1 小时的户外活动，则基本上可以预防冬季抑郁症的发生。要正确认知冬季对人们情绪的影响，科学安排好工作和生活，调整节奏，增进人际交往和感情交流。通过增加户外活动以增加冬季的光照时间，同时合理安排膳食，能有效预防冬季抑郁症的发生。

## 六、佛陀悟道日

农历腊月初八，是释迦牟尼佛的成道纪念日，也是中国传统节日——腊八节，一般在小寒之前的几天，也属于一年之中最寒冷的日子。

据佛经记载，释迦牟尼为寻求人生真谛与生死解脱，毅然舍弃王位，出家修道，曾到伽耶城南的苦行林修习苦行。他经过六年苦修，经常日食一麻一米，以致“身形消瘦，有若枯木”。释迦牟尼认识到如此苦修不是通往解脱的正确道路，决定放弃苦行，践行中道。这时一位牧羊女见到他虚弱，便献乳糜供养。他吃了之后，体力有所恢复，来到岸边一棵菩提树下，静坐沉思，发誓“今若不证无上菩提道，宁可碎此身而终不起于座”。经过七天七夜的思考，释迦牟尼终于豁然大悟，得到对宇宙人生真实的证悟，后世把释迦牟尼成佛的这一天，称为“佛成道日”。

可见一个人没有健康的身体，是无法证道的。有关身体的健康与营养，以及与修道的关系，都随着腊八寻古一步一步地提出来供我们研究。在佛成道日煮腊八粥供佛，源于牧羊女向佛献乳糜的传说，在民间则有庆贺五谷丰登、驱逐鬼邪瘟疫的意义。在古代的时候，腊八就是古人欢庆丰收、祭祀祖先神灵，祈求丰收和吉祥的节日。

“腊月八日，东京做浴佛会，以诸果品煮粥，谓之腊八粥，吃以增福。”——《遵生八笺》。腊八日是有着特殊福气的，腊八这天的能量场，正是一年气运交接的关口，特别适合喝一碗种子大杂烩。所以腊八当天，感兴趣的你一定要自已亲自煮一碗腊八粥喝，唤醒内心的抉择。

《黄帝内经》有“食岁谷，以全真气”之说。岁谷，是当年生长的谷物。腊月为一年的终结，植物的精华收藏完毕，真气都蕴藏在谷物种子中。这时候的植物种子是最有生命活力的，它可以长成一棵树，还可以成为除旧迎新的一碗节气粥。所以，在春天即将来临之前的小寒，不要忘记喝上一碗热气腾腾的腊八粥，唤醒的不仅是种子的力量，还有觉悟的力量，让生命借助种子的力量生发。

# 大寒，助火燃

大寒指北斗七星的勺柄指向丑位时。丑，为十二地支之二。丑者，纽也。阳气在上未降，万物厄纽，未敢出也，有万物初生的艰难之象，相当于一天之中的2点到3点。五行属土，对应人体的肚子和脾。冬至一阳来复，万物禀“气”，而小寒、大寒处于气运前期，相当于是一年之始的初级阶段。

公历每年1月20日前后，太阳到达黄经300时。《月令七十二候集解》中说：“十二月中，解见前(小寒)”。《授时通考·天时》引《三礼义宗》：“大寒为中者，上形于小寒，故谓之大……寒气之逆极，故谓大寒。”同小寒一样，大寒也是表示天气寒冷程度的节气。大寒时节正处于四九，天气寒冷、湿度低。在我国北方地区，大寒不如小寒冷，但在某些年份和沿海少数地方，全年最低气温仍然会出现在大寒节气内。但无论如何，大寒的“大”，都不是最冷的意思。大寒的“大”，象征阴气的凛冽，立春前最后的挣扎之意。小寒、大寒是一年中雨水最少的时段，所以说干冷才是它的本色。这时寒潮南下频繁，是我国大部地区一年中的寒冷时期，风大、低温、地面积雪不化，呈现出冰天雪地、天寒地冻的严寒景象。

## 一、最后的冬天

大寒，是冬季的最后一个节气，被称为最后的冬天。大寒是寒气到达顶点之时，这一天，北方的冰也是结得最厚的时候。每年的春节正处于大寒与立春之间，所以大寒的节气伴随着过小年而来，又因春节而壮大。我们对大寒的印象最深刻的莫过于过小年了。为了开启过年模式，人们准备着打扫灰尘，除旧迎新了。此时此刻，有没有想到，我们也该给自己的身心做一次大扫除了呢？生命的健康在于清净的能量场，如果一个人的身体里面常年藏污纳垢、堆满垃圾，那他的生命能量也一定不清爽。

大寒是春节之后立春来临前奏，意味着三阳开泰的潜伏，它是二阳来临的尾声。所以此刻借助天地之力来清除体内积藏的垃圾十分关键，这是天地给我们的身心深度大扫除的机会。主妇打扫房间会挥舞着鸡毛掸子显示她的主人地位，那我们用什么来清除垃圾呢？当然是自身的阳气。从这个意义上讲，一定要把握好冬天最后一次封藏阳气的机会，搭上大补元气末班车！

大寒正值岁末，各地的人们开始忙着辞旧迎新，腌制年肴，准备年货，充满了喜悦与欢乐的气氛，是一个欢快轻松的节气。农历腊月二十三日为“祭灶节”，又称“小年”。旧时，每家每户灶台上都设有“灶王爷”神位。传说灶王爷是玉皇大帝派到每个家庭中监察人们平时善恶的神，被视为一家的保护神而受到崇拜，过小年祭灶是大江南北共同的习俗。

## 二、大寒三候

一候：鸡始乳。大寒时节，鸡感知到春天的阳气，开始下蛋，准备孵小鸡，在最寒冷的大寒时主生殖繁衍的肾气强盛，比喻天地之间阳气越来越增长的趋势。

二候：征鸟厉疾。鹰隼之类的征鸟，正处于捕食能力极强的状态中，盘旋于空中到处寻找食物，御寒过冬，比喻此时正是一年当中进补命门火的光景，储备肾阳。

三候：水泽腹坚。水域中的冰一直冻到水中央，且最厚，说的是坎卦“坎中满”中间为阳爻，所以冰中央冻得最结实。

大寒三候都具有临卦时空的特征，形象地说，就是慢慢向上引火。冬将尽，春将始。人体的生命力即将告别冬藏，进入春生。万物蛰藏时，生机悄潜伏。此时隐隐可以感觉到春天的气息了，应调整好身心状态，养藏好神志。同时，在起居、运动、饮食方面也应合理安排，以适应新的时节，新的一年。

## 三、冬将尽，春将始

如果说，大寒之前的小寒，对应的投影点在第五腰椎以下（骶椎）的话，那么从大寒开始，节气与脊柱的对应点移动到了第五腰椎以上（图 4）。这意味着，冬藏的能量逐渐褪去，春生的能量在潜伏。尽管此刻时空已经运行到了冬季 6 个节气的最后一站，可是我们也不能掉以轻心，要把握最后的机会封藏阳气，只要我们冬藏的力量足够强，在下一个节气冬水生春木的内劲儿就越大，春木生发的力量就越强。要注意，这是在春节之前最后储备阳气的节气了。

大寒属于丑月，从十二辟支卦来看，丑月对应临卦，底下二阳，上面全阴，这个意象给我们什么启示呢？阳气处于地基时，要好好打下基础，慢慢培植，才有利于阳气生发。那么取象整个脊柱，大寒节气与脊柱的对应投影点在哪里呢？二十四节气中的大寒，对应我们人体脊柱的部位是第四、第五腰椎之间。由第五腰椎发出的神经分布到下肢，对应小腿和足踝，主管下肢血液循环不良、大腿无力、足部肿胀、下肢寒冷、关节炎、子宫炎、前列腺炎等。由腰椎第四节发出的神经分布到腰和坐骨神经，主管坐骨神经痛、腰痛、尿频、排尿困难、便秘等。同时，第五腰椎还与膀胱的功能有关，劳累引起膀胱炎的人，多半第五腰椎处于亚健康状态。第四腰椎一旦处于亚健康状态，整个骨盆就会歪斜，同时还导致腿脚痛。第四腰椎也是生殖轮的位置，与生命发育的动力源有关。大补元气，首当其冲补的是先天之气，

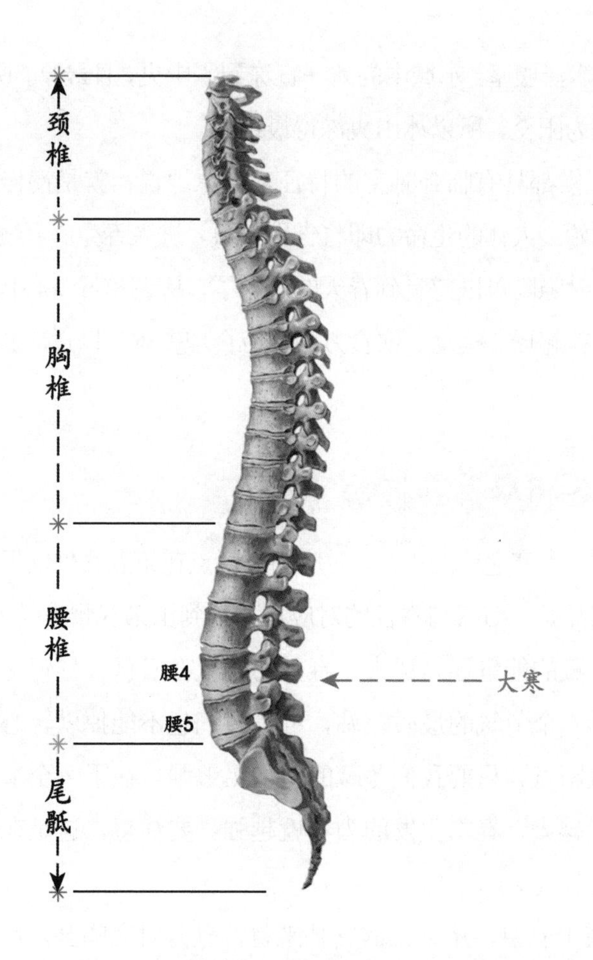


图4　大寒节气与脊柱的对应关系

其次才是腰间肾气。特别那些平素怕冷的阳虚体质，要抓紧这最后的15天，固摄肾气，为来年无病痛打下基础，这就是我们在大寒期间要完成生命功课的关键点和通关点。

## 四、阳气通行的关隘

大寒时人体对应的征象，与腰带以下的部位相关。调理的重点包括祛寒和止痛，基本上是下腹部的一些虚寒的疾病，包括妇科，还有膀胱、小便、大便不通等，这些虚寒的症状，都可以趁着大寒节气来调理的。还有我们腰带以下、盆腔里边的问题，比如下肢的疼痛、阴部的疼痛、下肢的无力，甚至说腿不能够弯、不能够伸，觉得腿很困重，都可以通过艾灸腰阳关和关元来解决，而且往往效果比较好。

**1. 腰阳关穴**

对应大寒的投影平面，在我们的脊柱前后，有这样一对儿呼应的“关隘”，那就是任脉上的关元和督脉上的腰阳关。也就是说，关元与腰阳关在脊柱的前后相对应。关元穴很多人都知道，在腹部，脐下四指的位置。关是关口，元是元气，关元是元阴元阳在任脉上的相交之处。而腰阳关就相当于关元穴在腰背部的投影。腰是指位置在腰上；阳是指在督脉上，督脉为阳脉之海。顾名思义，腰阳关就是督脉上元阴元阳的交汇点。腰阳关的寓意是指此处为阳气的至关重要之处，是人体真阳之火到达命门穴所必须经过的关隘，故名腰阳关。

腰阳关，出自《素问·骨空论》。在腰部后正中线上，第四腰椎棘突下凹陷中。本穴属督脉，督脉起于胞中，贯脊属肾，故本穴可治疗腰骶痛及肾阳虚衰之下肢痿痹、遗精阳痿、月经不调诸疾。取穴时立位，腰的左右两边有突出的“髂骨”（为髋骨最上部），连接左右侧上端之线，就是第四腰椎棘突之突起处，这也是系腰带的位置。若采取俯卧位，先找到骨盆两侧的最高点，这两点之间的连线与背部正中线的交点处就是人体的第四腰椎棘突，其下方凹陷处即是腰阳关穴。这个穴在人体的“战略地位”极其重要，是阳气通行的关隘。中医将人体的颈椎、胸椎、腰椎分为三关，分别为风寒关、气血关、寒冷关。腰阳关穴就在第四腰椎下，正好处于寒冷关的中间地带，而这里又是阳气通行的关隘。很多女性到了冬天经常感到腰背发凉，很大一个原因就是这里不通，阳气无法上行。

腰阳关也是一个专门治疗腰痛的要穴，有驱寒除湿、舒筋活络的作用。因为督脉是人体诸阳经之总脉，如果人阳气不足就会表现出整天没精打采、容易困倦、虚寒怕冷等症状，所以要振奋督脉、按摩腰阳关的效果是非常不错的，尤其对于现代人经常犯的急性坐骨神经痛、腰扭伤等治疗效果非常好。

对腰阳关穴进行适当的按摩，不仅能够治疗腰骶疼痛、下肢痿痹这些疾病，而且对于女性朋友的妇科病，如月经不调、赤白带下等，或者男性生殖系统疾病，如遗精、阳痿等都有着不错的治疗及预防作用，是常用的日常保健要穴。打通了腰阳关，阳气就能顺行而上，所有的问题自然就迎刃而解了。

**2. 关元穴**

关元穴是人身元气生发的地方，是男子藏精、女子蓄血之处，常灸关元穴，能壮人一身之元气，治虚劳百病。人到中年，工作压力大，身体状况也在走下坡路，雄心壮志也难免力不从心。平时多做艾灸，多灸关元，补足元气，工作起来也会干劲十足。尤其是每一年的大寒节气，常灸关元穴，让自己的下焦温暖起来，阳气在秋冬就收藏得好。如果每年的秋冬阳气都收藏得非常好，人自然就能够延年益寿了。

关元穴，它的妙用，几乎可以缓解一切肾虚症状。祖国医学认为关元穴在腹部，与肾脏、生殖系统都较近，可以帮助缓解肾虚等方面的问题。另外，“元”不可以完全理解为肾元，关元既是元阴元阳出入的地方，又是先天能量注入的关口。元气充足，人体当然更加强健。它的位置在人体腹部肚脐下 3 寸的位置，是人体非常重要的一个穴位，也是奇穴之一，经常按摩、温灸可以起到以下作用。

（1）强身健体，关元穴作为保健强身长寿穴，经常使用艾灸温灸这个穴位，能起到提高免疫力、强壮身体的作用。

（2）帮助女性孕育新生命，一般情况下子宫虚寒难以受孕的女性可以使用温灸关元以助胎元的作用。

（3）缓解痛经，痛经在中医学看来要么是气血不畅导致的不通则痛，要么是因为气血不足导致的虚弱型疼痛，不管是哪种疼痛，都可以通过温灸关元穴来改善痛经的症状。古书上说：艾灸关元千壮，人就不再害怕寒冷，让你元气满满，身强体健！

很多女性朋友觉得下腹部经常感到冷、怕凉，这样的情况是可以灸关元的。很多妇科的问题——带下、痛经甚至月经不调，灸关元效果非常好的。

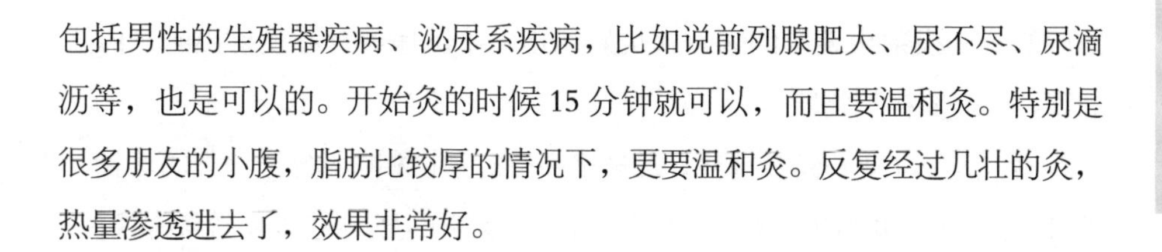

包括男性的生殖器疾病、泌尿系疾病，比如说前列腺肥大、尿不尽、尿滴沥等，也是可以的。开始灸的时候15分钟就可以，而且要温和灸。特别是很多朋友的小腹，脂肪比较厚的情况下，更要温和灸。反复经过几壮的灸，热量渗透进去了，效果非常好。

## 五、天人合一操

冬至从尾闾冲上来的一丝阳气，经过小寒节气借助天地之力从骶骨的阴浊之气中突围而上，如今来到了腰椎第五节与腰椎第四节之间。如何深度激发体内的阳气乘胜追击？这就需要练习能量动功。人们通常有个误解，认为大补元气都是被动的，比如泡脚、艾灸、喝药酒，这些方法确实可以作为必要的辅助。但是药补不如食补，食补不如练武。我国传统的健身动功五禽戏、八段锦、易筋经，都是很好的导引术。其中的精华就在于洗髓观想，固本培元。所以我们大补元气更需要主动运动，激活椎体的能量，进而改善脊柱的功能，提升精气神。下面简单介绍天人合一操动功的部分。天人合一操的腰椎运动包括上下相邻的两节椎骨。①前后蠕动，分别向关元与腰阳关的方向前后蠕动。②左右摆动，腰椎第五节与腰椎第四节分别向两侧髂骨的方向一左一右摆动。③左右扭动，脊柱分别向前后侧关元与腰阳关的方向左右扭动，像乌龙摆尾一样。④上下抖动，让腰椎第五节与腰椎第四节之间的间隙通过上下挤压不断伸缩，更加柔韧有弹性。⑤自由律动，让腰椎第五节与腰椎第四节，围绕着前面任脉的关元与后侧督脉的腰阳关，放松的内动，疏通任督气血，增加椎体灵活性。

## 六、二十三过小年

大寒时会赶上过小年，开始除旧迎新了。大寒时的民俗是围绕过小年展开的，我们来谈谈其中的健康意义。近几年流行一句话说，你住的屋子，就是你自己，到底有没有道理呢？自己经常待的家，就是自己身心的投影象。

健康的身心投射出健康的家，就是好风水。不健康的身心投射出阴气滋生的家，就需要打扫整理。

首先是玄关，一定要清爽，凡是堵门口的杂物和快递箱子一律清理掉，不可以挡门口。角落里的东西，都尽量清空。家里的灯，坏掉的，统统都换掉，亮亮堂堂地过年，这是为家里的阳气加持。

其次是门、窗、房顶、墙壁。门，第一个迎接外人的物件，特别是门把手上面的细菌超出你的想象。擦门、擦窗、擦玻璃、掸房顶墙壁，是全家变明澈的关键。窗帘，是离灰霾最近的物品，也容易聚集尘螨，要拆下来洗一洗，也是保护家人的肺。

厨房，也是灶王爷待的地方，道教称灶神为玉皇大帝派到人间考察民情的司命灶君，要重点打扫。关乎整个屋子的火气运转，代表着心脏的健康。橱柜和油烟机，包括抹布等要彻底清洗。陈旧过期的食物等要全扔，这里黏腻的东西不能久留。

卫浴间，关乎整个屋子的水气运转，象征生殖系统的健康。马桶、水龙头等，也要一个一个地清，过期的化妆品和卫浴用品等全换，特别要检查卫浴间的零件不要有漏水的情况发生。

客厅和卧室，把房间的旧物彻底断舍离，不要嫌麻烦。原则，去其糟粕，留其精华。过期的杂志、旧衣服处理掉，不要堆在阳台，那里是阳光和空气充裕的地方，腾出来开辟一处运动角落。以前过期的药要挑出来扔掉，这叫“丢百病”，来年健健康康。

过去有一句老话叫“过去者囚”，意思是说：不要让过去了的事物，占据影响你现在的生活，否则你将长久成为它的囚犯。旧物年前要及时处理，不能拖，拖越久，对健康的影响也就越大。东西扔完一波，心里会特别亮堂，气也就顺了。春节期间的扫尘在上古时代还保留着心性之用，后来按民间演化为：因“尘”与“陈”谐音，新春扫尘有“除陈布新”的含义，其用意是要把一切晦气统统扫出门。毕竟，扫地、扫地、扫心地，心地不扫，空扫地，除陈布新的过程，就是扫心地的过程。

大寒节气是旧与新、兴与衰的转折点，此时不仅可以提升对应脊柱的能量，还可以提升健康运势。清除旧物，改善身心外环境，也可以迎接新年的好运气。中国人最重要的节日——春节就要到了。光阴变换，岁月流转。二十四节气，就这样支持着一个民族的生生不息，绵延不绝。

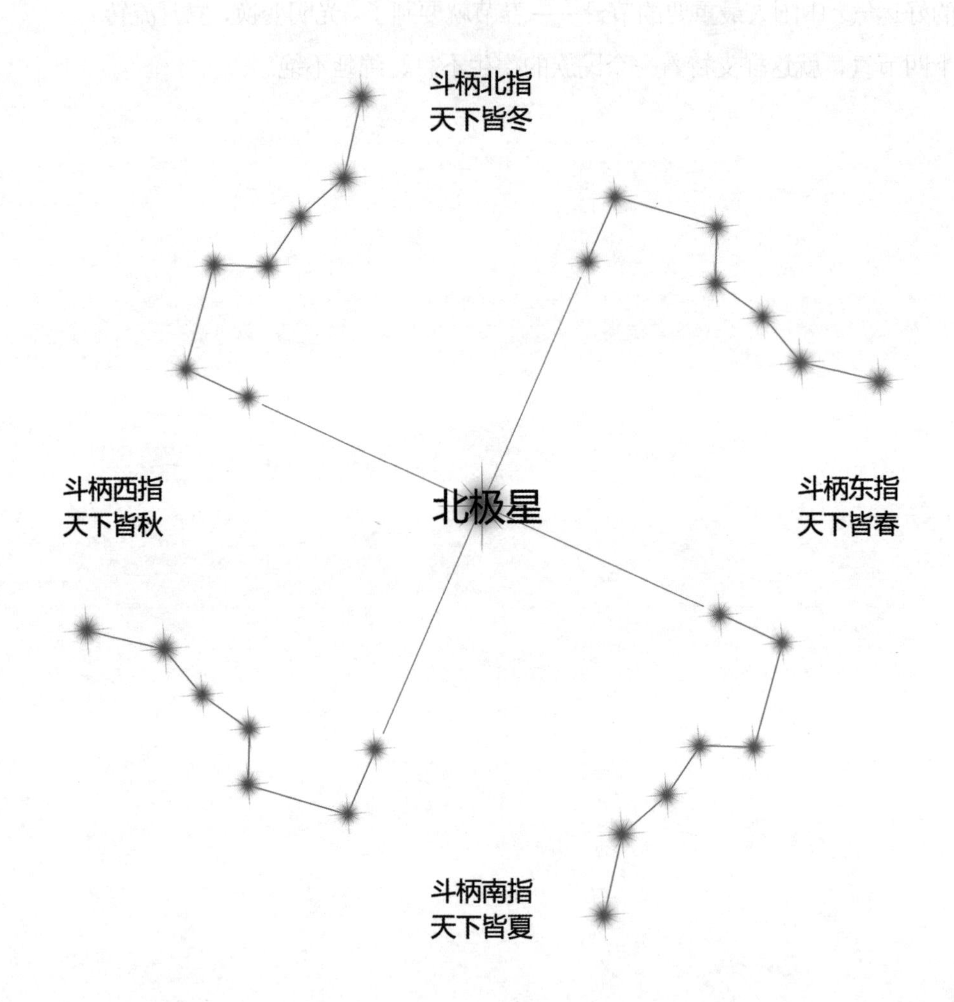
斗柄北指
天下皆冬
斗柄西指
天下皆秋
北极星
斗柄东指
天下皆春
斗柄南指
天下皆夏

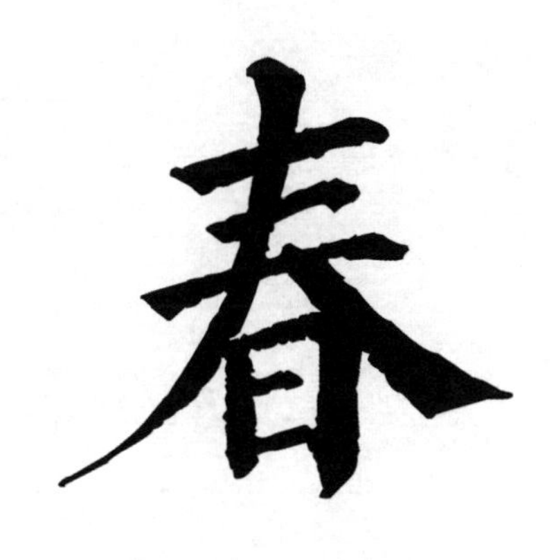

「立春，水生木
雨水，天生水
惊蛰，龙抬头
春分，昼夜等
清明，获新生
谷雨，育菁华」

# 立春，水生木

《淮南子·天文训》中讲立春：报德之维，则越阴在地，故曰距日冬至四十六日而立春，阳气冻解。立春，斗柄指向报德之维的丑寅之间，表示阴气已散扩到地下。距离冬至四十六天就是立春，阳气消融了冰冻。立春意味着正式进入了正月，相当于一天之中的 3 点到 4 点。

公历每年 2 月 4 日时，现行的“定气法”划分节气，以太阳到达黄经315°时为立春。常言道“一年之计在于春”，人们习惯把立春作为春天的开始。周代立春时，天子要亲率三公九卿、诸侯大夫，穿着青色的衣饰，驾着青色的马车，去东郊迎春神句芒。据《山海经》记载，句芒是位上古大神：鸟身，人面，骑两龙。句芒又被称为木神，主管树木的发芽、生长。人们相信句芒会把春天的生气引向人间。

立春，意味着冬藏结束，万物萌发，冬去春来，万象更新。实际上，立春后并非春意盎然，甚至还可能出现冰天雪地的寒冷景象，但此时，总体上气温、日照、降雨，都趋于上升或增多。

## 一、八卦与节气

如果一年之中选一个节气作为生命大健康的关键点，我选冬至。因为冬至，一阳生，是宇宙之光进入地球最关键的节气，好比是全年节气的全息点位，相当于“太极”之眼。

如果一年之中选两个节气作为生命大健康的关键点，我选冬至和夏至。因为冬至处子位，一阳生；夏至处午位，一阴生。“易有太极，是生两仪”，这两个阴阳转换的重要时空，支撑起了二十四节气的阴阳两极（图 5）。



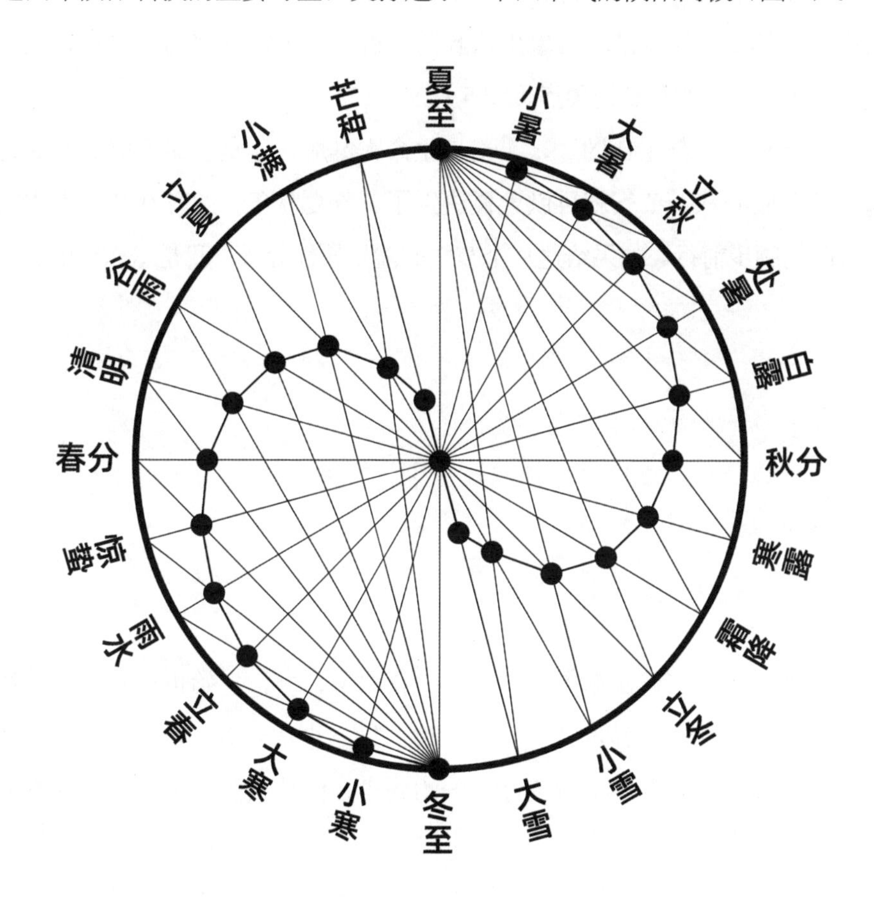


图 5 八卦与节气

如果一年之中选四个节气作为生命大健康的关键点，除了两至（冬至和夏至），我还选两分（春分和秋分）。冬至（子）和夏至（午），春分（卯）和秋分（酉），它们之间的连线，好像一个十字，将二十四节气平分四等份，这就是“两仪生四象”。这四个阴阳平衡的时空，支撑起了二十四节气的四象（图5）。

如果一年之中选八个节气作为生命大健康的关键点，除了两至（冬至和夏至）、两分（春分和秋分），还要加上四立（立春、立夏、立秋、立冬）。在之前的十字上，再加上两条线，形成一个“米”字，将二十四节气平分八等份，这便是“四象生八卦”。这八个关键时空的节气点，支撑起了二十四节气的八卦通关点（图5）。

至于说“八卦定吉凶”，无论是生命大健康，还是生命亚健康，通过这八卦对应的八个节气就可以大概决定了。春夏秋冬，四时八节，人类跟着太阳的脚步前行。如果给这八个节气的能量属性分级，我是这么分的：

第一级（太极）能量属性的：冬至。
第二级（两仪）能量属性的：夏至。
第三级（四象）能量属性的：春分和秋分。
第四级（八卦）能量属性的：立春、立夏、立秋、立冬。
二十四节气，把握好这八个节气的身心整合，便是纲举目张。

《月令七十二候集解》：“立春，正月节；立，建始也；五行之气往者过来者续于此；而春木之气始至，故谓之立也；立夏、秋、冬同。”从天文学上来看，立春预示着美好春天的到来，但从气候学上来说，立春只是春天的前奏。虽然并不意味着马上进入春天，但毕竟白昼变长、天气变暖已成大势所趋，万物复苏、春回大地的日子已经不远了。重点在于，春木之气始至。春天属木，人体的肝木之气即肝气，此时肝气也像外界环境一样解冻了。肾水滋生肝木，所以，立春就是一个大自然专门让我们调养“水生木”的节气。对应着大自然外在环境的白天逐渐加长，阳气始生，人体应该调养到位，才可以推动内环境的肝木之气开始生发。否则，你就是过了一个假的立春。

## 二、立春三候

一候：东风解冻。立春时节，雪消风软，寒随冬去，东风送暖，大地开始解冻。东方属木，东方吹来的风是温暖的，温暖的风吹来，冰冻就化解了。隐喻立春，即是肾水生肝木。

二候：蛰虫始振。五日后，蛰居的虫类在洞中慢慢苏醒。古书有云：动而未出，至二月，乃大惊而走也。它们感受到了春天的气息后，并未出动，只是慵懒地伸伸手脚，依然瞌睡。到了二月惊雷，这些冬藏的动物才彻底被春天惊醒而纷纷出来活动，隐喻肝气微微颤动。

三候：鱼陟负冰。鱼类在寒冷的冬天是深沉于水底等待气候转暖。再过五日，阳气上升，河里的冰开始融化，鱼类则从水底游向水面，此时水面上还有没完全溶解的碎冰片，如同被鱼负着一般。隐喻肾水复苏，为动鱼（肝气）输送能量。

立春的三候，均暗指肝脏的苏醒，分别以东、风、虫、鱼来取象，同时隐喻泰卦时空的天地能量关系。《黄帝内经》所谓“春生、夏长、秋收、冬藏”，春季的保健要注重“生”字，要顺应阳气的升发，顾护阳气。

## 三、阳气解冻

立春，是农历春节过后，二十四节气中的第一个节气。许多人认为它是二十四节气的起始。这种理解没有什么不可，立春确实是春季的起始，但对于生命大健康而言，立春作为起始就不那么典型了。天开于子，地辟于丑，人生于寅（正月）。所以，我对立春的时空解读为天地人相继唤醒。

宇宙是个大人体，人体是个小宇宙。二十四节气是如何与人体对应的呢？

人体有 5 节腰椎，12 节胸椎，7 节颈椎，除了最高的第一颈椎嵌入枕骨大孔不计，再加上最低的尾骶骨，加起来 24 节，如此跟二十四节气对应。从冬至开始，一阳来复，天地间的阳气从尾椎的位置开始一节一节往上爬，每到一个节气，往上爬一节椎骨。直到下一年的大雪，攀升至颈椎的第二节，随后入脑，开始下一个循环，所以不同的节气，要注意脊椎对应位置的保养。

立春是衔接大自然逝去的冬天和来临的春天的节点。这个时候，春天的气象到了，所以称作为立，立夏、立秋、立冬也是这个意思。立春节气，对应第三、第四腰椎之间（图6）。从神经分布上看，第三腰椎分出的神经对应子宫、膀胱、膝，主管月经不调、痛经、遗精、阳痿早泄、腹痛、腰痛、膝痛等。第四腰椎高度与骨盆最高处连线相当，控制着骨盆的健康状态。第三腰椎几乎是和肚脐眼相对的，它是活动量最大的脊椎，与身体的左右转动有密切的关系。第三腰椎是肠功能的中枢，肚子经常响，肠胃功能弱或过分活跃，甚至引起腹泻，都与第三腰椎的亚健康状态有关。当第三腰椎功能正常后，胃肠功能就能恢复正常，由第三腰椎分出的脊神经间接支

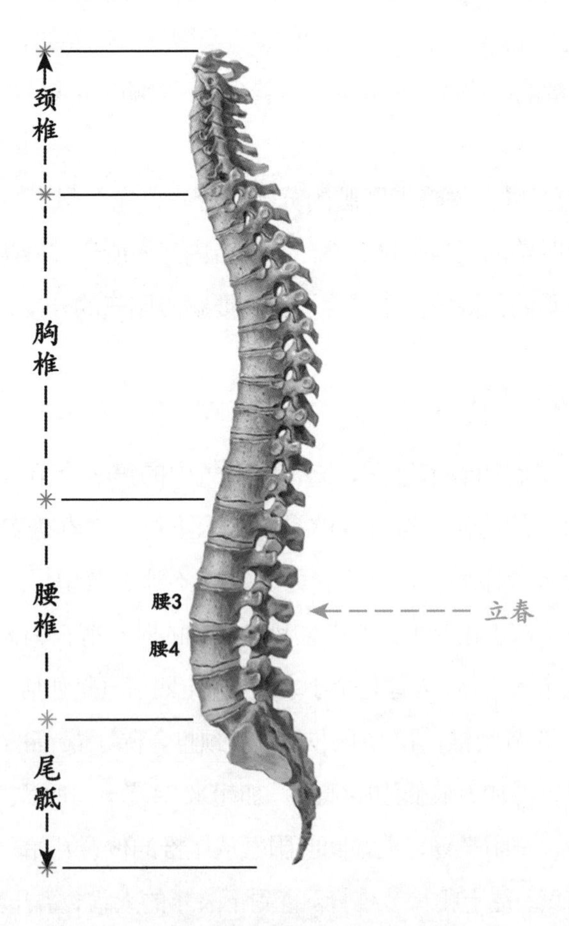


图6　立春节气与脊柱的对应关系

配卵巢，所以第三腰椎的健康对卵巢的营养状态很关键。

立春时人体对应的征象包括生殖与泌尿系统的异常，如输尿管堵塞、月经不调、痛经、遗精、阳痿早泄、腰痛、膝关节病，以及语言暴力造成的人际关系紧张等，立春是调理上述身心失调的最佳时机。提高了脊柱能量，就改变了潜意识，也就修复了立春对应的亚健康倾向。



## 四、数九盼春

立春节气对应的脊柱水平在第三、第四腰椎之间，在这个位置上任脉上有个穴位，叫气海。气海即为元气的海洋，是为人体补充元气的要穴，只可补不可泄。古书曾经有过记载：气海穴为人体“生气之海，性命之祖”，也就是说气海穴是人精力的源泉。所以保持“气海”的元气充实，则百病可治，永葆强壮。气海穴内气的强弱，直接决定了人的盛衰存亡。按摩气海穴往往有扶正固本、培元补虚、温阳益气的功效，尤其体质虚弱者适合经常按摩气海穴。取穴时，可采用仰卧的姿势，在肚脐（神阙）与关元穴（脐下 3 寸）之间连线的中点，就是气海穴，相当于腹正中线脐下 1.5 寸。气海穴也是艾灸常用穴，主治一切虚脱、乏力等气虚病证。立春期间，常用艾火灸，可治百病，尤其是立春时期主治的疾病，见效很快。

这个脊柱水平（第三、第四腰椎之间）前后对应的，有个穴位叫下极俞，位于后正中线上，第三腰椎棘突下，属于人体的经外奇穴。下，指下焦；极，极端之意；俞，背部转输脏腑之气的穴位，这个象征下焦之极端的穴位，是个腰部奇穴，为壮腰健肾的好帮手。中医推拿发现下极俞能够强腰健肾。如有腹痛、腰痛、泄泻，膀胱炎、肠炎等，可采用刮痧、按摩、火罐、艾灸等方法理疗下极俞穴，都具有极好的效果。

在立春对应水平位置上，督脉上没有穴位，可是从督脉向两侧旁开 1.5 寸的膀胱经上，有个重要的穴位，叫气海俞。气海与气海俞容易混淆，一个位于任脉上，一个位于膀胱经，都是生发阳气的重要穴位。气海俞是腰部腧穴，属太阳膀胱经，它所对应的部位为脐下的气海穴，故名气海俞穴，是缓解腰痛的特效穴。关于气海俞的功效与作用，它不仅可以缓解治疗腰痛、下肢瘫痪、肠鸣腹胀、月经不调、痛经等，还可以外散腰腹内部之热。

如果人体的阳气发散不出来，可借助一些嫩芽的力量来帮助发散。春季最常见的生发性食物莫过于芽菜，常见的有豆芽、香椿芽、姜芽等。《黄帝内经》中讲“春三月，此谓发陈”。发，是发散的意思；陈，是陈旧的意思。《黄帝内经》把万物发芽的姿态不叫发新而叫作发陈，是因为这些植物的嫩芽具有将植物陈积物质发散出去的功效。所以，立春吃春饼（春卷），一定不能少的重要功臣就是豆芽菜了。中医学是时空医学，因时（时间）、因地（空间）、因人（施治），用对了时间、空间和对象，事半功倍。其中，最主要的是时间的因素。二十四节气就是中国人自己特有的时间轴。绿豆芽、黄豆芽，还有花生芽，此时变身生发阳气、荡涤陈旧、祛除浊气的卫士。此时吃的不是味道，而是注入天时能量的药食引子。豆芽菜，我都是自己发，好像没有外面买的粗壮，但是有我们要的春天发陈的力量。

《黄帝内经》认为：“肝主春……肝苦急，急食甘而缓之……肝欲散，急食辛以散之，以辛补之，以酸泻之。”在药膳食疗上，要选择一些养血、疏肝的药食，如枸杞子、豆豉、香菜等。立春还没有立刻进入温暖的春天，不要马上吃大量酸的食物，可以适当吃一些甘甜的食物，比如红枣，可以柔肝养肝。食俗中还会吃五辛盘，后经唐宋的盛行，改称春盘，有的说是葱、姜、蒜、韭菜和萝卜。虽然区域不同，其内容具体有些不同，但都是属辛味的。因为辛味的食物有提升阳气的作用，与立春的节气相对应。这些知识在生活中需要灵活掌握，成为二十四节气落地的健康应用。

## 五、立春即是水生木

立春虽然名字带“春”，可实际上，这个节气最不像春，顶多算是春天的前奏。体内真正的春天离我们只有一步之遥，这一步便是激活体内的肝木。如何激活呢？要用水生木之法。

立春是冬季肾水与春季肝木相生的转换点。身体中的能量这一天要从肾水中，转移到肝木中去。好比是我们在春节前后养水仙花，刚往花盆里浇了水，水仙花就猛长，过两天水就干了，水到哪里去了呢？水生木，转移到新抽叶的水仙花里去了。所以，有经验的、会养水仙花的人就知道，在这个节气里头，不能给水仙浇太多水，否则盆里的水都被它抽吸到绿叶里去了。人也一样，在这个节气，肾水会被抽吸到肝木里，希望这个比喻能够给大家带来启示。

“水生木”，是关键的节气点，也是一部五脏功法，最适合立春的时候习练。双手搓揉两肾，待肾气充盈，肾藏精以养肝，缓缓向上导引至肝区。双手停留在肝区，轻轻叩击肝脏，感受它的微微震动。如此数次，不断推送肾水的精华入肝木，即是水生木。中医认为，肝脏与草木相似，所谓调达，就是指肝像树一样喜欢不受约束地生长，不喜欢受压抑。春天到了，草木在春季萌发生长，肝脏在春季时功能也更活跃，排浊气、畅气血，肝气起到了引导气血从里向外调动的作用，正是调养肝脏的大好时机。

按自然界属性，春属木，与肝相应，中医认为肝主情志，因此春天主要以护肝、调节心情为主，保持心情舒畅，防止“肝火上升”。养肝重在疏泄，肝在志为怒，恶抑郁而喜调达，故生气发怒易导致肝脏气血瘀滞不畅而成疾。养肝要戒怒，因此在立春时节，要力戒暴怒，要尽力做到心平气和、无忧无虑，从而使肝火熄灭，肝气正常生发、顺调。现代医学研究表明，不良的情绪易导致肝气郁滞不畅，使内分泌系统功能紊乱，免疫功能下降，容易引发精神病、肝病、心脑血管等疾病。因此，春天应注意调节情志，戒怒戒暴以养其性。

## 六、立春与春节

春节，中国文化农历新年，是属于东方神传文明的新年伊始。历史文化长期积淀凝聚的过程告诉我们：春节的最初是对应地球及整个太阳系的春夏秋冬、生长收藏、成住坏灭规律。元日子时交年时刻，人间鞭炮齐响，天地辞旧更新，天上地下交相呼应，新年欢庆推向高潮。

而立春是农历天干地支纪年里每年的第一天，干支纪元以斗柄指寅为始。这天，春三月始，阳气生发、万物始生，不仅换季，而且换年，众生重获枯荣新运。

在秦汉以前，“春节”（正月节）这一称谓原本就是在立春这个节气过的“岁节”，而非指现在农历一月一日（农历一月一日古称为“元旦”）。汉后各地历法统一，立春“岁节”被挪到了农历一月一日，称“年节”。自立春岁节的民俗功能被挪到了一月一日后，立春便成了单纯的节气。

干支纪元，以立春为岁首，立春意味着新的一个轮回已开启，乃万物起始、一切更生之义也。秦汉以前，礼俗所重的不是农历一月（正月）初，而是立春日。重大的拜神祭祖、纳福祈年、驱邪攘灾、除旧布新、迎春和农耕庆典等均安排在立春日及其前后几天举行，这一系列的节庆活动不仅构成了后世岁首节庆的框架，而且它的民俗功能也一直遗存至今。立春日这一天，有可能是春节前，也可能是春节后。

关于立春，还需要了解它与属相的关系。属相是以春节定呢？还是以立春定呢？例如 2005 年的春节是 2005 年 2 月 9 日，才踏入鸡年。2005 年的立春是 2 月 4 日，尚在猴年。如果一个人的生日是在 2005 年 2 月 6 日，那他到底属什么？是属猴，还是属鸡呢？

不要忘了从干支纪元，立春才是真正的春节，所以这个人的属相是鸡，而不是猴。中国现行以大年初一作为新年开端的习俗造成许多人未弄清自己的真实属相，敬天法祖，万事如意。

# 雨水，天生水

春

雨水是立春过后的节气，在正月十五前后。上古“斗柄指向”法，以北斗星勺柄指向寅位时为雨水。寅，为十二地支之三。寅，象征万物始生的样子。相当于一天之中的早上 4 点到 5 点，代表着新旧交替的时刻。五行属木，对应人体的胆、手、脉。

雨水，在公历每年 2 月 19 日左右，太阳到达黄经 330时。此时，东风解冻，冰雪皆散而为水，化而为雨，故名雨水。这个节气的到来表示大自然的降水，从降雪过渡到了降雨，雨量会逐渐增多。“雨水”一到，意味着寒冷的冬季完全过去了，生机勃勃的春天到来了，天气开始变得暖和，冰雪也融化成水，滋润万物，所有的生命都准备着绽放出新的活力。

## 一、生命之水

雨水节气不一定就代表降雨的来临，但它意味着进入了气象意义的春天。雨水前，天气寒冷，北方气温在零度以下。雨水后，春回大地，北方气温零度以上。阳光回照大地，沁人的春气唤醒身心。在这一天，不管下不下雨都充满着一种雨意濛濛的诗情画意，古时人们也都会在这一天以不同的形式祈求着顺利安康。

“好雨知时节，当春乃发生”，说的就是雨水节气。潇潇细雨，草木萌动。

这时为什么天地之间会降雨呢？《月令七十二候集解》告诉我们说：雨水过后，气象进入正月，依据河图来看，天一生水，春始属木，而木必靠水来生，所以立春下一个节气就是雨水。这段话阐明了水生木，水为木之母。春木的生发需要多多的雨水，所以天生水以发木。

俗话说“春雨贵如油”，喝饱了水的植物才能抽芽生长。立春之后，节气以雨水的形式为生命加油，雨水节气的含义是天地气和而成甘霖，润泽万物。这简直就是生命之水，滋润了天地，更滋润了人体。

从雨水开始，一切冬天的硬朗都会化作柔软的甘露落下。一场春雨一场暖，你或许还沉睡在冬日的寒冷里，可是泥土下的生命早就感受到春雨的召唤，拽着上升的阳气，开始奋力发芽。

## 二、雨水三候

一候：獭祭鱼。水獭从河里感受到春天的暖意，开始下水捕鱼，不是直接吃掉，而是把叼到的鱼铺在岸边，似乎要先祭春再享用它的盛宴。

二候：候雁北。五天过后，大雁开始从南方飞回到北方。知时之鸟，热归塞北。这对应的是白露的初候鸿雁来，大雁由北向南飞。大雁从小寒节气开始“雁北乡”，中间大约飞行了一个半月，对应“八九雁来”。另外，大雁飞回北方比燕子要早一个月。

三候：草木萌动。再过五天，潜伏了整个冬季的草木，接收到春雨的信号后，在“润物细无声”的滋润中，随着地中阳气的上腾而开始抽出嫩芽，撼动着整个春天，从此，大地渐渐开始呈现出一派欣欣向荣的景象。

雨水三候都有花草禽兽应气而动。花木管时令，鸟鸣报农时，花草树木、鸟兽飞禽均按照季节活动，规律性生存。随着雨水的到来，随着地气的生发，植物的营养开始从根部向外走，拱出一个尖尖的嫩芽。人的气血也开始从内脏向外走，这个时候，人的毛孔正处在从闭合到逐步开放的过程，尤其要注意避寒风。

## 三、原始动力

东风解冻，散而为雨，象征着冬天的水汽从冬雪的形式过渡为春雨，天地间的地水火风的能量顺利地完成了季节的交接。此时，我们人体的能量，也从封藏的肾水，过渡到了萌发的肝木。此时健康训练的重点，应从肾转移到肝和脾胃。

雨水节气对应第二、第三腰椎之间（图 7）。从神经分布上看，第二腰椎分出的神经对应阑尾、腹和大腿，主管肠痉挛、腰酸痛、大腿麻木、静脉曲张、糖尿病等。第二和三腰椎与人体生殖系统功能关系密切，若此两椎的关节功能长期紊乱，可导致性功能衰退，男性阳痿、早泄，女性性冷

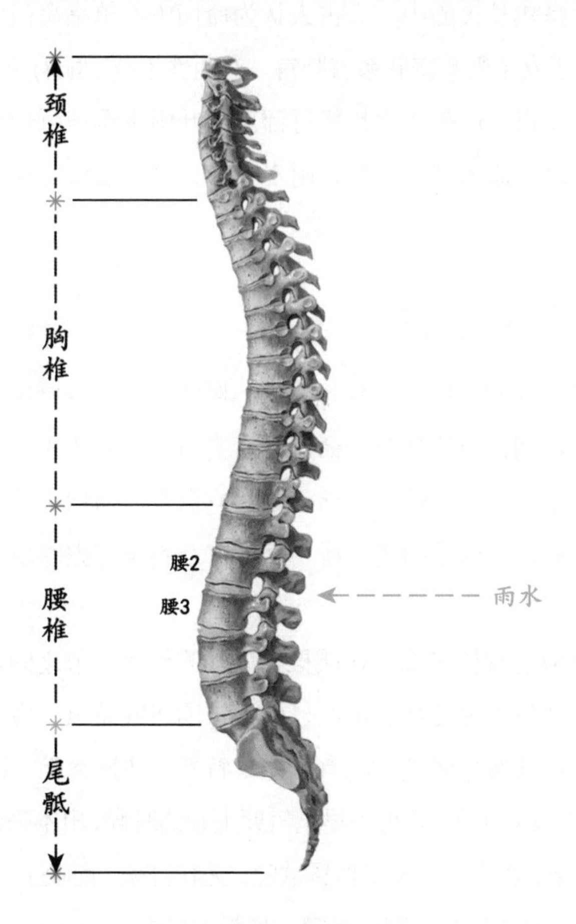


图 7　雨水节气与脊柱的对应关系

漠或导致月经紊乱等妇科疾病。其中，第二腰椎是分泌性激素的中枢，一旦病变，或处于亚健康状态，就会导致精力下降。另外，第二腰椎与消化器官和肾脏的功能也有关。对应此平面在督脉上有个重要的穴位，就是命门。同时在任脉上也有个重要的穴位，就是神阙。激活了这两个穴位，也就激活了人体的原始动力。

现在许多养生会所里流行一种暖灯，以前叫作烤电，用暖灯照一照，人就精神了。许多家庭里也特意添置了暖灯，孝敬老人。其实我们人体内就自带了一台暖灯，还可以调成各种频谱，这就是我们自身携带的命门火与神阙的能量，属于先天真火。命门（脐轮）是身体元气健康和动力的中心，它也被认为是热和火的中心。古人认为命门（不单指命门穴）于男子能藏生殖之精，于女子则紧密联系着胞宫，对两性生殖功能有重要影响。因此，无论是顺衍生育，还是逆生长修行都离不开雨水调理所带来的三阳开泰的生命状态，对生命大健康而言，雨水时节，是激活命门火与神阙能量的最佳时期。

## 四、神仙的宫殿

雨水时人体对应的征象包括肾病、腰酸痛、大腿麻木、静脉曲张、下体寒凉、青春期发育不良等。命门内含有真阳（真火）、真阴（真水），五脏六腑以及整个人体的生命活动都由它激发。命门火衰的人，会出现四肢清冷、五更泻、男子阳痿早泄、女子宫寒不孕等虚寒现象，调理宜采用温补的方法。

雨水对应的脊柱平面，在腰椎第三和腰椎第二节之间，是人体升降的重要通道，就是人体任督脉中间，前为神阙穴肚脐眼，后为命门，这是能量气的通道。既然是通道，就有个能量特性，热胀冷缩。比如当你寒气重的时候，通道收缩闭塞，表现为早上气要上升的时候，出不来，就会想睡懒觉，即使勉强起来，整个上午都是昏昏欲睡，无精打采，而晚上气要下降的时候，降不下去，就会表现为失眠、多梦、烦躁、焦虑。

**1. 命门穴，属督脉**

命，指生命。门，指门户。穴在两肾俞之间，当肾间动气处，为元气之根本，生命之门户。肾阴的活动，就像水的流动一样，需要阳气的温熏，这里的阳气指的就是肾阳，而命门穴就是肾阳藏身的地方，也就是命门之火。命门穴是历代养生家最为重视的穴位之一，可培元固本、强健腰膝，常用于治疗性功能障碍、前列腺炎、月经不调、慢性肠炎、腰部疾患等。取穴时在后腰与脐相对处，位于第二和三腰椎棘突之间。激活命门穴时可以采用针刺法、艾灸法、按摩法等，日常保健中可激发该处的脉气，起到保护人体生命健康的作用。

雨水时激活命门穴，对五更泻的效果好，五更也就是现在所说的早上3：00－5：00的时候。正当阴气最盛、阳气未复，一些人会从睡梦中醒来，冲向厕所拉肚子，有的人还伴有腹部的一种阴寒凝滞的冷痛，腹泻以后这种冷痛的情况才得以缓解。中医认为，这种泻是因为肾阳不足，导致了命门火衰，命门之火不能温煦脾土，也就是不能帮助脾胃腐熟水谷、消化吸收，运化失常就会出现腹泻。对于五更泻，艾灸命门穴是有效的康复办法。

如果命门没有激活，意味着人没有和宇宙能场联结上，人就满满的负能量，自身气场较差，还会很自闭，容易执着自我和偏见，思维方式也比较低维度（对立、冲突、暴力）。通过雨水的健康调理，对生命的真相有洞见，智慧就能转化成财富。

**2. 神阙，经穴名**

神阙出自《外台秘要》，在脐中央，属任脉。阴阳不测、变化莫测为神，阙指要处，穴当脐孔，胎生之时，连系脐带以供胎儿之营养，又名命蒂。胎儿赖此宫阙，输送营养，灌注全身，使胎体逐渐发育。人体后天赖此宫阙，返还先天，培元固本、回阳救脱、和胃理肠。神阙是一个让人“返老还童”的穴位，因位于腹的中部，下焦的枢纽，又邻近胃与大小肠，所以该穴还能健脾胃、理肠止泻，现代此穴常用于治疗胃炎、肠炎、痢疾、尿潴留等。禁刺，宜灸，宜脐疗。

如果中下焦虚寒，气机的升降就会出问题，容易出现水火不相济。雨水时常见气机升降不调，表现为：吃凉的胃胀不舒服，吃热的上火，吃凉不行，吃热也不行；明明身体很虚，却一吃补药就口舌生疮，上火严重，俗语说的“虚不受补”。这时调气慢，捷径就是直接调神。肚脐连接着人身的真气真阳，能大补阳气，又与任、带、冲三脉相连，联系着五脏六腑。激发元气和元神，就要到它们居住的地方去找到它们，这个地方就是“神阙”。推荐的方法包括按揉、艾灸、脐疗。

（1）按揉方法：按时要平心静气，把意念集中在肚脐眼上，数自己的呼吸，数到 100 次，时间就够了，每天一次即可。用手指按压在肚脐眼上，需要时可配合揉动，根据自己的舒适程度调整按揉力度。

（2）艾灸方法：可以隔空灸，也可以隔盐灸和隔姜灸。肚脐，是接通先天元气的大门，很敏感，神仙的宫殿，先天之所，比较娇嫩，宜慢慢深入，忌猛火粗暴，以感温热且舒适为度。每次灸 15 ～ 20 分钟，隔日 1 次，每月灸 10 次，此法对寒邪引起的消化不良、腹痛诸症有预防作用。

（3）脐疗——肚脐贴：脾胃虚弱是百病滋生的主要原因。在雨水的长期“滋润”下，脾胃受到湿气困扰，引起浑身黏腻，还会出现食欲不振、消化不良、腹泻等症状。《黄帝内经》中说“湿气通于脾”，所以，这一时期要加强对脾胃的养护，健脾祛湿，脐疗是重点推荐。脐疗的历史非常悠久，早在春秋战国时代就有肚脐填药治疗疾病的记载。为普及和方便，可选用生活中常见的肚脐贴。肚脐贴是中医特色疗法，南怀瑾先生在《我说参同契》道出了一个秘方，龙眼肉、花椒、艾绒，捣烂，睡觉时敷在肚脐上。我们以此为基础，可以在家自制肚脐贴。

【材料】龙眼肉 20 粒，花椒 30 克，黄金艾条 1 根（拆成绒），姜绒 20 克。约为一个月的用量。

根据我的使用经验，现代人体湿可加上姜绒，如果没有体湿可以不加绒，四者的比例 2 ：1 ：1 ：1 捣烂揉成球。

(1) 龙眼肉。也叫桂圆，具有补益心脾、养血安神之功效，常用于气血不足，心悸怔忡，健忘失眠，血虚萎黄。《神农本草经》记载龙眼肉：“主五脏邪气，安志厌食。久服，强魂聪明，轻身，不老，通神明。”

（2）花椒。花椒是芸香科植物花椒的果皮，香气浓郁，是居家必备的调味品。花椒也是一味中药，药性辛热，归脾、胃、肾经，具有芳香健脾、温中散寒、除湿止痛、杀虫解毒、止痒等功效。李时珍在《本草纲目》中：“花椒坚齿，乌发，明目，久服好颜色，耐老，增年，健神。”

（3）艾绒。纯阳之性，理气血，逐寒湿，暖子宫。《本草汇言》：“暖血温经，行气开郁之药也。”开关窍，醒一切沉涸伏匿内闭诸疾，若不拆艾条也可以直接在药店买现成的。

（4）姜绒。生姜为芳香性辛辣健胃药，有温暖、兴奋、发汗、止呕、解毒、温肺止咳等作用，适用于外感风寒、头痛、痰饮、咳嗽、胃寒呕吐。在遭受寒冷侵袭后，急以姜汤饮之，可增进血行，驱散寒邪。

晚上睡觉时，捏一丸放到肚脐眼，用医用胶布贴住固定，第二天早上取出。千万不要贪心，以为贴得越久效果越好。肚脐会选择身体需要的吸收，不需要就不吸收。白天不适合贴，会产生燥热。小儿阳常有余，阴常不足，也不适合贴，孕期不用。

敏感体质的第二天就有反应，肚子热烘烘，暖暖的。一般使用一周到一个月，身体会有所改善，小腹和手脚都开始变暖了，不那么怕冷，身体上的一些问题也会有所缓解……不知不觉就慢慢地好转了。南怀瑾先生说这是一个道家的方法，能让水火交感，可以调节人体阴阳水平，扶助正气，发挥药物、腧穴的双重治疗作用而使疗效倍增。南老又说这温补的小方子是旁门，凡外用药物是来帮扶正气的，而不是来代替正气的，恐贴敷太久身体有依赖性，雨水节气静坐接宇宙场能才是根本。

## 五、春捂防病

雨水也是一个转换心情的节气。人们过完漫长的春节，开工大吉，正是“七九河开，八九雁来”之际。北方大地仍是萧瑟景象，甚至有倒春寒，却有人开始脱去笨重的冬装，穿得单薄。雨水节气，是否可以减衣服呢？

人的毛孔冬天处于闭合状态，夏天完全开放，而春天正好是从闭合向开放的过渡阶段。在这个阶段，人只有多穿一些衣服，才有助于毛孔的逐步打开，以使气血畅通地向外发散。人体有自保功能，如果穿得少了，毛孔就自动闭合了。春捂防病，具体而言，就是依照节气增减衣服，而不是看心情。

雨水时节，人体肌肤腠理变得疏松，人体内抵御外部袭击的能力变弱，风邪容易乘虚而入，导致风寒外感等症状。“春捂”并不是衣服穿得越多越好，而是强调衣物增减要视天气的变化情况而定。温差较大，早晚较冷，此时可适当“捂”一会儿。而中午较热，此时可适当减衣服。由于早春天气乍暖还寒，湿气较大，早晚低温，细菌病毒活跃，人容易生病，重点“捂”头颈与双脚。尤其是对需要频繁靠大脑思考问题和工作学习需要思维深度的人，帽子、围巾多戴几天吧。还有，寒从足底生，脚上的关节多而血管少，舒适的鞋子和袜子此时不可少。女生如果春节过后的雨水节气脱去冬装而换上裙装，就是在减少下肢的保暖，一旦受风受寒，风寒夹湿以后会留在身体里。为了一时的美丽“冻”人，成了难调养的寒湿体质，你自己想一想合不合适？初春之际，防寒保暖，仍在继续，重点防风邪，以此预防呼吸道疾病的发生。

## 六、正月十五上元节

雨水是正月十五前后的节气，正月十五上元节，是道教先天神祇天官大帝的圣诞之日，它与农历十月十五的下元节和七月十五的中元节合称为“三元节”。道教诞生之前，人们就有对天、地、水的自然崇拜，出于对自然的畏惧与崇拜之心，于是就产生了对天、地、水的信仰。道教创立以后吸纳了民间的信仰崇拜，将天、地、水神格化为主宰人间祸福的三位神祇，分别为上元赐福天官紫微大帝、中元赦罪地官清虚大帝和下元解厄水官洞阴大帝，俗称三官大帝。

传说，上古民众会在上元节燃灯，行走于田野间，驱逐虫害，祈求新的一年能够收获多多。上元节习俗的形成有一个较长的过程，在西汉已经受到重视，汉武帝正月上辛夜在甘泉宫祭祀“太一”的活动，被后人视作正月十五祭祀天神的先声。不过，正月十五上元节真正作为民俗节日是在汉魏之后。正月十五燃灯的习俗与佛教有关。唐朝时，佛教大兴，仕官百姓普遍在正月十五这一天“燃灯供佛”，千家灯火，遍布民间。从那时起，上元节张灯结彩成为法定之事，并逐渐演变为民间习俗。

上元节，又叫元宵节，属于新年的第一次月圆。按中国传统民俗，在三阳开泰，大地回春的节日夜晚，天上明月高悬，地上彩灯万盏，人们赏灯、猜灯谜、合家团聚、其乐融融。与家人围坐桌前，每人手里少不了一碗温热的元宵，又甜又暖度今宵。精致的元宵总会给人带来一种小清新，正好舒缓了春节期间大鱼大肉带来的油腻，正月十五上元节还有比吃元宵更有意思的事情吗?

古代的春节从腊月廿三（大寒前后）过到正月十五（雨水前后），这段时间天地人三者处在太阳周年运动的关键，是“天运”的重要时刻。地球经历了春夏秋冬绕太阳一周后，寅月（时）代表着一年（天）的新旧交替。在这个时候，地球上的生命都沁生在天人合一之中，此时正处于泰卦时空，人体的内外、上下、左右之间，都处于一种相互感应的状态，世界上许多的智慧系统都不约而同地选择从正月十五左右开始静修及闭关。

这期间生机潜伏，万物蓄势待发，人体与万物的阴阳消长代谢进入了新的开启，神志深藏于内。智者之养神，必顺四时而适寒暑，和喜怒而安居处，节阴阳而调刚柔，如是避邪不至，长生久视。

# 惊蛰，龙抬头

惊蛰，标志着仲春时节的开始。上古“斗柄指向”法，以北斗星勺柄指向甲位时为惊蛰。甲，为十天干之首。甲，草木破土而萌，阳在内而被阴包裹，相当于一天之中的5点到6点，五行属木。甘霖泽大地，小树长成材。生气自勃发，听雷脱甲开，对应人体胆和头。

惊蛰，大约在公历每年3月5—6日，太阳到达黄经345时。惊蛰的意思是天气回暖，春雷始鸣，惊醒蛰伏于地下冬眠的昆虫，此时过冬的虫卵也要开始孵化。惊蛰时节，随着气温的不断升高，土地开始解冻，万物复苏，雨水增多，农业活动开始频繁。所以，惊蛰自古被视为春耕开始的日子，农谚有“惊蛰节，百虫动”，而人类的活动也日渐丰富起来。

## 一、春雷动

《月令七十二候集解》：“二月节……万物出乎震，震为雷，故曰惊蛰，是蛰虫惊而出走矣。”春雷惊醒蛰居的动物，称为“惊”。此前，动物入冬藏伏土中，不饮不食，称为“蛰”。故惊蛰时，虫醒，天暖，渐有春雷，进入春耕季节。春天听到雷鸣便知道要下雨了，远处传来一声滚滚翻动的春雷，古人认为雷声为雷神击鼓所致，于是为了呼应天神的惊雷，酣睡在地底的草木接到信息，就像听到绿芽奋力破开泥土的指令，便知道要破土萌生。

惊蛰象征二月份的开始，正是大好的九九艳阳天。平地一声雷，唤醒所有冬眠中的蛇、虫、鼠、蚁，家中的爬虫走蚁也会应声而起，四处觅食。所以古时惊蛰当日，人们会手持清香、艾草，熏家中四角，以香味驱赶蛇、虫、蚊、鼠和霉味，久而久之，渐渐演变成驱赶霉运的习惯。

农历二月，包括惊蛰、春分，春的气息更加浓烈了。惊蛰就是春天的第一声惊雷，所谓“春雷惊百虫”。古人认为雷是地下阳气的升腾，小虫子们受到惊雷的震慑，纷纷从洞中爬出来，开始了一年的活动。万事万物在春天扬升的能量中，开始发展壮大，到了“大壮”的时空。古人在隆隆雷声的“熏陶”下，构建出了雷神的形象，这种对自然现象的形象化，已是上古时期氏族部落的普遍现象了。惊蛰始于雷，所以在古代的民间，在惊蛰前后也有很多祭祀雷神的民俗活动，比如贴上雷神的画像，摆上供品，以及去雷神庙里上香祷告等。

惊蛰时节，标示着阳气自地底而出，春雷乍动、雨水增多、气温回升，万物生机盎然。但同时也是各种病毒和细菌活跃的季节。惊蛰节气逢“九九”到九尽，冷空气活动还比较频繁，需要注意春温病。相当于西医诊断的上呼吸道感染、扁桃体炎等，但中医更强调它的季节性和对症。可见，惊蛰不仅仅是惊醒了蛰伏的虫子，还有冬天潜伏下来的寒邪，有可能一起暴露在阳光下了。

## 二、惊蛰三候

一候：桃始华。惊蛰时节，桃花开放，渐盛。桃之夭夭，灼灼其华，乃春之始，桃花无疑是春天的急先锋，以芳华为尺度。

二候：仓庚鸣。仓庚就是黄鹂，黄鹂最早感春阳之气，嘤其鸣，求其友。

三候：鹰化为鸠。仲春之时，天空不见飞翔的雄鹰，只看到鸣叫的布谷鸟，原本蛰伏的鹰化鸠开始鸣叫求偶。古人将布谷鸟称为“鸠”，仲春时因“喙尚柔，不能捕鸟，瞪目忍饥，如痴而化”。到秋天，鸠再化为鹰。

这里讲的又是一层神变，鸟感应而为之变，人又如何呢？神变皆因春雷激发而来。春雷的能量，就好像是龙的能量，对应体内的肝木。春季自然界呈复苏之势。与自然界的其他生物一样，此时，人体各脏器的功能都处于比较低的状态，运动器官也不例外，如四肢、关节、肌肉还处在“苏醒前期”，惊蛰宜做和缓运动。

## 三、龙天大壮

我们讲二十四节气对应 24 节椎骨（颈椎、胸椎、腰椎、骶椎、尾椎），

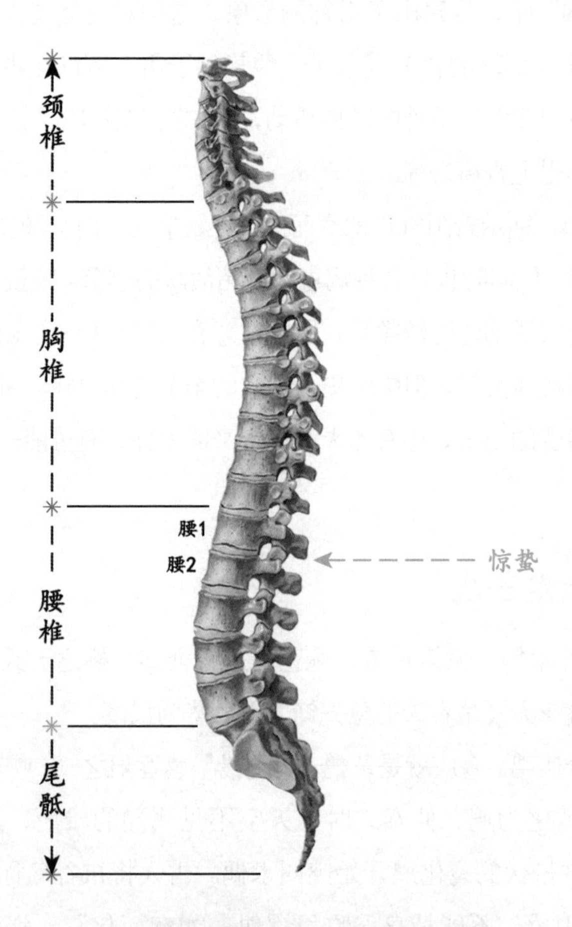


图 8　惊蛰节气与脊柱的对应关系

我经常使用一个人体的脊柱模型作为教具。有一天，我的一个网上的学生问我，马老师，你看这个人体脊柱模型，像不像龙？我说，挺像！其实你搞清楚了人体的脊柱，前后的任督脉，两侧的左右脉，逐渐你就会接触到道家的黄脉和密宗的中脉，你也会“开窍”脊柱被命名为生命之柱是怎么回事了，特别是惊蛰对应的脊柱部位是第一、第二腰椎之间（图8）。从神经分布上看，第一腰椎分出的神经对应大肠和腹股沟，主管便秘、腹泻、结肠炎、痢疾、胰腺炎、尿结石、下腹痛和疝气等。第一腰椎与我们人体的性器官、知觉、大脑功能也密切相关。

可见，从惊蛰对应的脊柱部位发出的腰神经不仅会辐射到骨盆和下肢，还会涉及腰、肾、膀胱、子宫、前列腺等问题。我们还要注意到，从惊蛰开始，节气与脊柱的对应点移动到了肚脐（平第二腰椎）这个平面以上。表示“龙”离开了潜伏的状态（肾水），已出现于地表（肚脐，神阙）上，崭露头角。这意味着，人体的生命能量已基本告别肾水所主的地带，进入脾土与肝木所主的部位，所以惊蛰期间要完成生命功课的关键点——我们新的任务——消化与情绪调节。惊蛰时春雷响动，龙（虫）醒，此时对应的脊柱开始有生气，气始大壮。对应的卦象雷天大壮，就是龙行天下，大壮。

## 四、揉腰治腹

下面来介绍一下惊蛰期间知节懂气的实操点：惊蛰对应的脊柱部位是腰椎第二节与第一节之间，在这个水平面上，后有督脉上的悬枢穴，前有任脉上的水分穴，悬枢穴是消化不良的妙穴，水分穴为祛湿消肿的良方。

在腰部，后正中线上，第一腰椎棘突下凹陷中，有个督脉的穴位，叫悬枢。它的功能不仅管腰痛，还管腹痛，尤其是阳气不足引起的腹痛。阳气不足引起的腹痛主要指脾胃的消化力不足，比如吃多了不消化，拉肚子，时间长了导致胃炎、肠炎等，这些都可以通过按摩或艾灸这个穴位得到缓解。有言道，肚痛食不消，泄泻苦成疡，身轻体通畅，悬枢是妙方。

悬指吊挂，通上连下为枢。脊中上方为中枢，此穴在脊中下方，是三焦运上运下的枢纽，因名其穴为悬枢。悬枢穴，取穴在腰部，立位或俯卧，平肚脐的是第二腰椎，向上为第一腰椎，之间的凹陷中即是，功能具有助阳健脾、通调肠气。由于近脾胃，故可治疗脾胃虚弱、胃痛、泄泻。本穴属督脉，督脉行于脊中，为诸阳之海，可升阳举陷，故又可治疗脱肛、腰脊强痛。揉腰治腹指的就是悬枢穴，通过刺激悬枢穴，来缓解消化不良。消化不良在中医中属于脘痞，痞气在胃，涉及肝、脾。刺激悬枢穴，可以用点按的手法，用大拇指按压在悬枢穴的位置，然后向下深按，10 秒左右放开，以局部有酸胀感为主。也可以采用按揉的方法，每次 3 ～ 5 分钟。还可以采用叩击法，对悬枢穴进行刺激。使用按摩锤也可以。如果胃痛，可以配合艾灸。

除此之外，我们来介绍一下水分穴。水，水谷。分，分别。水分穴为任脉上的重要穴位之一，相当于小肠下口的位置。小肠主“液”，该穴名意指小肠的主要功能为吸收水谷精微，将多余的水液排入膀胱，像分界点一样。功能为通调水道、理气止痛，主治水肿、小便不通、腹泻、腹痛、反胃、吐食。若小肠吸收水液不足，则小便量少，大便不实而稀薄，甚则泄泻。如果小便量过少，大量的水分在体内积聚，就会造成身体局部的水肿。水分穴内应小肠，能通过调节小肠泌别清浊的功能，影响身体的水液代谢，达到祛湿消肿的目的。取穴的时候常让患者采用仰卧的姿势，以便能够准确地找寻穴道和顺利地实施相应的按摩手法。水分穴位于人体中腹部，肚脐上一指宽处（即拇指的宽度）。可点按、按揉、按摩、艾灸。正是浮肿难消时，体中内液不得平，任脉水分治小肠，祛邪除湿身自宁。

## 五、脾气的始作俑者

中医里有句话叫，“木克土，胃发堵”，讲的就是肝木与脾土的关系。如果春天里的肝木生发得太过，就会抑制脾土，也就是木克土。医圣张仲景在《金匮要略》中写道：“夫治未病者，见肝之病，知肝传脾，当先实脾。”就是说，从预防的角度，知道（春天）肝气太旺，就会“欺负”脾。要防止因为肝气不舒而造成脾功能的下降。清明节气，对应脾俞，我们重点介绍“实脾”，也就是健脾的方法，惊蛰节气我们先介绍让肝不“欺负”其他脏器的方法，即找回你的肝魂。

肝木克脾土的人脾气大，情绪不受控制，代价就是人特别消瘦，吃什么都不胖。为什么呢？脾胃的消化能力被抑制住了。发脾气的代价就是怒气伤肝，从而伤脾胃。这也就是为什么《黄帝内经》强调春天的时候要疏肝，平时要做好情绪的管理。在问题的潜伏阶段常沟通，多交流，不要积攒到极点一下子爆发出来，像平地炸雷一般，害人伤已。脾气来的时候为什么不可抑制？《黄帝内经》讲：肝为魂之舍。肝舍的主人是肝魂，肝魂居住在肝脏之中。究其原因脾气的根源在于肝魂不在位，它才是脾气的始作俑者。

惊蛰时，春暖花开，万物复苏，春天是个美好的季节。但春天风大，导致时而晴暖，时而阴雨，容易使情绪起伏不定。风为百病之长，也就是比寒、火、湿、燥、暑，侵犯人体的力量大。比外在的六淫邪气更可怕的是七情内伤。其中，比外在的狂风更摧毁健康的是怒气的龙卷风（肝火向上窜），怒气伤肝，怒是古代养生家最忌讳的一种情绪，“怒气一发，则气逆而不顺”，我们要切忌妄动肝火。人体的肝阳之气渐升，阴血相对不足，对于部分人来说，3 月是心理疾患高发的月份。如果神经系统适应变化能力差，很容易出现烦躁不安、敏感多疑、失眠、情绪不稳定、易发脾气、易疲劳等，此时，防怒气胜于防风邪。

肝主疏泄，气机宜调达。惊蛰应顺乎阳气的生发，使自身的精神、情志、气血也如春木一样舒展畅达，生机盎然。此时，无论是自然界的生发之气，还是人体肝木的生发之气都应该得到尊重。每天早上 5 点到 7 点的卯时，也可作为一天之中的“惊蛰”，也就是一天之中阳气上升的最佳时刻。肝木就像一个小孩子，特别不愿意被束缚。春天里，百花香，家长能少说孩子几句就少批评几句吧。唠叨个没完，也属于肝气生发太过。我们都有经验，越说脾气越大，也许一开始就想好心提个醒，结果搂不住了，肝火噌噌地往上冒，差点没干起架来。这时候“捂”着点脾气吧，配合适当的伸展肢体，宜多做和缓运动，保持精神愉悦。快乐的情绪会加快体内系统的循环，增加肝血流量，活化肝细胞，那么我们一整天都将拥有良好的状态。

另外，肝藏血，开窍于目。春天许多人有迎风流泪的毛病，应该考虑是肝气弱所导致的。眼睛出现的毛病，一定是肝血不足。春天的大风刮得再厉害，肝魂、肝气、肝脏都健康，也刮不出眼泪来。肝木还有濡养筋的作用，春天如果出现了抽筋的问题，与其狂补钙，不如呼唤你的肝魂归位吧，那么肝气也顺了，肝脏的功能也正常了。《黄帝内经》认为我们的肝（木）同时包含了肝魂、肝气与肝脏三个层面。这个视野，尤其重要。希望大家都可以从源头处，也就是趁着节气点找回肝魂。比如音声法门的五脏能量诀和六字诀，这里就不展开了。

## 六、惊蛰即是龙抬头

“二月二，龙抬头”，这是在惊蛰前后的一个民间节日。二者之间有什么关系吗？惊蛰的标志就是春天的第一声惊雷，所谓“春雷惊百虫”，惊蛰时节，春雷始响，蛰伏于地下冬眠的蛰虫被雷惊醒，纷纷破土而出。中国古人对于雷另有一层解释，就是震卦。八卦中震卦的卦象，一根阳爻独在下，象征地火从下升腾而起，隐喻的就是龙。最早的雷神的形象，便是“龙身人头”。龙的形象，和雷的声音有一定的关系。所以，“二月二，龙抬头”其实描绘的是惊蛰。

惊蛰，是一个和百虫相关的节气。仲春已到，雷惊百虫。惊蛰时节的雷，惊到的不是别的虫，这条大虫，正是龙。《月令·七十二候集解》里面解释说得很清楚：“万物出乎震，震为雷，故曰惊蛰，是蛰虫惊而出走矣。”蛰虫（龙）惊而出走，龙被唤醒了，抬起了头。龙抬头意味着云兴雨作，惊雷四起，是万物兴旺的条件。

“龙抬头”的说辞，来自古老的天文学，上古时代人们选择黄道附近的二十八组星象作为坐标，以此作为观测天象参照物。“二十八宿”按照东西南北四个方向划分为四大组，产生“四象”：东方苍龙，西方白虎，南方朱雀，北方玄武。在东方的七宿分别叫作“角、亢、氐、房、心、尾、箕”，七宿组成一个完整的龙形星象，人们称它为“东方苍龙”，其中角宿代表龙角，亢宿代表龙的咽喉，氐宿代表龙爪，心宿代表龙的心脏，尾宿和箕宿代表龙尾。在冬季，这苍龙七宿都隐没在北方地平线下。惊蛰至春分间，角宿（角宿一星和角宿二星）就从东方地平线上出现了，这时整个苍龙的身子还隐没在地平线以下，只是角宿初露，故称“龙抬头”。龙抬头是指苍龙七宿群星在天空的隐现变化，并非真有一条龙在变换。龙抬头日处卯月的惊蛰、春分之间，为生发之大象，代表着生机茂发。自古以来人们亦将“龙抬头”作为一个祈福纳祥转运的日子。人们在仲春“龙抬头”这天敬龙庆贺，以祈龙消灾赐福、风调雨顺、五谷丰登。农历二月初二，春回大地，正是作物播种的时节，大地渴求雨水的滋润。龙在中国文化里是主宰风雨的祥瑞之物，俗语里有“龙不抬头天不雨”一说，因此“龙抬头”是复苏和吉祥的象征。民俗里，人们选择在这一天剃头，以期许鸿运当头的吉祥预兆。

惊蛰这一天，不管天上是不是打雷，有没有虫子被惊醒，在我们身体内部，一定对应着某种能量被唤醒了。如果说惊蛰的时候，把春雷响动比作一条龙，那么在人的身上也藏着一条龙，那便是我们人体正中的脊柱。惊蛰的时候，脊柱由下而上的气已经对应到腰椎第二节与腰椎第一节之间，在肚脐，也就是神阙穴略微上面一点的位置。神阙意味着什么？从字面上解释是神仙的宫殿，这个穴位是我们元气聚集的地方。从生命的意义上来说，我们内在的春雷，内在的“龙抬头”，就是神阙代表的龙气被唤醒了。神阙一旦被唤醒，将会发生什么？那将是脊柱里封藏的能量一节一节地依次开启，从这个意义上讲，身体里沉睡的龙刚刚抬起了头。

从生命大健康的角度，这才是“龙抬头”的秘密。

# 春分，昼夜等

春分，上古“斗柄指向”法，以北斗星勺柄指向卯位时为春分。《淮南子·天文训》记载：卯中绳，放曰春分则雷行。卯，为十二地支之四，代表冒出，农历的二月为卯月。“卯”有茂盛的意思，卯的五行属木，木主生发、生长，所以对应的春分节气，意味着万物开始欣欣向荣，生机盎然，大地上将出现春暖花开的美好景象。“卯”也指万物从地下冒出的意思，也就是阳气升腾、草木从地下冒出为卯，卯也就代表着生命力，代表着生机，对应人体的肝和手指，所以二月也是能量迸发的月份，相当于一天之中的6点到7点。

春分日在公历每年3月21日前后，太阳到达黄经0°时。春分在中国古历中的记载为：“春分前三日，太阳入赤道内。”此时阳光直射赤道，南、北半球昼夜时间相等。春分日昼夜平均且阴阳平衡，最容易把鸡蛋竖起来，很多人当日都玩起了“竖蛋”游戏，故有“春分到，蛋儿俏”的民谚，其实是提醒人们春分天门开户，顺势养阳正当时。

围绕北斗苍龙七宿的角宿在仲春出现在地平线上，为春分，在周代，就有春分祭日的仪式。《礼记》：“祭日于坛。”日坛是明、清两代皇帝在春分这一天祭祀大明神（太阳）的地方，此时我们身体的阳气开始全面复苏。《月令七十二候集解》中描述春分：二月中，分者半也，此当九十日之半，故谓之分。分是平分，一个“分”字道出了昼夜、寒暑的界限。立春为春季的开始，谷雨为春季的结束，春分是春季的中分点，这个节气平分了春季的 90 天，在这一天，南北半球的昼夜时间相同。《春秋繁露》中是这样描述春分的：春分者，阴阳相半也，故昼夜均而寒暑平。昼夜相等即是寒暑平均，也就是阴阳相半，春分是一年四季中阴阳平衡、寒温各半的时节，预示着我们身体里的阴气与阳气势均力敌，那么这是一个和人体内在的阴阳平衡有关的节气。



## 一、昼夜相等

春三月，草长莺飞。当为此时，阴阳平衡，人心安和。老百姓讲话，“我管你个子午卯酉”。那么身体上的子午卯酉在哪里呢？一年之中，二十四个节气变化，子午卯酉分别对应冬至、夏至、春分和秋分。如果我们把一年二十四个节气画成一个圆，首先中央画一条竖线，相当于 Y 轴，我们也就找到了二十四节气当中的最低点和最高点，最低点在冬至的位置，这是子位，相当于一天之中的半夜 12 点。对应的最高点在夏至的位置，这是午位，相当于一天之中的中午 12 点。然后从中央再画一条横线，相当于 X 轴，我们也就找到了二十四节气当中的最左点和最右点，最左点在春分的位置，这是卯位（卯时与卯位不同，卯时对应的是上午 5 点到 7 点），相当于一天之中的上午中分。最右点在秋分的位置，这是酉位（酉时与酉位不同，酉时对应的是下午 5 点到 7 点），相当于一天之中的下午中分。有人已经看出来了，这东南西北四个方位点对应的就是一年之中的春夏秋冬，描述的其实是我们身体内在气机的升降沉浮规律。冬至的时候，处在最下方，身体里的气反而要升上去，所以我们讲，冬至一阳生。到了夏至的时候，处在最上方，身体里的气要降下去。那么春分和秋分呢？春分达到阴阳平分后继续上扬，秋分达到阴阳平分后继续下沉。北半球各地从冬至开始白昼越来越长，从春分开始白昼才比黑夜长；从夏至那天开始白昼越来越短，从秋分开始白昼才比黑夜短。

想一想，在一年之中，这样昼夜相等的节气有几个呢？有两个，分别是春分和秋分。所以不仅春分可以竖蛋，秋分也可以竖蛋。我的经验是甚至秋分比春分更容易竖蛋，因为一年从冬至（一阳生）开始，走到春分的时候，过了四分之一，昼夜寒暑平均，走到夏至（一阴生）的时候，过了二分之一，是阴阳转换的节气（同冬至），走到秋分的时候，过了四分之三，再一次昼夜寒暑平均。只不过春分的昼夜寒暑平均是阳升阴降，总体趋势是阳升的，而秋分的昼夜寒暑平均是阴升阳降，总体趋势是阴升的，对鸡蛋而言，秋分节气比春分节气更容易立住。不过我们也不是要纠缠在竖蛋这件事上，而是要找到自己身体里的子午卯酉，也就是内在的春夏秋冬，掌握内在的气机升降沉浮，也就从身体体验上高维认知了春分的含义。

## 二、春分三候

一候：玄鸟至。《月令七十二候集解》："玄鸟，燕也。高诱曰：春分而来，秋分而去也。"玄鸟，全身乌黑，指燕子。燕子是"春分"来，"秋分"去的候鸟。燕子飞回北方比大雁要晚一个月。大雁是"雨水"来，"寒露"去的候鸟。

二候：雷乃发声。下雨时天空要打雷，发出轰隆隆的声音。《月令七十二候集解》："阴阳相薄为雷，至此四阳渐盛，犹有阴焉，则相薄，乃发声矣。"指出，二候属于雷天《大壮卦》。

三候：始电。《月令七十二候集解》："电，阳光也，四阳盛长，值气泄时，而光生焉。"古人认为，雷属阳而电属阴，比如盛夏下雨无雷之时，也有闪电。而春分时，阴阳相伴，雷电合而彰显，所以雷鸣后放出闪电。

春天的雷雨多，我们总是先听到雷声的轰鸣，然后才看到闪电。其实这里蕴藏着一个秘密，从声音到光到光线，能量的展现是遵循这个规律的，在我们的身体之中，也是遵循这个规律的。

春分节气过后，人们明显感觉到阵阵暖意，雨水也更加充沛，阳光明媚。人体气血活动加强，新陈代谢开始活跃。这时肝脏所藏之血开始流向四肢，人体四肢末端的气血也开始活跃起来，此时手指会有微微的过电感。

春

## 三、培补脾胃

春分本来应是阴阳平衡的时期，但素体阳虚的人，阳气虚弱不能与阴平衡，于是阳虚的情况更易显露出来，容易发生腹痛腹泻。因为春天风大，中医认为风木克脾土，平素脾虚好拉肚子的，更易出现明显的腹痛。更典

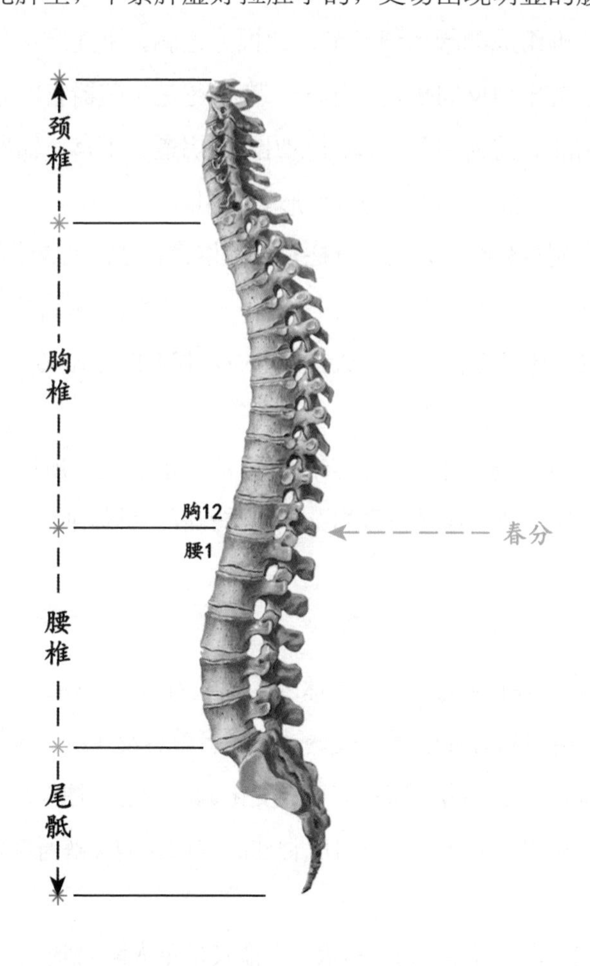


图 9　春分节气与脊柱的对应关系

型的是五更泻，又叫鸡鸣泻，特点就是睡到早上五点就要上厕所排泄，另一种情况是餐后泻，吃的基本上都拉出来了，中医上属于完谷不化的腹泻。有些人还觉得这样不错呢，怎么吃都不长肉，其实这个伤脾土伤肾阳伤的太厉害了，以后更难受，我们可以通过以下对应的投影点慢慢修复脾胃运化的能力。

春分对应的部位是第一腰椎与第十二胸椎之间（图9）。从神经分布看，第十二胸椎分出的神经对应小肠和淋巴系统，主管风湿痛、不孕症、胰腺炎、下腹疼凉、疲劳症、腹胀、胃脘痛、肝区痛、肾炎、肾结石等。第十二胸椎与第一腰椎组成胸腰枢纽环节，此椎上连胸，下连腰。如腰椎有侧弯，第十二胸椎会出现反向侧弯。第十二胸椎还是生殖器官的中枢，控制男性的阴茎、阴囊、前列腺及女性的外阴部、阴道、子宫、输卵管、卵巢的发育等。第十二胸椎还有防止肋骨变形的作用。

我们看到春分时节，人体脊柱对应的椎骨，已经完成了从腰椎到胸椎的转换，也就是说，人体的阳气又上升了一个阶段。如果说之前的节气（从冬至开始）主要任务是补肾，而从春分以后，我们的生命功课主要任务是培补脾胃。

脾气不升，胃气不降，这与肝的疏泄功能有关，所以，春分节气的调养与春三月的季节调养是一致的，是春季养肝的具体细化。

## 四、打响保“胃”战

春分是阴阳平衡的时节，人体内阴阳随着节气开始“争斗”，如果人体不能适应，会导致人体的平衡失调，体弱者就容易生病，像胃炎、肠炎等症都是春分前后的多发病。随着节气的变化调治身心，往往能起到事半功倍的效果。我们介绍一下春分节气对应脊柱的穴位，即缓解胃部疾病的胃俞穴和脘穴。

胃俞穴：胃，胃腑。俞，转输。胃俞穴是足太阳膀胱经的常用腧穴之一，向膀胱经输送胃腑的湿热水气。《黄帝内经》指出，“五脏者，皆禀气于胃。

胃者，五脏之本也”。胃，又叫太仓，相当于粮食储备的仓库。随着生活节奏的加快，人们的饮食不规律，各种胃病也是屡见不鲜，胃病一旦发作，常常使人们措手不及，疼痛难忍时可以吃点止痛药缓解一下，这个做法治标不治本。而胃俞穴就是一个健胃、和胃的要穴，对于各种胃部疾病的防治都具有不错的效果。此穴主治胃疾，多食善饥，身体消瘦。如果感觉胃俞发堵，和平时的不良饮食或者腹部着凉有关系，适合热敷或艾灸胃俞穴。胃俞穴位于第十二胸椎棘突下，两侧旁开 1.5 寸。这正是：水谷之海，胃司受纳，胃俞常养，胀解痛。

下脘穴：保“胃”三剑客之一。在上腹部，前正中线上，当脐中上 2 寸。位置对应胃的底部，胃和小肠的连接处，按压有酸胀感，属于任脉穴。所以下脘穴掌握着人体营养消化和吸收的大权，对于食物在胃里下不去导致的腹胀和不消化、呕吐、胃溃疡，有很好的缓解作用，具有和中理气、消积化滞的功效，此穴主治脘痛，腹胀，呃逆，食谷不化，肠鸣，泄泻等，对于因中气不足引起的胃下垂，效果也不错。如果有以上胃部不适，可按摩下脘穴这个穴位，长期坚持，还可预防相应胃病的发作，可采用点按法、按揉法，同样适合艾灸、热敷。

春分时节，旧胃病容易复发。这是因为春分时，人的气血一半在里面，一半在外面，人体随着气温升高，阳气越来越盛，大量气血从里向外走的过程中，最容易出现问题，尤其是肾阳（冬天的功课）不足和脾土虚弱的人。中医讲的“脾胃”是相对广泛的概念，包括胃、小肠、大肠、盲肠等。人体一天所需的物质能量、气血、津液、精髓等，都靠脾胃产生，脾胃强健，脏腑的功能才会强盛。脾胃不仅生化能量，也是调节气机升降运动的枢纽。人体元气是健康之本，而脾胃则是元气后天之本。脾气宜升，胃气宜降。元代医家李东垣《脾胃论》提出“脾胃伤则元气衰，元气衰则人折寿”的观点，护脾胃，培本元，是春分功课。

## 五、阴阳平衡

春分时节，气温还不稳定，正是寒暖交替的时候。这时，人体内的阴阳也因为天气的变化而上下浮动，容易出现阴阳失衡的情况，因此春分养生关键是调和阴阳。人的身体之所以会生病是因为阴阳失去平衡，春分的大健康原则是保持阴阳（五脏）平衡，包括内外平衡、身心平衡和饮食平衡。

（1）《素问·至真要大论》：“谨察阴阳所在而调之，以平为期。”是说阴阳平衡是生命活力的根本。阴阳平衡则人健康、有神；阴阳失衡人就会患病、早衰，甚至死亡，所以养生的宗旨是维系生命的阴阳平衡。人体应该根据不同节气的阴阳状况，使脏腑、气血、精气神的生理运动，与脑力、体力和体育运动保持平衡。避免破坏人体内外环境的平衡，导致生理功能的失调，进而引起疾病的发生，此时应适当出游，劳逸结合。

（2）除了内外失衡，还有身心失衡。从生理和心理上保持人体的阴阳平衡状态，这是关键。按自然界属性，春季属木，与肝相应，肝主疏泄，在志为怒，恶抑郁而喜调达，调畅肝气是春季养生的核心目的。人心情不畅，情志抑郁时，自然会影响到肝脏的藏血功能，而如果肝气不疏，郁热化火，就会扰乱神明，最终也会影响到脾胃的功能。只要设法减少脾气，加强运动，使阴阳再次恢复原来的平衡，脾胃病自然就会消失于无形了。

（3）注意饮食平衡，补阳和滋阴的食物搭配食用，寒热食物搭配食用，不吃大寒大热之物。春分时肝气旺，易克脾土，而且春季雨水多，湿气重，饮食也要注意健运脾胃，健脾祛湿。饮食上可多吃姜、葱、怀山药等健脾祛湿的食物。新下的春韭春笋味鲜美，又能排毒固肠胃。科学合理的膳食，有助于在春分时节调理机体阴阳平衡，助阳类菜肴配上滋阴食材一起食用，多吃甜少吃酸以养脾，可以达到阴阳互补之目的。如果是阳性体质，则多吃些阴性食物来调理；如若是阴性体质，则多吃些阳性食物来中和。总之一句话，饮食调养要健脾。

## 六、春三月，此谓发陈

春三月，此谓发陈，天地俱生，万物以荣，夜卧早起，广步于庭，被发缓形，以使志生，生而勿杀，予而勿夺，赏而勿罚，此春气之应，养生之道也。逆之则伤肝，夏为寒变，奉长者少。

——《素问·四气调神大论》

春

《黄帝内经》告诉你春三月如何养生。春三月，指孟春、仲春和季春，包括立春、雨水、惊蛰、春分、清明、谷雨六个节气。“发陈”，指旧的换成新的，只有陈旧的发散了变成新的，完成推陈出新，才能迎接生命萌发，也就是说生气来了。天地之间弥漫着“生发”之象，人体内在的生气来自肝木，所以春天是肝木生发的季节，春天养生，这个“生”指的是肝，其实是春天养肝。外界万物欣欣向荣，对应的就是身体内在五脏气血平衡。此时，人们应该早睡早起，因为肝藏魂，魂不归肝无法入睡，早睡即养肝。睡觉时肝造血，在春天肝造血尤其忙，到了早上人很困倦，没有精神，全身都懒洋洋的，这是因为肝脏晚上在加班。所以春天早晨起来要多活动活动，先去庭院里散步。像古人披散开头发、放松身心一样，使自己的精神清爽愉悦起来。如果要早起锻炼呢，也不用着急，慢慢来就好了，锻炼的是一个好心情。没有精神内涵的强制运动，就是在毁身体。因此，春天的早上不适宜做剧烈紧张运动，不符合天道。

肝气宜舒缓，谓之生气；肝气忌压抑、暴躁，谓之杀气。保持仁爱之心常施与，少敛夺有助于肝气；保持慈悲之心多欣赏（常怀同理心），少责罚有助于肝魂。这是从肝魂、肝气及肝脏几个维度全面地保养肝的生发之机，既顺应了春季的气候变化特点，也符合人体在春季的生理特征。肝代表我们的免疫力及自愈能力，在春天反其道而行之，便会损伤肝木。春分之后，气候变暖，夏天即将来到，而提供给夏长之气的条件不足，到夏季就会发生寒性病变。

讲完了发陈，再来讲讲春困。春困是怎么来的呢？春天风和日丽，但许多人却感到困倦、疲乏、头昏、贪睡，这种现象就是大家说的“春困”。春天犯困不是需要更多的睡眠，而是体内循环的季节性差异造成的。人体的皮肤在寒冷的冬天里受到刺激，毛细血管收缩，汗腺和毛孔闭合。春天气候转暖，皮肤末梢血液供应增多，汗液分泌增加，各器官负荷加重，供应大脑的血液就相对减少，大脑的氧气就会感到不足。加上气温回暖的良性刺激，使大脑受到某种抑制，因而人们就会感到困倦思睡，总觉得睡不够，会感到困倦乏力。因此，春三月要保证充足的睡眠，关键在于促进肝脏造血，减少肝脏的负担，才能为身体提供足够的精力支持。

春三月，此谓发陈，这个发陈用现代的话理解就是排浊、净化、排毒。春天实际上最适合借天地的生发之力排毒。人有三宝“精、气、神”，说明人体的物质层面、精神层面和信息层面都需要排毒。《黄帝内经》介绍了全方位的排毒方法，来应对春困：从肝脏、肝气、肝魂三个维度借天地的生发之力排毒。

从肝脏，是指物质层面排毒。我们春天容易流眼泪是肝脏在排毒，打喷嚏、流鼻涕、腹泻、多尿也是排毒，还有月经其实是最好的排毒期。

从肝气，是指精神层面排毒，包括舒缓各种情绪：喜、怒、悲、忧、恐。《黄帝内经》上讲肝气宜舒缓谓之生气，肝气忌压抑、暴躁谓之杀气。保持仁爱之心常施与，少敛夺有助于肝气生发，咱们所说的养生就是指春天养肝。否则的话，肝胆受到邪风魅气的入侵，让人灵性封闭、情志颠倒、筋骨失调、暴躁易怒，在现实中就是中招了。

从肝魂，是指信息层面排毒。要培养慈悲之心就是保肝大法，保持慈悲之心包括多欣赏别人、常怀同理心、少责罚，这些有助于肝魂归位。我总结为：宠辱不惊，肝木自宁。工作辛苦时首先要维护的就是肝，肝脏负责排毒，重新净化血液，一旦排毒和净化功能无法正常进行，抵抗力就会下降，给外邪、内伤与负面信息以可乘之机。“宠辱不惊”，修炼的是“仁”的能量，能忍辱的意思，情绪安定，不因宠辱、毁誉等引起剧烈的情绪波动，肝气自然不会受到伤害，自然承担起修复木行能量的作用，并依次将五行的能量浇注到五脏之中。善养生者戒暴怒以养其性，既顺应了春季的气候特点，也符合人体在春季的生理特征。

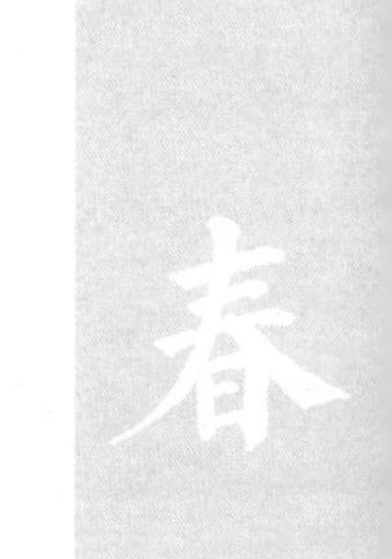

# 清明，获新生

清明，标志着季春时节的开始。上古“斗柄指向”法，以北斗星勺柄指向乙位时为清明。乙为十天干的第二，属于东方。干干出巨阵，叶叶染青衣。头顶乙钩月，春风不误期。相当于一天之中的 7 点到 8 点。十天干中，东方甲乙木，同属春天。不过乙木是阴木。乙木，为花草之木，婀娜多姿、让人赏心悦目、细腻柔软、情满人间，因此能量为阴，对应人体的肝和颈部。

清明，公历每年 4 月 4 日前后，现代定气法指太阳到达黄经 15时。《岁时百问》说：“万物生长此时，皆清洁而明净。故谓之清明。”清明是表征春季物候特点的节气，含有天气晴朗、草木繁茂的意思。清明，取其天清地明之意，此时大地正呈现出百花初放、杨柳低垂的清秀景致。这一时节，生气旺盛，阴气衰退，进入夬卦时空，万物“吐故纳新”，正是郊外踏青春游的好时节，人们以清明之前采摘的茶叶（明前茶）为贵。清明同时也是中国重要的传统节日，旧俗当天有扫墓、踏青、插柳等活动。

清明时期，桃红柳绿，草长莺飞，非常适合郊游踏青。此时不仅能游览山水，还能呼吸到清新的空气。尤其是郊外的空气，使人神清目明，精神振奋。春日的风光日新月异，也许只一天的工夫，繁花就绽满了枝头。梨花风起正清明，游子寻春半出城。清明外出一般两个任务：踏青、祭祖。

但这两件事最好不要一起做，踏青和祭祖很明显是气场不同的两件事。这个节气中既有祭扫新坟生离死别的悲酸泪，又有踏青游玩的欢笑声，真是一个富有特色的节气。



## 一、清爽明净

《月令七十二候集解》记："清明，三月节。按《国语》曰，时有八风，历独指清明风，为三月节。此风属巽故也。万物齐乎巽，物至此时皆以洁齐而清明矣。"指出清明的风是柔和的，像"巽"卦一样。震为阳木，巽为阴木。震取象为参天大树，巽取象为花花草草。所以三月风是惠风和畅的，从花花草草中间拂过。清明时分，吐故纳新、生气旺盛。清气上升，浊气下降；阴气绝，阳气渐盛。气温升高，沉郁能量皆清理消除，新生绽放的能量已齐备，蓄势待发。万物皆洁齐，大地呈现春和景明之象。

如二十四节气歌中所唱"春雨惊春清谷天"，春天的节气已过大半了。立春之后是雨水、惊蛰、春分，周而复始。时至清明，草长莺飞，春暖花开，万物生长，景象变得清爽明净。清明，有草木青青、天气清澈明朗、万物欣欣向荣之意。《淮南子·天文训》"春分后十五日，斗指乙，则清明风至"。文中的"清明风"，即清爽明净之风。此时的天气，除交接的那几天有可能出现倒春寒，基本上不会再出现降温的天气，但这一节气的明显特征是多雨。唐代诗人杜牧一首《清明》，几乎人尽皆知："清明时节雨纷纷，路上行人欲断魂。借问酒家何处有？牧童遥指杏花村。"既有慎终追远的怀古之情，又有神魂散乱的凄迷气氛。

清明时节多雨是这一节气的特点，会有寒暖交替的情况出现。俗话说，"二八月乱穿衣"，说的就是清明前后人们在室外时衣着的厚度差异很大。这个时节的天气随时可能转变，特别是昼夜温差较大，应该准备一件可以随时穿脱的外套。另外，阴雨天气压低，空气中氧气相对减少，使人感到沉闷，呼吸不畅，还可能诱发其他多种疾病。清明是百花盛开的节气，俗话说，春分后，清明前，满山杏花开不完。各种花的花粉会在空气中飘浮，一些过敏性体质的人吸入后会引起过敏性疾病。中医认为，过敏性疾病正是风邪导致，从口鼻、肌肤而入，发病急、传病快、易反复。中医对治过敏，诸如荨麻疹、哮喘、鼻炎等，常用疏风的方法。

## 二、清明三候

一候：桐始华。“桐”在过去可指几种树木，油桐是其中一种。清明时节，油桐开花的时候到了。油桐花朵为白色，花瓣上有淡红色脉纹。油桐树下，落花洁白，花絮飘飞，宛如飘雪，更增加了清明时节的清爽明净。清明的花信为：“一候桐花，二候麦花，三候柳花。”三花一开，春满枝头。

二候：田鼠化为。，古书上指鹌鹑类的小鸟。天气变暖，喜好阴凉的田鼠躲回到地下的洞中不肯出来，取而代之的是喜爱阳气的鸟，则开始出来活动。这里不是讲古人误以为清明时节的田鼠变成了小鸟，而是以田鼠为至阴之物，以鸟为至阳之物，比喻阴气绝而阳气渐盛，其实就是在描述夬卦时空的能量属性。夬卦下面逐渐升腾起来的五根阳爻（以鸟象征）与最上面的一根阴爻（以鼠象征）阴阳对决。

三候：虹始见。阳光明媚，空气含水量增大，雨后的天空中可以看到美丽的彩虹。

清明时期，人体肌肤腠理舒展，五脏六腑因内外清气而润濡。

清明时节，气清景明，万物抽芽，柳树芽逐渐成为餐桌上的野菜，中医里用它清热解毒。另外，百花吐蕊，花香四溢，过敏性体质的人更易花粉过敏。花粉的传播程度跟湿度、温度和风速有很大关系，春暖花开时节，气温高、空气干燥、风速大，花粉的扩散量就大。有人在外出时鼻子痒痒，会打喷嚏、流鼻涕。所以，在花粉扩散的高峰期，特别是在大风的日子，有花粉过敏症的人应减少外出。

## 三、上清下明

清明调理贵在与自然同气相求。从立春开始，其间经过雨水、惊蛰、春分，至清明时节大地渐暖，到了清气上升的时候。《素问·阴阳应象大论》曰“寒气生浊，热气生清”。清明，含上清下明之意，即天空清而大地明，生命大健康重在与自然同气相求。那么如何与自然同气相求？脊柱健康是其中很重要的内容，人的许多病都是因为脊柱能量逆于自然而生。

清明对应的脊柱部位是第十一、第十二胸椎之间（图10），从神经分布看，第十一节胸椎分出的神经对应肾和输尿管，主管湿疹、丘疹等皮肤病，以及不孕症、腹胀、胃脘痛、肝区痛、胰腺炎、肾炎、排尿异常、尿路结石等。第十一胸椎是生产白细胞的中枢，当细菌致病微生物或异物侵入人体时，白细胞具有吞噬这些有害物、避免对人身造成危害的作用。如果第十一胸

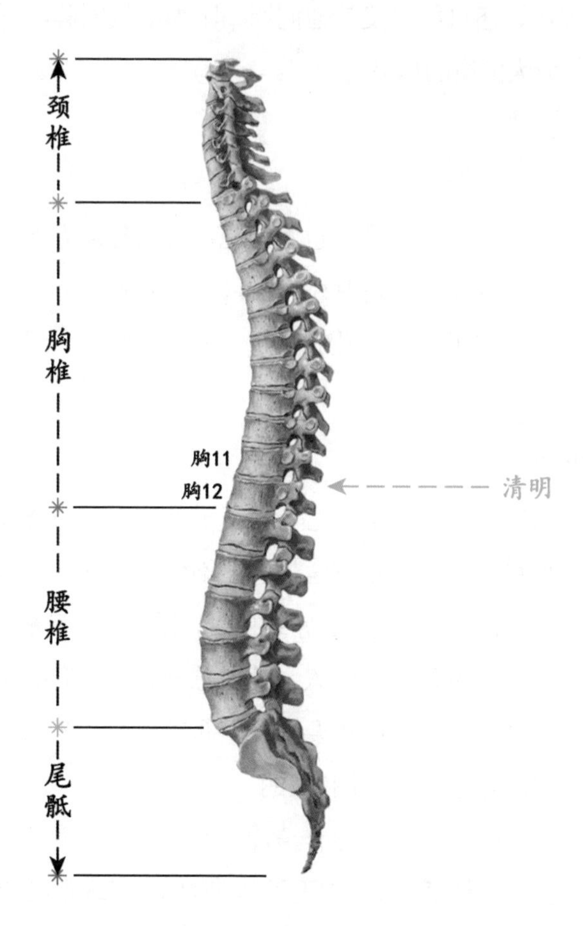


图10　清明节气与脊柱的对应关系

椎处于健康状态，保持在正常的位置，就可以正常地产生优质的白细胞、增强抵抗力、免疫力。

那么清明节气，人体内在的气机升降与自然之气的交感作用又如何呢？清明节气好比是我们一天之中的上午 7 点到 8 点，正是清气上升重要时刻。

清明正是冷空气与暖空气交替相遇之际，天气一会儿阳光灿烂，一会儿阴雨绵绵，人体往往会因为湿气入侵而感觉不适。清明的调理就是一个字：清。清除冬天的积热及春天的风邪与寒湿，身体才会“明”。清明节气应该提倡运动疗法，比如去户外放风筝。这里给你的建议就是要多“动”，切忌闭门不出，更不可坐卧太久。阴雨的天气，气压低，空气中氧气相对较少，使人感到憋闷，还可能诱发其他问题，比如湿气困脾。下面就来为你揭晓清明节气生命大健康的思考与调理。

## 四、清静明白

清明，含上清下明之意。也就是说，清明时期大地逐渐清气上升，同时也是人体阳气升发的难得时段。所以，在清明时节调理重点在我们的脊柱相应部位，也到了清气上升的时候。下面我们来介绍清明节气，对应脊柱水平面上的穴位。

### 1. 脊中穴

顾名思义，就是脊柱的中心，相当于脊柱上段与脊柱下段的交界线，它的功能是健脾利湿。脾是管运化的，不仅运化水谷，还包括运化水液。如果脾虚，水液就会在体内不正常地停滞，以痰湿、涎液的形式留在体内，这就是为什么一些寒湿体质的人，嘴里总是有吐不完的痰。其实不是痰，确切地说，应该叫涎液，比痰要清，里面有泡沫。涎液是哪里来的呢？是人体的气在寒湿的身体环境中化成的。

所以当我们嘴里经常有这样清冷的涎液时，你就知道这是一个信号，在提醒你的脾不工作了，湿气太重了。同时你会发现自己的身体变得“丰满”了，其实那是水肿了。经常刺激脊中穴可以健脾、利湿、消肿，改善体内的寒湿环境。当体内不再有涎液的停滞时，你也就不需要经常吐“痰”了。春天是一个排毒的季节，尤其排“痰浊”。《黄帝内经》认为：脾为生痰之源，肺为储痰之器。往往在脾产生内湿，不会侵入到肺。但如果痰浊的体质不加以改善的话，到了一定程度，也会侵袭到肺的。甚至下一步集聚成痰核，那就成了肿瘤的前奏了。可见，升举后天之本（脾气）有多么重要。这些都可以在清明节对应的脊柱部位及周围穴位找到投影点。

**具体实操点：**督脉腧穴，取穴在背部后正中线上，第十一胸椎棘突下凹陷中。俯卧位，可以用点按的方法，也可以配合艾灸。

这里强调一下，刺激脊中穴，不仅与疾病有关，还与情绪有关，可以让你之前的消极情绪转化为积极状态。如此这般，通过知节懂气，找到清明期间对应的脊柱部位，提升它的气血活力，激活脊中穴的能量，有助于缓解春天脾虚痰湿偏盛、身体水肿的问题。春三月发陈，主要是祛痰湿。清明阳气升，一年不生病！

**2. 脾俞穴**

脾之背俞穴，益气健脾和胃有奇效。脾俞穴出自《灵枢》，属足太阳膀胱经。脾，指脾脏；俞，通输，有输送之意。穴内应脾脏，为脾经经气转输之处。脾俞穴主治脾的病症，尤其是因消化功能减弱而致的身体虚弱。中医认为脾为后天之本，脾的运化功能正常，才可以让身体吸取更多的营养物质。当脾的运化能力不足，我们的身体就会处于脾虚的状态，常有腹胀、消化不良、食欲不振、身体沉重倦怠等不适症状。而脾俞穴正是一个健脾的要穴，不仅具有健脾利湿的功效，还能促进脾的运化功能。另外，中医认为产生痰湿的根源在脾。正是，康养之道在健脾，劝君早日识脾俞。

主治：腹胀、腹泻、呕吐、痢疾、便血等脾胃肠腑病证。常用于治疗胃溃疡、胃炎、胃痉挛、神经性呕吐、肠炎等。

取穴：在第十一、第十二胸椎棘突之间旁开 1.5 寸。使病人正坐或俯卧，按第十一胸椎下脊中穴旁开 1.5 寸取穴。经常刺激该穴可增强脾脏的运化功能，促进消化吸收。也可以用艾灸的方式来刺激脾俞穴，将艾条点燃置于脾俞穴上，距离穴位皮肤 2 ～ 3 厘米处进行施灸，以穴位皮肤温热，但无明显灼痛感为度。温和灸脾俞穴 5 ～ 20 分钟，每天一次，可用于治疗胃寒、寒湿泄泻等病症。

## 五、告别胃寒

人们过清明节的习俗，有些地方仍然保有寒食的遗风，例如禁火、不举炊、只吃冷食等等，容易导致胃寒。在清明，对体弱的人来说是不提倡的。下面就谈谈导致胃寒的四个因素。

### 1. 饮食寒凉

人体是有温度的，当食物的温度低于人体的正常温度，就需要消耗人体能量。所以对体弱的人，吃进去的冰冷食物先要加热，否则就会消耗脾胃原本的热量，导致胃寒。相比吃冰冻食品、喝冷饮，中医说的寒凉饮食，其实更偏重说凉性食品，也就是指性质是凉性的，你即便吃热的、喝热的还是起寒凉的作用。即便是身体强壮的人，经常吃凉性食品也会导致胃寒。所以要注意食品的性质，比如苦瓜、冬瓜、绿豆，属凉性，还有，大部分水果都属凉性。

### 2. 遭遇外寒

从身体之外受寒，比如夏天吹空调、洗澡受凉、经期摸冷水等，这些都可能导致胃寒。外寒有的直接侵入脾胃导致胃寒，更多的是消耗整体的能量，相应脾胃局部的阳气不足了，就胃寒了。春季乃万物复苏之时，也是病毒、细菌活跃的时期，流感、过敏性疾病等易在此时发生。另外，立春季节因风大，风邪入体侵袭肠胃，肠胃素虚的人，容易肠鸣腹泻，所以腹部一定要注意保暖。

### 3. 季节诱发

春季的气候特点是以风气为主令。在早春，主要是风寒邪气致病，而到了晚春以后，是以风温邪气致病。所以，春天都为风邪致病。《黄帝内经》

说：“故风者，百病之长也。至其变化，乃为他病也。无常方，然致有风气也……风者，百病之始。”说明风邪才是一开始的诱发因素，而后会发生变化。其他几种邪气都是借助于风气侵入人体的，像寒邪等。尤其是清明风，有可能潜伏下来。风为阳邪，常侵犯人体的上部。比如在春天头部受风了，可能经由人体其他部位表现出来。人体热量春夏由里到外发散，秋冬由外向里收敛。相应的，夏天的时候，在外的皮肤热，在里的脾胃就很寒。所以，天气越热食欲越差，胃越寒。

**4. 情绪因素**

清明气温变化反复无常，阴雨、大风常至，因风气通于肝，外风引动内风，促使肝气亢盛，血压经常呈现大波动，容易引起血压升高。因此应避免过分紧张、焦虑、抑郁，阴雨、大风天不宜外出，同时要注意调养精神，少生气，忌暴怒，不应过度疲劳。

现代的人，吃饭都是囫囵吞枣、速战速决，根本没有给正在消化吸收的脾胃充足的能量和时间。同时，当头脑用神很多的时候，各种情绪五味杂陈的时候，都会调用脾胃的能量，导致脾胃能量不足，消化吸收就出现障碍了，胃寒就形成了，胃病就来了。

## 六、蜕变与新生

清明节是二十四节气当中唯一一个既是自然节气，也是传统节日的。也就是说，清明节气日那天就是清明节，以至于人们记得清明节，往往忽略了清明节气本身。清明节是春季最重要的节日，其主题内容十分丰富，它既将寒食节、上巳节等节日糅合在一起，又符合清明正处阳气上升、阴气下沉、万物复苏、生气勃勃的节气特征。

首先，清明节的前奏是寒食节。寒食节为中国传统节日，在清明节前一二日，民俗有禁烟火、只吃冷食。寒食节绵延两千余年，曾被称为中国民间第一大祭日。汉时，官府允许官吏请假祭扫，民间也效仿。到了唐代，祭扫之举已将寒食、清明合二而一了，时值春暖花开，可以挑担载酒，热热闹闹去上坟。伴随着岁月的流逝，寒食节静静地融入了清明节。此外，西方复活节（时间为春分月圆之后的首个周日）与中国寒食节不仅节期相近，还都有熄灭旧火种、“改换新火”的仪式。

其次，清明节还融合了另外一个较早出现的节日——上巳节的习俗内容。上巳节，俗称三月三，是古代举行“祓除畔浴”最重要的节日，上巳节主要风俗是郊游、春浴、祈福消灾等。这天人们结伴去水边沐浴，既是清洁身体，也是去除身上的晦气。《论语》中：“暮春者，春服既成，冠者五六人，童子六七人，浴乎沂，风乎舞雩，咏而归。”就是描写当时的情形。到了宋代，上巳节逐渐销声匿迹，不见于文献记载。

融合了寒食与上巳两个节日习俗的清明节，在宋元时期形成一个以祭祖扫墓为中心，将寒食的禁火、冷食风俗与上巳郊游等习俗活动相融合的特色节日。民国时期，清明节这天，除了原有的扫墓、踏青等习俗，植树也被确定为常规项目。

而清明节植树的习俗，据说发端于清明戴柳、插柳的风俗。杨柳有强大的生命力，俗话说：“有心栽花花不发，无心插柳柳成荫。”清明插柳、戴柳另一种说法是驱鬼避邪，观世音菩萨手持柳枝蘸水普度众生，许多人便认为柳条有驱鬼避邪的作用，值此柳条发芽时节，人们便纷纷插柳、戴柳以避邪了。

有一种风筝叫纸鹞，有清明断鹞放灾的说法，“断鹞”谐音“断药”，人们将要消除的疾病、灾祸写在风筝上头，然后将风筝放上天际，等到风筝随风高飞、远飞后，就剪断丝线，意为让灾病随着纸鹞在风中消逝。放风筝叫作“放晦气”，这里就暗含着人们获新生的意味。

从历代的风物志中，可以发现古人过清明节的节俗中展现了“新生”的智慧，激活了后继来者的生命力。清明节祭奠的亡者是自己的祖先亲人，重在表达孝思亲情。清明仪式的真正意义不是为祖宗烧纸，实际是为了让清净心、感恩心在你的心灵上座，此谓登堂入室。人无感恩正念，健康运势必有劫难。相由心生，病由心生。这是对离去亲人的一种感激和怀念，是同先人的一种沟通，所以清明节也让人们认真思索生命的意义。

最后我要说的是，又是一年春草绿，现代人的清明节，以上的诸多节目已湮灭不见，手机、游戏代替了一切。其实，阳春三月是推陈出新、生命萌发的时令，放下手中的一切，到大自然中感受天地气交、天造地化之下的万物华实，悼念先人，祭扫踏青，既要秉承传统文化，也要跟着时代移风易俗，献一束花，植一棵树，珍惜时光，在礼敬先祖，亲近自然中，蜕变与新生。人文关爱，才是清明节的境界。

# 谷雨，育菁华

谷雨，上古“斗柄指向”法，以北斗星勺柄指向辰位时为谷雨。辰，为十二地支之五。辰者，言万物之振也。辰月为农历的三月，相当于一天之中的 8 点到 9 点。五行属土，主稼穑。土地上的植物变化，是谷雨到来时最强的信号，对应人体的皮肤、肩和胸。

谷雨为公历每年 4 月 19—21 日，太阳到达黄经 30时，源自古人“雨生百谷”之说。谷雨时节，寒潮天气基本结束，气温回升加快。《月令七十二候集解》中说“三月重，自雨水后，土膏脉动，今又雨其谷与水也……盖谷以此时播种，自下而上也”，故此得“谷雨”之名。谷雨节气，时雨将降，既指应时而至的雨水，又指急促的雨水飘忽不定，大自然的雨水不仅多了而且也急了。谷雨带给大地丰沛的雨水，一般来说，这是一年中最重要的春雨期。谷雨，大家都知道是播种的季节，春天的雨是农作物生长不可或缺的东西，南方谷雨时节的雨水充沛，对水稻栽插、玉米、棉花苗期生长都有利。俗语“清明断雪，谷雨断霜”，寓意着天气渐渐暖和，到了清明，便不再降雪；过了谷雨，大地也不会结霜。

## 一、最后的春天

谷雨是二十四个节气的第九个节气，也是标志春天的最后一个节气。雨生百谷，是亲近自然的好机会。雨水的滋润，给大地带来了清新的气息。“一场春雨一场暖”，谷雨时节，雨水多，虽然下雨的时候感觉冷，但每一场雨结束之后，天气都会比雨前暖和很多。沉睡良久的昆虫们已经完全恢复了活力，人们也迫不及待地想感受春风、雨水的美好。雍容的牡丹花也叫谷雨花，它是花卉中唯一以节气命名的花。民间流传着“谷雨过三天，园里看牡丹”的说法，赏牡丹成为人们谷雨时节重要的娱乐活动。进入谷雨节气后，下雨会越来越多，春雨贵如油。滴滴答答，倾听一场谷雨，宛如听一场自然音乐会。古时还有“走谷雨”的风俗，此时，青年妇女要走村串巷，或者干脆到郊外闲庭信步走一圈。在民俗专家看来，这个习俗的用意之一，在于希望大家能够多亲近自然，拥有健康的身体。大家抓住春天的尾巴，趁着春暖花开尽兴享受这大好时光吧。

谷雨节气的来历，相传还与仓颉造字有关，人文开蒙，天雨谷粟。更多时候，人们认为谷雨是一个将物候、时令与稼穑农事紧密对应的节气。古老的先民在这个季节播种，开始播种移苗，怀着对丰收、对未来的期盼，对幸福生活的向往，将希望植入土中，等待抽芽、开花、结果。这是一场能催生出菁华的雨，樱桃熟了，柳絮飞舞，稻谷生长，天光透亮。这世间的事物，总是遵循着自然的规律，沿着节气的脉络，循环不息地走下去。

雨生百谷，饮食有节，莫失好味，谷雨的餐桌上是少不了香椿和“榆钱”的。北方有“雨前香椿，嫩如丝”之说。谷雨前后，香椿上市，香爽的口感，令人难忘。中国人是世界上唯一以香椿为药食的。中医认为香椿有清热、化湿、解毒的功效，尤其对下焦的炎症有消炎的作用。据《陆川本草》记载：健胃、止血、消炎、杀虫。可治子宫炎、肠炎、痢疾、尿道炎。食香椿可以提高机体免疫力、健胃、理气、止泻、润肤、抗菌、消炎等。香椿炒鸡蛋、香椿豆腐，都是时令食品。谷雨之后，香椿就多了一些木质感，不宜食用了。

“榆钱”取其谐音有“余钱”，是对未来的期许和祝愿。在嵇康的《养生论》中记载："豆令人重，榆令人瞑。"意思是吃豆类能增加体重，而吃"榆钱"则让人产生惬意之感。不知是否因为榆树的"榆"跟愉快的"愉"是谐音，所以吃了榆钱，能让人产生愉悦的心情呢？

## 二、谷雨三候

一候：萍始生。谷雨时节，降雨量增多，静以承阳的浮萍开始生长。浮萍属漂浮植物，生于水田、池沼等水域。也是一味中药，能发汗、利尿、消肿。谷雨期间，快速地生长、茂密起来，绿油油地成片。

二候：鸣鸠拂其羽。民间一般认为，鸣鸠即布谷鸟。谷雨时节，布谷鸟羽毛逐渐丰满，山峦间可以听到它的阵阵鸣啼声，仿佛催耕。而"布谷"又与"播谷"谐音，提醒人们按照时节来行农事，不要错过播种的时机。

三候：戴胜降于桑。每年谷雨时，桑叶繁盛，蚕事既登，人们可见戴胜鸟飞临桑树的枝头，桑树取多子之意。戴胜，是一种小鸟，栖息于桑树与麻树之中。它虽然叫起来不甚悦耳，可满身的漂亮羽毛却能吸引人的眼球，尤其是头上的羽冠呈扇形，棕红色或粉红色，有黑斑或白斑点缀其间，仿佛是一顶绝美的皇冠，三候取戴胜鸟比喻夬卦的一阴独绝。

古人从鸟之语、花之香中，领悟到花木管节令，鸟鸣报农时的智慧。这些物候提醒着人们，时至暮春的气候变化，以及菁华的逐步展现，万物欣欣向荣而不可阻挡。白居易《春日闲居三首》诗句中"舍上晨鸠鸣"一句，便是谷雨时节的景象了。人们播种、西厢养蚕，天地人彼此借势，相互成就。反映了万物因时因地滋长的契机，再次印证了中国文化中的天人合一。

## 三、雨生百谷

当谷雨节气一过，新岁就走过了四分之一，即将迎来夏令。据《礼记》中记录：是月也，生气方盛，阳气发泄，句者毕出，萌者尽达。指出季春三月时，植物的新芽无论出土时是弯曲如钩的还是笔直如针的都发芽生长了。谷雨时生命之气趋向鼎盛，天地间阳气弥漫。即到了季春之末，万物生发之气盛，天之阳气发散日暖，未发芽的植物都发芽了，已发芽的植物也已经壮大。谷雨时节的气候不温不火，介于炎热的夏天和寒冷的冬天之间，故气血活动也介于夏冬之间的状态。

谷雨对应的脊柱部位是第十、第十一胸椎之间（图 11）。第十胸椎分出的神经对应肾、肾上腺和大肠，主管肾脏疾病、大便不正常、慢性疲劳倦怠、肾炎、卵巢炎、子宫颈炎、睾丸炎、糖尿病、腹痛、动脉硬化、肾功能障碍等。第十胸椎负责全部的脊髓神经功能。脊髓神经是由脊髓分之出来的末梢神经，运动系统、感觉系统、交感神经和副交感神经体系三种类型的神经纤维混合在一起，共 31 对，分布到全身，第十胸椎除了对于一些神经紊乱症



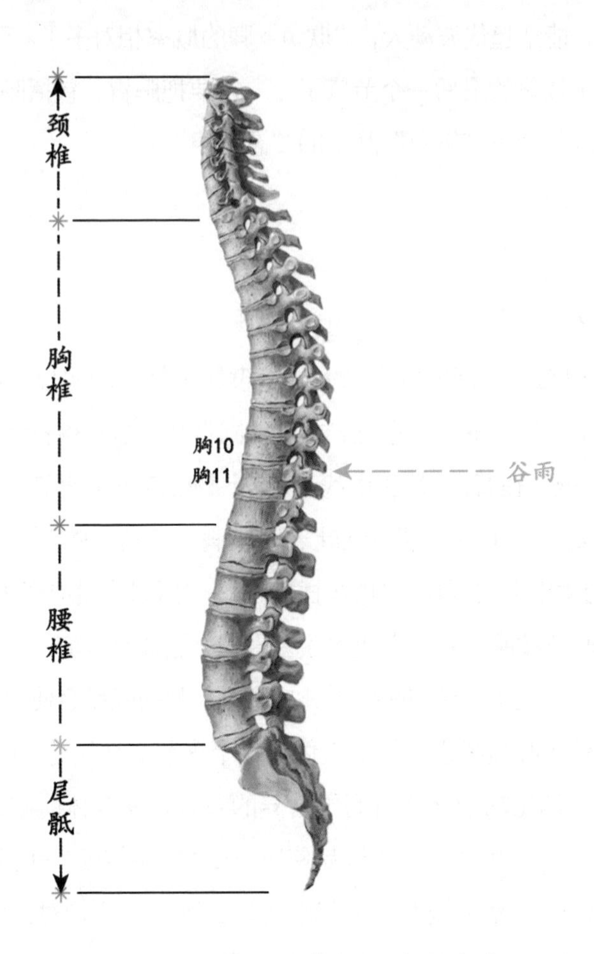


图 11　谷雨节气与脊柱的对应关系

具有调节功能外，还可影响性功能障碍，此外，它对腰肌也有影响。

那么谷雨节气，人体内在的气机升降，与自然之气的交感作用又如何呢？

谷雨，五行属土，主稼穑。和我们的肠胃消化、传导功能有关。土地上的植物变化，是谷雨到来时的信号。而人体内的容纳功能是否强大，是谷雨健康调理的关键。

春天是肝木活跃的日子，随着自然界的生发之势而生发。几乎可以说，整个春三月肝木与脾土都在博弈之中。我们在惊蛰和清明的时候，都讲过“木克土”的问题。肝木从立春的微弱之苗，经过不断的扶植，逐渐茁壮。随着肝气上升，情绪起伏波动大，“欺负”脾的概率相对多了。而芒种属辰土，是肝木与脾土较量的最后一个节气了。一定要把脾胃，包括肠胃，保护好，不给暮春之肝气留下“欺负”脾土的“恶名声”。

## 四、化物育菁华

### 1. 中枢穴

中枢穴出自《素问·气府论》，是隶属于督脉的穴位。中，指天地人三部中的中部；枢，枢纽的意思。本穴如同督脉气血外输脊背的枢纽一样，故名中枢穴。取穴在背部，后正中线上，第十胸椎棘突下凹陷中。有健脾利湿、清热止痛的功效。主治胃痛、呕吐、腹胀满、黄疸、腰背痛，以及肝炎、胆囊炎等。刺激中枢穴，可以采用按揉的方式，用手指的指腹按揉中枢穴3～5分钟，长期坚持按摩，可以有效地改善胃痛、腰痛等病症。

辰月，五行属土。说明脾处于旺盛时期，脾的旺盛会使胃也强健起来，使消化功能处于旺盛状态。其实人体在每个季节交替的前18天内，都会处于这种状态，消化功能旺盛有利于营养的吸收，使身体能够适应下一季节的气候变化。可是饮食不当却极易使肠胃受损，所以这一时期也是胃病的易发期。胃病一般是指慢性胃炎与溃疡病。所以需要针对其气候特点进行调养。此外，保持心情舒畅可减少胃病的发生率。

### 2. 胆俞穴

胆之背俞穴。胆，胆腑也。俞，输也。胆腑的阳热风气由此外输膀胱经。属足太阳膀胱经。在背部，第十胸椎棘突下，旁开 1.5 寸处。刺激此穴可外散胆腑之热。胆属木，胃属土，胆火过旺，横克胃土，易致消化系统疾病。本穴可泄胆火，和胃气，降逆止呕，主治呕吐、饮食不下等。具有疏肝解郁、理气止痛的作用，是治疗胆囊炎、胆石症等胆疾的重要腧穴。刺激胆俞穴对胆腑有很好的保养作用。现代社会中，生活压力大，工作竞争非常激烈，生活和工作上的不顺心，经常会导致情志被压抑，肝胆功能就会受到影响，人就会百病丛生。通过刺激胆俞穴，就可以调理胆的功能，肝胆气血通畅，人体的功能自然恢复正常。

《黄帝内经》讲骨空于十椎病于胆。肝外有胆，肝胆为同体之脏，虽说胆是六腑之一，它与肝是一系，它的能量来源肝，肝脏所产之酸，交给胆囊来完成。虽说胆的体积很小，作用却很大，五脏六腑的消化全靠胆汁的排泄，能升能降，能消化水谷之精，能降糟粕之杂物。肝附于九椎，胆附于十椎，九椎、十椎长肝胆，一脏一腑是连体，所以肝不能虚，胆不能病，肝虚者胆必病，胆失去了源泉，疏泄升降失调，一旦受了外邪，就会出现胸胁苦满，寒热来往，默默不欲饮食，心烦喜呕，或烦而不呕，出现脉弦目眩而耳聋等证。

### 3. 中脘穴

中，指本穴，相对于上脘穴、下脘穴二穴而为中也。脘，空腔也。位于胃脘部的中部位置，故曰“中脘”，和上脘、下脘相区别，义指本穴气血直接作用于胃腑。中脘穴是手太阳经、手少阳经、足阳明经、任脉之会穴，是四条经脉的会聚穴位，同时号称胃的“灵魂腧穴”，具有健脾和胃、补中益气之功。主治各种胃腑疾患。它的治疗作用可以总结为“健脾和胃，通腑降气”。胃不太好的人，如果受凉，饮食不注意等，则可能引起胃痉挛、胃胀、胃痛，就可以用按摩或者艾灸中脘穴的方法调理，胃疼得厉害的时候按着这里会感觉硬硬的。取穴于人体上腹部，前正中线上，脐上 4 寸，就是心窝口与肚脐的中间位置。

这里强调一下，刺激中枢穴、胆俞穴和中脘穴，配合手法按摩腹部，不仅有助于促进体内排便、排湿，还可改善情绪。凡是和肠胃相关的毛病都与压力释放不出来有关。通过对肠胃的调理，可以提高应急、抗压能力。此外，保持心情舒畅也可减少肠胃病的发生。同时提示我们，从健脾入手，调理一些肝胆的问题，也是有益的思路，不过，确实要搭上节气的能量班车。

## 五、除湿正当时

中医认为，湿气分外湿和内湿。外湿表现在谷雨节气降雨增多，空气中的湿度逐渐加大，会让人体由内到外产生不适反应。气候特点给我们奠定了“除湿”的基本立场。由于谷雨节气中雨水较多，有关节痛的人此时常常疼痛加重，生活起居中应注意保暖防寒，切勿大汗后吹风，更要注意避免淋雨。

而内湿则表现为脾胃的消化能力下降了，运化水湿的功能降低。谷雨节气外湿的环境，对脾形成了严峻的考验。如果脾胃，包括肠胃，代谢不了体内的食物，就会造成体内的食物堆积。谷雨时人体对应的征象之一，会感到浑身无力，甚至疲惫不堪，伴随有大便不正常，有湿气，黏附在马桶壁上。大便黏腻不爽，可能是大肠的传导糟粕功能受到影响。往往表明，若人本身体内就有湿，加之节气的阴雨绵绵，所以外湿与内湿，一起发作，就会产生慢性疲劳的症状。中医称为倦怠，在这个节气往往提醒身体在超负荷运转，肠胃有不可承受的压力，需要卸载负能量了。

中医认为，脾气宜升，胃气宜降。而大肠的传导变化作用，是胃的降浊作用的延伸。疾病未出现之前，亚健康状态体现为垃圾的堆积，而垃圾的排除体现为排便。人体的毒素，百分之九十是通过大便排出体外的。只要排便通畅了，至少有形的垃圾堆积形成的疾病，就都会解除，所以谷雨除湿的同时要做到排便通畅。

大肠是主管津液中的“津”的吸收的，可以理解为食物中的“矿物质”，主要依靠大肠来吸收。大肠是以通为补，所以在谷雨节气时可以吃一些大白菜、菠菜、芹菜等粗纤维蔬菜，吃饭宜六七分饱，给大肠足够的空间来吸收营养，也可以配合揉腹来促进大肠的蠕动。大肠当令时间是5点到7点，排便最好是在这个时间段。

排便通畅的标准包括：①准时：每天早上5点到7点大肠经主时，时间到了就被便意憋醒，准时排便；②次数：正常每天一次，吃多了，排多也就正常。③有质量：即使每天排便，也不代表排便就正常，还需要考虑质量。排便通畅，需要肺气推动，不便秘说明肺的降气功能正常。排便后立即很有食欲，说明脾的运化功能正常，如此就是有质有量。

排便引申出来的是排毒。排便只是一个点，排毒是一个面。建议刺激完中枢穴，配合揉腹。从胃下口，顺着小肠，一直揉到大肠，右上升结肠、横结肠、左下降结肠，促进体内垃圾的排出。还要坚持加强体育锻炼，促进身体的新陈代谢，适当出汗，运用物理方法排出体内的湿气，与外界达到平衡。

## 六、莫失春之约

诗云“诗写梅花月，茶煎谷雨茶”，雨生百谷，生机盎然。雅事之一，是喝谷雨茶。谷雨茶也就是雨前茶，是谷雨时节采制的春茶。茶树经过一冬休憩，又经过清明时的雨水润养，刚抽出的新芽蕴含了茶树的营养精华，使得春茶滋味更加鲜爽，香气更加清幽怡人。关于采茶的时节，清明太早，立夏太迟，谷雨刚好。这种茶清热解毒，利尿排毒，提神醒脑等，莫失春天的馈赠哦。

从二十四节气上来划分，谷雨属于春季里的最后一个节气，等到谷雨一过，就是立夏，意味着春茶采摘将进入尾声，等到立夏之际，春茶正式淡出节令食单。传说谷雨这天的茶喝了会清火、避邪、明目等。

中国对茶的养生保健和医疗作用的研究与应用有着悠久的历史。茶疗的源头，可以追溯到传说中的“神农尝百草，一日而遇七十毒，得茶以解之”，被誉为一代茶祖，当年茶祖神农发现茶叶后是将茶叶作为疗百病的一种药材传经后人的。茶疗的核心是“药茶”，大名鼎鼎的“茶圣”陆羽，写了中国乃至世界第一部专著《茶经》。茶疗将药与茶结合，不仅能防疾病，还能强体魄、安心神、润喉肠。《本草纲目》解释茶的药理作用说：“机曰：头目不清，热熏上也。以苦泄其热，则上清矣。且茶体轻浮，采摘之时，芽蘖初萌，正得春升之气。味虽苦而气则薄，乃明中之阳，可升可降。”所以说，茶疗是根植于中医药文化与茶文化基础之上的一种养生方式。唐代中药学家陈藏器在《本草拾遗》上有记载：“诸药为各病之药，茶为万病之药。”提出了“本草茶疗”的概念，唐玄宗赐其“茶疗鼻祖”的称号。茶通过抗氧化、防辐射、延缓衰老、降糖消脂、镇静安神、杀菌解毒等药理作用，提高人体的免疫力，调整人体的阴阳平衡，做到未病先防，把疾病消灭在萌芽状态，这就是茶作为“万病之药”，对人类最大的贡献。

茶疗，不仅仅是岁月时令的符号，更是人类生命大健康的历史，还是传统文化的结晶。茶为日月之灵，汇天地精华为一叶，经由人体吸收，直达五脏六腑，奇经八脉的过程，就是输送天地灵气的过程，激活了人体的免疫系统。茶用天然的元素来清洁我们的身体，除去身体里面的污垢，并恢复身体的敏感性。一般来说，复方茶的效果更好。我们可以根据节气的特点和自己的需要，在茶汤中放入玫瑰、枸杞、菊花、生姜、荷叶、山楂等花草药。可食、可饮、可泡。爱喝茶的人，总喜欢有点飘雨的天气，像一种有态度的生活方式，靠在卧榻上，手里有书，旁边有茶。有这样的茶喝着，就是给个神仙都不愿去做的吧。

药草茶不仅能防疾病，还能强体魄，更能安心神。茶本身的药用功效不仅延缓了人体的衰老，同时也减缓了人心态的衰老。传说菩提达摩一苇渡江，面壁十年，眼皮堕地化为茶树。取茶为草木之灵，万病之药，广为普济众生之意。禅茶的境界是，心茶合一。有人品茶，是为了从茶中摆脱红尘烦恼；有人品茶，是为了从茶中追寻生活的美好；有人品茶，无欲无求，却发现原来一切都是本自完美的，禅茶一味。

药草茶对现代人来说，主要价值是养心，养身为辅。这正是，草木菁华甘露水，茶香入药润身心。工作忙、压力大，更须给自己一点时间，耐心地泡一壶茶，细细品味。人在烦躁时会做出错误的决定，这时不妨先慢慢品一壶茶，再决定不迟。饮茶的境界，无欲无求，其中暗含着道，在静心中体味天地人之间的自然本意，也许就在其中悟出解锁的妙法了。

此去经年，谷雨之后，就要告别这一年的春天了。在一杯谷雨茶中感受节气的变化，提醒自己继续以身心印证节气的智慧。即将迎来的夏天，相信对你而言，也会是一场别致的体验。

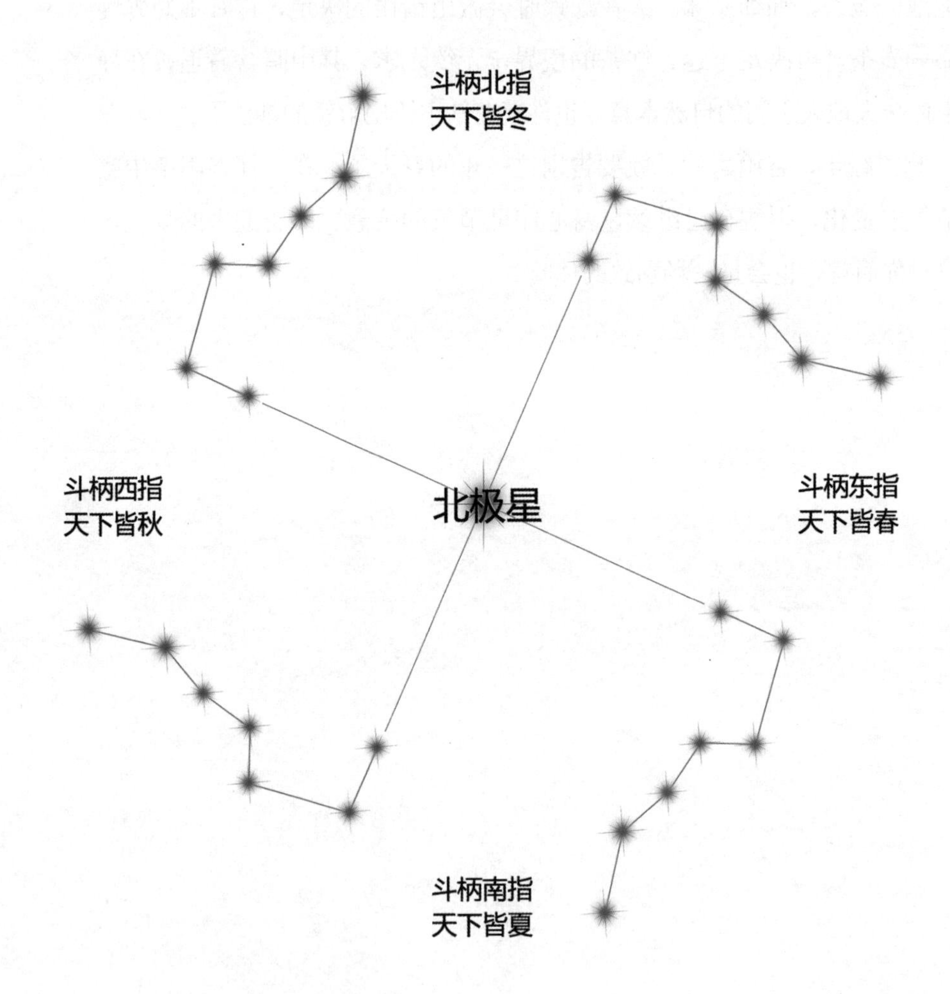
斗柄北指
天下皆冬
斗柄西指
天下皆秋
北极星
斗柄东指
天下皆春
斗柄南指
天下皆夏

# 夏

「立夏，木生火　小满，气盎然　芒种，善护念
夏至，一阴生　小暑，夏蓄秀　大暑，火生土」

# 立夏，木生火

立夏,《历书》记载“斗指东南,维为立夏,万物至此皆长大,故名立夏也”。《淮南子·天文训》描述立夏：常羊之维则春分尽，故曰有四十六日而立夏，大风济。也就是说，斗柄指向常羊之维的辰巳之间，这时表示春季时令结束。所以说春分以后四十六天就是立夏，大风止息。立夏是夏季的第一个节气，表示孟夏时节的正式开始，立夏意味着开始进入农历的四月，相当于一天之中的 9 点到 10 点，对应人体的血液系统。

公历每年 5 月 5 日或 6 日，太阳到达黄经 45°时为立夏。《月令七十二候集解》中说：“立，建始也，夏，假也，物至此时皆假大也。”这里的“假”是“大”的意思，是说春天播种的植物已经直立长大了。在天文学上，立夏表示告别春天，是夏天的开始。立夏后气温迅速升高，正式进入夏季。《历忌释》曰：“四时代谢，皆以相生……立夏火代木，木生火……”因应五行，隋唐《郊天下》记载：“故立夏日，迎夏南郊，祭赤帝祝融。南郊七里，因火数。”说的就是立夏日，古代帝王要率文武百官到京城南郊去迎夏，举行迎夏仪式。君臣一律穿朱色礼服，配朱色玉佩，连马匹、车旗都要朱红色的，以表达对丰收的祈求和美好的愿望。

## 一、春夏之交

立夏前后，南方地区刚跨进夏季，北方大部分地区，尚属暮春时节。夏三月（农历四至六月）是草木繁盛万物秀美的季节。立夏作为夏季开始的日子，万物繁茂，温度逐渐升高，炎暑将临，雷雨增多，农作物进入生长旺季。古有："孟夏之日，天地始交，万物并秀。"这时，天气下降，地气上升，天地阴阳之气相交，万物开花结果。也就是说天与地联手，在夏季宽厚地纵容万物生长，是天地最为仁慈悲悯的季节。此时夏收作物进入生长后期，夏收作物年景基本定局。

比起刻板的气象学的立夏标准，民间更倾向于把立夏定为樱桃红熟。红透的樱桃，象征夏天，不仅美味而且补心，是立夏的代言节令食品。这种鲜活且美感的物候取象，让人们在生活中去理解天地之间的二十四节气变化。

立夏，标志着万物即将进入一年中最兴旺的状态。立夏为春夏之交，立夏的节气虽然到了，盛夏犹未临。夏季因天气炎热而容易出汗，导致体内水分流失，消化系统功能降低。相应的，身体内和情绪上的阳性能量逐渐增盛，情绪容易激昂、亢奋，奋进，这些都是立夏节气需要面对和调理的生命功课。

## 二、立夏三候

一候：蝼蝈鸣。立夏时节，昼伏夜出的阴寒之虫蝼蝈，因感应到阴气衰微将竭而悲鸣。蝼蝈也称蝼蛄，是蝼蛄科昆虫，性寒，味咸，有小毒。蝼蝈又名土狗、地牛等，是一种杂食性害虫，主要在夜间与清晨活动于地表下，吃新播的种子，咬食农作物的根部。《月令七十二候集解》："蝼蝈，小虫，生穴土中，好夜出，今人谓之土狗是也。"对应乾卦的初九爻辞之象："潜龙勿用，阳在下也。"

二候：蚯蚓出。《月令七十二候集解》："蚯蚓即地龙也。"其性大寒，味咸，有清热定惊、通络、平喘、利尿之功效。蚯蚓对地气的感应会有特别明显的表现，阴曲而阳伸，当立夏节气到来之时，蚯蚓的表现就是伸展而钻出地面。立夏时，对应的星宿有角木蛟和轸水蚓，此时地下的蚯蚓开始工作，勤于翻泥松土，是对应乾卦的九二爻之象："见龙在田，利见大人。"象曰："见龙在田，德普施也。"

三候：王瓜生。王瓜的蔓藤开始快速攀爬生长。乡间田埂的野菜也都彼此争相出土，日日攀长，大自然表现出欣欣向荣的景象。《图经》云：王瓜处处有之，生平野、田宅及墙垣。王瓜是葫芦科栝楼属多年生草质攀缘藤本植物。其果实、种子、根均可入药。在立夏时节快速攀爬生长，于六七月还会结出红色的果实。其性寒，味苦。归心、肾二经，有清热、生津、化瘀、通乳之效。《象说卦气七十二候图》："乾为王，为木果，故曰王瓜。三爻动，卦变为履，互离为生。"

蝼蛄、蚯蚓、王瓜，这立夏三候皆为药用动植物，且都是阴寒之物，它们却成为夏初万物生发的重要物候，这是为什么？《素问·阴阳应象大论》道："阳生阴长，阳杀阴藏。阳化气，阴成形。寒极生热，热极生寒。"而"此阴阳反作，病之逆从也"。顺势则生，逆势则病。三候都显示着夏季来了，阳气开始生长旺盛，连喜阴的动植物都活动多了，生长更加旺盛。

## 三、夏长万物

《黄帝内经》里讲，春生夏长。春天养生，夏天养长。立夏节气，即将迎来夏季的繁荣生长，人体的气象又如何呢？

立夏时节，时值乾卦，自然界阳气渐长、阴气逼退，相对人体脏腑来说，肝气渐弱，心气渐强。因此，人体脊柱的对应点继续上升，来到胸椎的下段与胸椎的中段的交界处。立夏对应的脊柱部位是第九、第十胸椎之间（图12）。如果把人体的24节椎骨分为五段对应五脏，那么下端的腰椎、骶椎和尾椎对应肾水；上端的颈椎对应肺金；中间的胸椎分为三段，胸椎下段对应脾土，胸椎中段对应肝木，胸椎上段对应心火。中医讲究天人合一，春夏之交，健康调护又有了新的重点。

第九胸椎分出的神经对应肾上腺，主管过敏、荨麻疹、身体手脚冰冷、癫痫、胃脘痛、肝区痛、子宫颈炎等。第九胸椎的作用是为肌肉活动，大脑活动补给需要的营养成分。如果营养成分被过度消耗，而得不到补充，肌肉就会变硬。

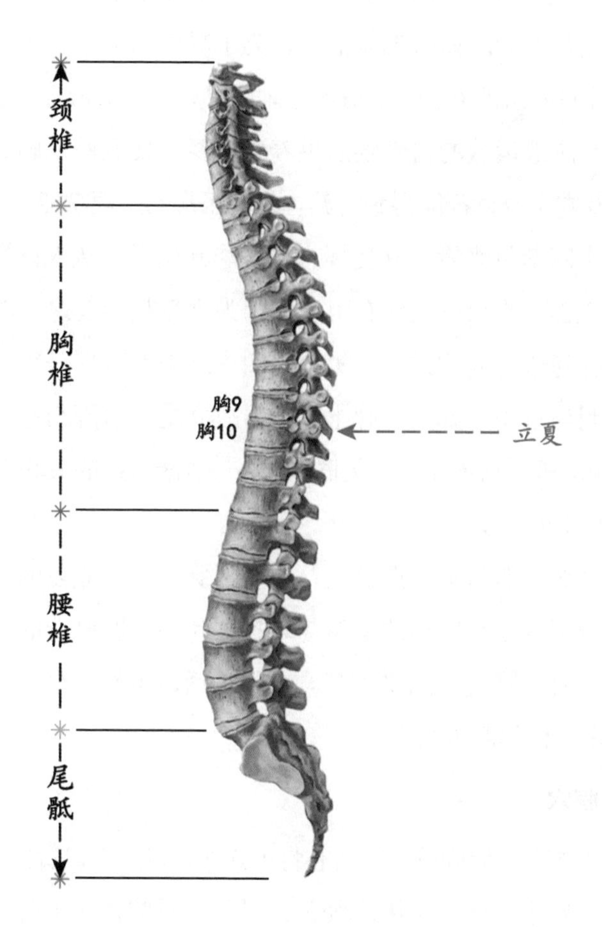


图12　立夏节气与脊柱的对应关系

从有形的脊神经分布上看，与二十四节气的关联度似乎并不大。从无形但有象的经络及穴位上对应，则关联度更加密切。这说明了二十四节气的气候变化更容易从人体精微的能量层面得到印证。尤其是脊柱，记录了自然节律与人体健康之间的关系，肝附于九椎，胆附于十椎，所以立夏的健康节律是调整肝木，生发心火，为盛夏拉开序幕。

## 四、肝木生心火

立夏节气，对应人体的血液系统。心脏是血液循环的动力。此时人体的心脏机能开始为旺盛时期做准备，为了顺应这一个时节的物候特点，尤其要密切注意心脏的养护。心脏不停地跳动，推动血液在全身脉管中循环，周流不息。血液运载的营养物质供养着全身，使五脏六腑、四肢百骸、肌肉皮毛以及整个身体都能得到营养，维持正常的生理功能。

从二十四节气来看，立夏标志着夏季开始了，从人体脊柱的对应点来看，似乎“心”的角色还没有出现。因为立夏是春夏之交的过渡，也可以理解为是肝与心之间的过渡。另外，四季之中的最后一个月都属土，所以春季的清明与谷雨都属土，脾土活跃，故立夏也有脾与心之间的联系。甚至立夏之际，脾与血液系统的关联，比心与血液系统的关联更加突出。毕竟，立夏只是夏季的前奏。

中医认为，脾统血，肝藏血，心主血脉。所以立夏的人体大健康含义在于心血得到脾土与肝木的支持与转换。包括，肝脏造的血要推送到心脉中去，心主血与脾统血的平衡等。否则的话，虽然立夏已至，但心的小火苗没有点燃，依然肝木当家。

### 1. 上脘穴

上与下相对，脘同管。位居心骨下 3 寸，胃的上口贲门处，主治胃疾，因名上脘。属于任脉。《甲乙经》：“邪在胃脘，在上脘则抑而下之。”上脘穴在中脘穴上面 1 寸处，是任脉、足阳明胃经、手太阳小肠经的交会穴。上脘穴有和胃降逆、化痰宁神的功用。可治腹胀腹痛、咳嗽痰多、黄疸、胃炎、胃扩张、呃逆、肠炎等症，现代此穴常用于治疗胃炎、胃痉挛、胃溃疡、胃下垂等。中医认为，上脘穴、中脘穴及下脘穴均为胃之募穴，故具有和胃健脾、降逆利水之功用，常用来治疗胃痛、呕吐、呃逆、反胃、腹痛腹胀、泄泻痢疾等疾病，是健胃三大要穴。这三个穴位就像是三位亲兄弟，忠实地守护着我们的肠胃，所以人称胃肠疾病“三剑客”。当然，这三个穴位配合使用，效果会更加显著。取穴位于上腹部，前正中线上，脐上 5 寸处。

现代人脾虚的多，胃隐隐地有了亚健康反应，胃痛、胃酸、胃胀症状渐次出现。脾失健运会引起胃部的隐痛，上腹部的饱胀感，吃一点就饱了，爱打嗝等。脾胃虚弱时，人没有精神，食欲减退，脸色蜡黄。如果脾胃虚寒，就喜欢用热的东西敷胃脘部，容易怕冷，这些都可以通过刺激上脘穴得到缓解。刺激上脘穴能够促进肠道蠕动，经常按摩可以避免因饮食过快造成食物积于胃部，对食管起到保护作用，并且能够加快身体代谢，加速血液循环。

脾虚的人，会引发血虚，继而缺乏生命动力。脾虚的人情绪表现为难以专注、逃避责任，甚至不讲信誉。这是因为人体遇到紧急情况的时候，调用的越是储藏的脾血。如何做到泰山崩于前而色不改？就是体内要储备好高质量的脾血，以备不时之需。而脾虚的人遇到紧急情况不是大脑一片空白，反应不过来，就是牢骚满腹，磨磨蹭蹭，拖拖拉拉。

**2. 筋缩穴**

筋泛指筋肉，缩有抽搐之意。穴位于肝俞中央，该穴主治狂痫瘛疭、痉挛抽搐诸疾，因名筋缩。中医有肝主筋的说法，认为肌肉痉挛都与肝有密切关系，因此治疗类似疾病都由肝着手。而筋缩穴，具有平肝息风、宁神镇痉的功效，可以辅助治疗小儿抽动症。临床主治脊背强急，腰背疼痛，胃痛，癫痫，抽搐，腰背神经痛，胃痉挛，胃炎，癔症等。该位置在肾上腺区域，对过敏性疾患、荨麻疹、腹痛、子宫颈炎、胃脘痛、肝区痛、上腹胀痛、糖尿病等也有辅助治疗的效果。筋缩穴，现代常用于治疗胃痉挛、胃炎、癫痫等。取穴在第九胸椎棘突下，与任脉的上脘穴前后大致相对，能够顺应自然，把握立夏节气的时间节点，进行身体的调理和养护，让即将来临的夏季过得更加顺利。

### 3. 肝俞穴

肝，肝脏也。俞，输也。属足太阳膀胱经。肝俞名义指肝脏的水湿风气由此外输膀胱经。肝之背俞穴。本穴内应肝，为肝脏之气输注之处，是治疗肝脏疾病的重要腧穴之一。可以散发肝脏之热，主治黄疸、胸胁长痛、目疾等。日常生活中经常熬夜，过多的酒场应酬，乱服药物都会加重肝脏负担，发怒、生气也容易伤肝，还有高脂血症导致的脂肪肝等等，这些都是损伤肝脏的因素。刺激肝俞，成为保肝之法。取穴在背部，当第九胸椎棘突下，旁开 1.5 寸。

中医讲七情当中的“怒”可伤“肝”，暴怒会导致肝气上逆，血随气而上溢，郁怒则可导致肝气郁结，故而怒可伤肝。“肝主疏泄”，如果肝的疏泄功能正常，则全身血液运行通畅。如果长期郁愤，可以导致肝气郁结，引起生理功能紊乱。当肝脏出现问题时，病人往往会感到胁痛，身体出现黄疸等肝胆症状。另外因肝开窍于目，所以肝脏疾病患者多数会出现目赤肿痛、视物不明、迎风流泪等症状，上述症状都可通过刺激按揉肝俞穴得到缓解。

肝附于九椎，骨空于九椎病于肝。肝喜温喜调达，就怕气逆不降。肾藏精、肝藏血，精血是生命的根本，肝俞穴历来被视为肝脏的保健要穴。肝胆相照，肝功能正常运行，血气充足，胆自然就健康。

## 五、肝渐弱，心渐强

一年四季中，夏天属火，火气通于心，故夏季与心气相通，养生首先要养心。心为君主之官，怕纷扰。炎热天气容易引起人的“心躁”，一定要戒躁戒怒，努力培养急事不惊、烦事不争的心态。恰如嵇康在《养生论》中所说，夏季“更宜调息净心，常如冰雪在心，炎热亦于吾心少减，不可以热为热，更生热矣”。也就是说，我们要做到心静自然凉。保持精神安静，心情舒畅，戒躁戒怒，切忌大喜大悲，此时宜开展绘画、书法、下棋、种花等闲情活动。

其次，立夏之后日照时间更长，而天气变暖的速度也会加快，人体的心脏功能处于旺盛时期，新陈代谢加快，能量消耗比较大。所以，人体在白天所消耗的能量要靠晚上的睡眠来补充，如果睡眠不足，必然会破坏体内新陈代谢的平衡，使人精神萎靡不振，进而影响身体健康，立夏节气应从饮食上适当进补以促进睡眠。这个时候，阳气越来越重，多喝水以退热降火滋养阴液。饮食上注意多吃汤汤水水，宜多吃稀食，如早晚食粥，午餐喝汤，这样既能生津止渴、清凉解暑，又能补养身体。

最后，立夏是阳气渐长、阴气衰弱的时节，因此人体的肝气渐弱，心气渐强，此时饮食上应避免吃高脂厚味及辛辣上火之物，多食清淡和富含维生素的食物，如山药、小麦、玉米、海产品、蛋类等。中医认为立夏后阳气上升，天气逐渐升温，如果此时人们还多吃油腻、易上火的食物，就会造成身体内外皆热，而出现痤疮、口腔溃疡、便秘等病症。

## 六、立夏即是木生火

春天肝木当值，主生发。夏天心火当值，主炎上。炎热的夏季，需要缓缓“开幕”。这个开幕式就是肝木之气与心火之气的交接。如果交接得好，即是肝木生心火，简称木生火，人体就与立夏同频了。如果没有交接，说明肝气还没有传递到心气。外在的环境虽然进入夏天了，但你人体的内环境还没有进入立夏，那么这个立夏对你而言，只是一个概念，而不是真实的生命体验。

四季中夏天属火，火气通于心。春夏交替之际，血液循环加速、汗液排出增多，人的心脏受到的压力也随着增加。如何将肝木中的能量转移到心火中来呢？道家有个简单但有效的方法——木生火之法。首先将两个掌心的劳宫穴相对，搓热。然后将搓热的掌心相叠敷贴在肝脏的位置上，调整呼吸。吸气的时候，感受肝脏的变化，给肝脏补能。呼气的时候，用双掌心沿着皮肤的表面，向左上方，推送肝木之气入心。在心脏的位置上停留一会儿，感受心脏的变化。可以重复这个动作三次。起点为肝，终点为心。肝属木，心属火，所以推送肝木之气入心火，即是木生火，这是立夏时应该完成的生命功课。

立夏之后，人体气血更加外向，出汗开始增多，心跳逐渐加快，所以更要注意调养心脏，不能过累过劳。睡眠要充足，早睡早起，顺应自然。立夏时节，人们要重视精神的调养，保持神清气和、心情愉快的状态，切忌大悲大喜，以免伤心、伤身、伤神，为安度酷暑做好准备，使身体各脏腑功能正常。

# 小满，气盎然

夏

小满，上古“斗柄指向”法，以北斗星勺柄指向巳位时为小满。巳，十二地支之六，代表阳气。五行属火。小满意味着即将告别农历的四月，相当于一天之中的10点到11点，对应人体的咽喉、齿和肛门。

公历每年5月20日到22日之间，太阳到达黄经60时为小满。小满的含义是夏熟作物的籽粒开始灌浆饱满，但还未成熟，只是小满，还未大满。《月令七十二候集解》：“四月中，小满者，物致于此小得盈满。”即是此意。小满小满，麦粒渐满。春播作物生长旺盛，大麦、小麦等农作物已经结果，籽粒饱满，夏收作物已经接近成熟。在南方民间民谚中“满”的意思与上述所写的意思不同。小满节气期间长江中下游以南地区往往是江河湖满，如果江河不满，必是遇上干旱少雨的年份。这里的“满”字，不是指作物颗粒饱满，而是雨水多的意思了。

## 一、盈而未满

小满节气期间，我国大部分地区相继进入了夏季，南方地区一般会降雨多、雨量大。小满节气，酷夏未至，春寒已远，往往是北方地区在二十四个节气中日照时间最长的时期。加热北方的干空气比加热南方的湿空气要容易得多，所以小满时，北方一些地方的气温很容易异军突起，上升得很快，与南方的温差进一步缩小，小满节气的到来往往预示着夏季闷热潮湿的天气即将来临。

小满，夏季的第二个节气，我们离炎热的夏日越来越近了，小满还意味着从初夏向仲夏过渡的阶段。《礼记·月令》记载："是月也，聚畜百药。靡草死，麦秋至。"古代中医们皆认为小满后是采药的好时节，特别是中药采摘叶、花、子的最佳时机。小满时节，万物繁茂，生长最旺盛，人体的生理活动也处于最旺盛的时期，消耗的营养物质为一年二十四节气中最多。所以，应及时适当补充，才能使身体五脏六腑不受损伤。小满寓意丰收即将到来，但却处青黄不接之际，以前的穷人和现在的城里人，经常用野菜来填补餐桌上的不足，这形成了小满节气的独特食俗。

小满前后，石榴花开，红红火火，给初夏的景色更添热情。同时它也是保护心脏与抗衰老的佳品。小满过后，雨水多起来，天气闷热潮湿，中医称之为"湿邪"。人体的脾"喜燥恶湿"，受湿邪的影响最大。很多人一到雨季就会有食欲不振、腹胀、腹泻等消化功能减退的症状，还常伴有精神萎靡、嗜睡、身体乏力、不想喝水、舌苔白腻或黄腻等，中医叫作"湿邪中阻"。这个时期要预防热伤风，也就是暑湿感冒，家里常备一些芳香化湿与疏风开窍的中成药，比如藿香正气散。

冬天一个普通的风寒感冒，可能两天就好了，而夏天的一个暑湿感冒，一周能痊愈就不错了。为什么呢？这就是中医讲的外感六淫里的湿邪致病的特点。无论是暑湿，还是寒湿，只要惹上了湿邪，就是缠绵难治。所以，建议大家自备常用的避暑除湿中成药，以防耽误时机，延长病程。

## 二、小满三候

一候：苦菜秀。小满时节，此时苦菜生长茂盛，可以采来吃了。苦菜药食兼具，药名叫败酱草，有抗菌、解热、消炎、明目等作用。苦味菜入心经，降心火，去心火，神自安。

小满初候苦菜秀。现在人们通常认为是作为野菜的苦菜，但从饮食文化的角度来追溯的话，秦汉以前的苦菜可能指的是“荼”。从《尔雅》释“秀”之意看，“不荣而实谓之秀，荣而不实谓之英”。茶似乎更接近此意。茶人都了解，谷雨前的茶苦味淡，立夏后，茶“感火之气而苦味成”，此时茶性更为苦寒，正是祛心火之良药。从药草偏性来平衡身心五行能量的角度说，“苦菜秀”，无论指的是野菜，还是茶，都提醒人不要急躁上火。

二候：靡草死。在《礼记》注中认为，靡草为“草之枝叶而靡细者”。古人观察自然生态发现，“凡物感阳而生者，则强而立；感阴而生者，则柔而靡”。由此来看，靡草属于至阴之气所生植物，因为至阴而生，所以不耐至阳。当阳气炽盛时，无法适应则死去。这是描述乾卦时空下，喜阴的一些枝条细软的草类在强烈的阳光下开始枯死。

中药里有味药叫夏枯草，八九月份是最好的播种时间，夏天枯黄时采集入药，有清热散结之功效。小满二候提醒人们应气要懂得适应。

三候：麦秋至。此时正是秋天播种的冬小麦成熟的时候。秋表示谷物成熟收获的季节。虽然时间还是初夏，但对于冬小麦来说，却到了成熟的季节，所以叫作麦秋至。

小满三候所描述虽为植物生态，但其隐喻却与人事有很大关系。上古之人衣食住行，皆自观天象来定，彼时人们对自然的观察力是相当敏锐的，就像古人会看云识天气一般平常。所以，七十二候皆是长期观测积累总结的日用生活人事。

## 三、振奋阳气

从生命大健康的角度，如何理解小满节气，让自然的能量充盈身体呢？首先是从立夏开始，天地间的能量步入了乾卦时空，阳能达到极致。其次人体的气血像饱满的麦穗一样充盈，内环境与外环境达到统一，人体已完全同化于宇宙天地间。给我们的启示如下：小满是振奋阳气的重要时刻。

“春夏养阳，秋冬养阴”是五脏、四时、阴阳、动静的协调，“天人相应”整体观与养生保健理论的具体体现。小满前后，阳气旺盛，万物生机盎然，影响人体，此时腠理疏松、开泄，故常汗出，体内阳气亦随之外泄，致使阳气易虚。因汗液的排泄靠阳气的功能动力，汗出越多，消耗阳气越多，所以气温越高，耗伤阳气增多。再者，春夏两季，人们喜食寒凉，会使阳气更耗，这即是春夏要时时注意保养阳气的道理。

小满对应的脊柱部位是第八、第九胸椎之间（图 13）。第八胸椎分出的神经对应脾，主管抵抗力下降、胆囊炎、胆结石、胃脘痛、肝区痛、肋间痛、呃逆、糖尿病等。第八胸椎与调节红细胞的生成相关。第八胸椎处于脊柱亚健康状态的人，其骨骼会提前老化，一旦骨骼老化，骨髓生成的红细胞数量就会减少，血液循环不良，手脚就会发凉，有畏寒症的人在这时会表

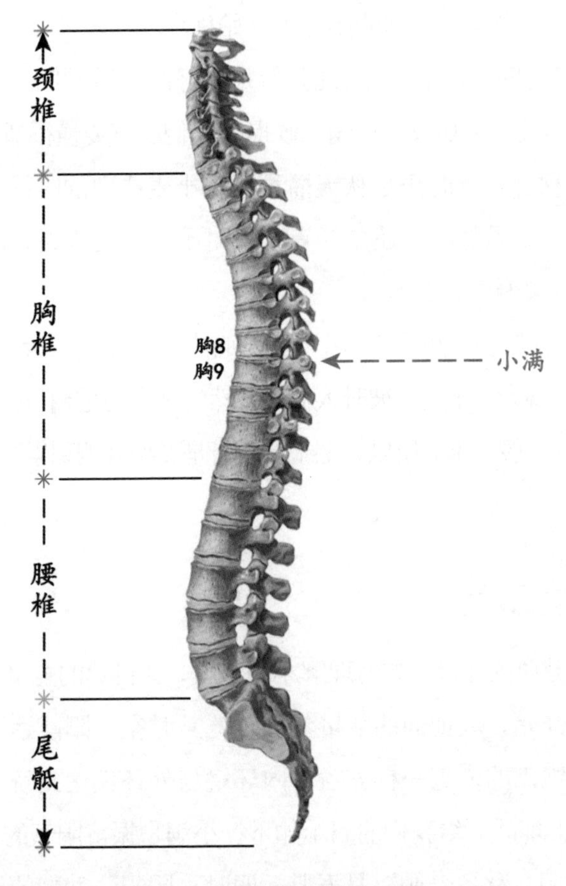


图13　小满节气与脊柱的对应关系

现的比较明显。

每逢节气点时刻，人体对应器官能量会由对应脊椎位置大量流失，使身体感觉不适，严重者甚至引发疾病，这是急慢性疾病的成因之一。现代预防医学研究的结果，给器官做脊椎能量补充，对提升免疫力有事半功倍的效果。其实《黄帝内经》早就揭示了这个道理。脊柱前后有人体的任督二脉，督脉两侧的足太阳膀胱经上分布有五脏六腑的背腧穴，这些穴位直接起到调理脏腑气血的作用。

《黄帝内经》认为人以天地之气生，四时之法成，人是天地造化的产物，是天地之灵，首要必须是顺应春夏秋冬气候的变化。如果我们能够多留意一下天气的变化，慢慢感应和捕捉到自己身体微小的讯号，知道自己的身体是否会与天时配合后，找出相应的方法调养治疗，这才是中医的精华所在。如果在夏天的时候身体还停留在春天，等到疾病来临时才临阵磨枪，那只能是养病了。



## 四、心火下移

小满时人体对应的征象：小满之后，由于气温逐渐升高，人体的水分容易通过出汗、呼吸而大量丢失，再加上天气变化反复无常，人体的新陈代谢不能保持平衡和稳定，导致人体易上火。此时不少人会出现口干舌燥、小便赤黄，甚至心慌胸闷、睡眠不佳等症状。哪怕平时温文儒雅的人，一旦到了夏天，也容易变得烦躁不安。这多是由于气温逐渐升高，人们的紧张心理加剧，导致心火过旺所造成的。具体表现为咽喉干燥疼痛、眼睛红赤干涩、鼻腔热烘火辣、嘴唇干裂、大便干燥等。

小满虽不满，心火内炎。小便短赤乃是心火下移到小肠，人体在小满时的征象，即尿少、色黄。口腔溃疡（心火毒热伤阴），舌尖出现红点亦是。心开窍为舌，所以心火从舌头出。心烦易躁，头痛失眠。此时人的情绪波动也较大，要注意觉察自己的情绪。小满开始，湿热更重，心火重，小肠积热就会出现口舌生疮，下移到膀胱而产生小便短黄，舌红苔黄，大便秘结。在自然界中植物想要生长，除了阳光以外，都要吸收地下的营养，而在人体当中，所有的营养都是从“大小肠”吸收的。因为大肠是吸收津液的，而小肠在小满节气后，已经从外界得到了补充，并且会在整个夏季得到源源不断的积累，而大肠在夏季并没有太大的变化，就是因为小肠与心火的传变。

小满是调理胸八椎、及胰腺等器官相关症状的最佳时期。下焦之火一定要清，否则你一年都会有心烦意乱、烦躁不安、小便短赤等症状。所以，为了一整年的健康，要在这个节气点适时调节胸八椎和胰腺。在此期间静坐和刺激反射点，事半功倍。

**1. 背俞穴**

背俞穴，即脏腑之气输注于背腰部的腧穴，也可包括背腰部足太阳膀胱经第 1 侧线上的其他腧穴。其歌诀为：一椎大杼二风门；三椎肺俞四厥阴；心五督六七膈俞；八椎胰俞紧相跟；九肝十胆仔细寻；十一脾俞十二胃；腰一三焦腰二肾；腰三气海腰四大（肠）；腰五椎下关元镇；小肠膀胱骶骨找；中膂白环椎尾沉（图 14）。

十二背俞专穴都是膀胱经上的穴位，在脊柱区和骶部，后正中线旁开 1.5 寸。原来没有第八胸椎的，古人认为这里经气感应弱。十二正经上第八胸椎旁 1.5 寸处没有穴位，后人认为那个地方靠近胰腺，把他定义为胃脘下俞，用治胰腺病。现在补录的是第八胸椎棘突下为“胰俞”，对于胰腺、糖尿病有较好疗效。《千金要方》：“消渴，咽喉干，灸胃管下俞三穴各百壮，穴在背第八椎下横三寸间寸灸之。”

胃脘下俞（胰俞）：在脊柱横平第八胸椎棘突下，后正中线旁开 1.5 寸。这个穴位是经外奇穴，治疗“胃痛，腹痛，胸胁痛，胰腺炎，消渴，咳嗽”。也有的书上认为第八胸椎棘突下旁开 1.5 寸是胃脘下俞，主治肠胃疾病，而第八胸椎棘突下旁开 3 寸才是胰俞。

**2. 巨阙穴**

巨，大也。阙，通缺，亏缺也。巨阙名义指胸腹上部的湿热水气（血）在此聚集。心之募穴，有募集心经气血之功效。此穴为任脉上的主要穴道之一，指压此穴，对于缓解心脏疾病很有疗效。对应症状为：胸痛，心痛，心烦，惊悸，尸厥，癫狂，痫证，健忘，胸满气短，咳逆上气，腹胀暴痛等。按压此穴，解除心烦，促进肠胃运动，有益于小肠的排毒，解决心火下移的问题。

巨阙穴位于上腹部，前正中线上，脐中上6寸，即在心口垂直向下1寸（约三指并拢的距离）处。取穴的时候通常让患者采用仰卧的姿势，以便实施者能够准确地找寻穴道和顺利实施相应的按摩手法，也可以取穴于人体的腹部中部，左右肋骨相交之处，再向下二指宽即为此穴。

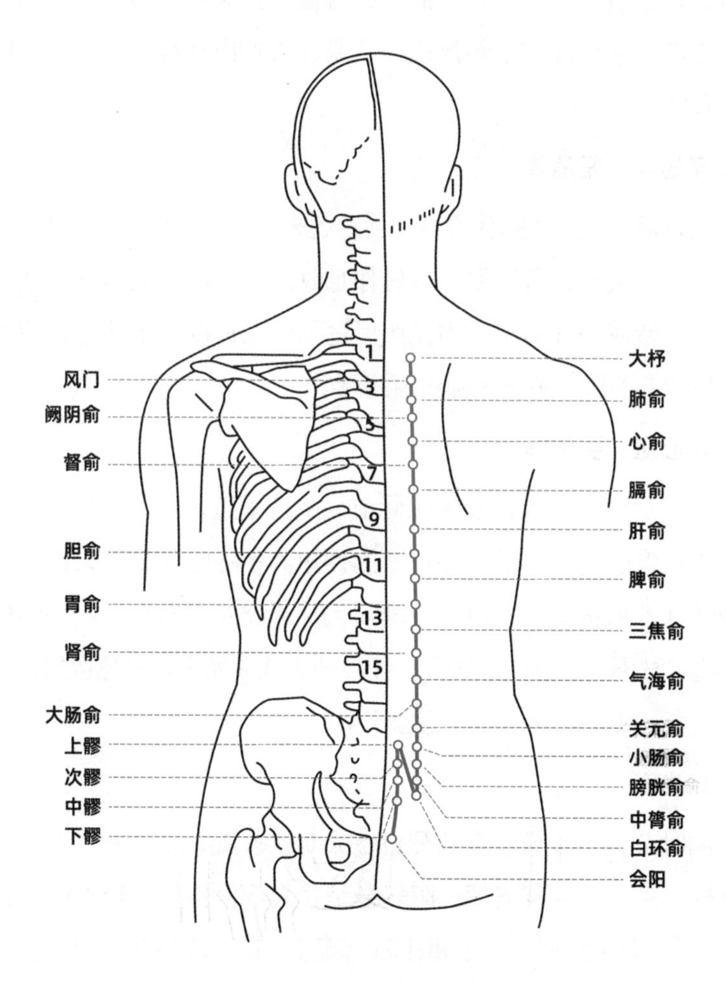


图14　背俞穴

夏

## 五、夏气通于心

《素问·六节藏象论》中记述：心“为阳中之太阳，通于夏气”。夏季五行属火，五藏应心，五化主长，五气主暑；此时应注重对心的呵护，以利于阳气的长养，同时要避免暑邪的侵袭。那么，小满节气如何养护心脏呢？

### 1. 小满节气适当吃“苦”

小满节气温度逐渐攀升，苦菜正当令，苦菜营养丰富，吃苦菜已成了中国民间风物。中医认为：吃苦旺心气。夏季养生重在养心，小满时吃适量的苦菜，是最符合天人合一的食补方法。苦菜具有清热、凉血和解毒的功能，小满时常出现的干热风往往容易让人们出现燥热症状，此时吃苦菜对身体有好处。

### 2. 多通风，常消毒

小满以后，人的新陈代谢愈加活跃起来。室外活动频繁，活动量增大，加上夏季昼长夜短，所以要调适好作息时间来顺应小满节气以达到大健康的功效。居室应保证通风，阳光照射过强的话可以拉上浅色窗帘避光。居室要加强消毒工作，防止各种病菌的滋生。

### 3. 护心脏，要午睡

人在午后困意颇大，应顺应此节气坚持午睡，午睡对保障身体健康，减少某些疾病的发生起着至关重要的作用。午睡时间要因人而异，一般以 30 分钟到 1 小时为宜，长时间午睡反倒让人感觉没有精神。小满后天气转热，但睡觉时不要为贪图凉快而睡在冷地板或凉席上，以免湿气侵入筋脉，导致风湿病，或头重身痛，或生痈疔疖。

### 4. 日光浴

小满时节太阳不像盛夏的烈日让人难以忍受，正是享受“太阳进补”的好时机。身体进入茂盛期，阳气最是养人，保持每天晒太阳，正是修复身体的时光。晒太阳时，一定要让阳光晒过头顶。储备能量，让身好心更好，朝向太阳奔跑，正气大跃升！

太阳能量是大自然中最纯净、最快速的能量。也许人们会觉得夏天的阳光特晒。其实适当地晒太阳，是有利于身心健康的。尤其是经常晒晒后背，这样可以振奋人体阳气，利于排出体内的阴寒之气。做人不学夏枯草，小满节气日光浴。小满之后，就不建议日光浴了，因为小满之后不再是纯阳了。

**5. 预防皮肤病**

小满节气时期刚好落在梅雨季节里，一下热来一下湿，人的身体内外无法快速反应气候变化，皮表第一个遭殃。小满后雨量开始增加，湿气较重，加上气温升高，此时是皮肤病的高发期。所以小满节气要注意皮肤病（跟肺有关）的出现，因为天气闷热潮湿，汗斑、湿疹、脚气病容易发作。此时建议多吃有清热利湿效果的食物，闲饮金银花露，餐入苦菜五谷。

**6. 养心在静**

小满节气功法重点是“养心在静”，人要云淡风轻，气血循环就如沐春风。每日请少量多次静坐安神，以心行气，气推血行，血运全身。可以舒压降心火，或开展散步、慢跑和太极拳活动，调理情志。此时突显的是“虚其心、实其腹”，就是丹田有气，肾气要足，心自然静。

## 六、药王圣诞

小满日通常在 5 月 20 日，因“520”谐音“我爱你”，不知此时各地婚姻登记处是否又迎来了扎堆登记的新人。“小满”节气，节气花是杜鹃，杜鹃花语代表着爱的快乐，全红色的杜鹃花是非常适合代表爱情的，从花的箴言来说，是爱神降临的日子。小满前后还遇上母亲节，总之是很有爱的节气。

小满的民俗之一是祭神农大帝。四月廿五，神农大帝诞辰。在小满节气前后。“神农大帝”就是上古“三皇”（伏羲、神农、黄帝）中的神农氏，即炎帝，他“乘火德而王天下”，又被称为火神。什么是火德呢？火曰炎上，如同太阳，给予光明，给以健康。他教人民耕种，并且亲尝百草、识药性、做治病之药方，广受人民的信奉。神农氏也是医药之神，俗称药王、药皇、药王大帝。此外，神农氏还留下了许多伟大的文明成就，被中华民族敬奉为神农大帝。

在二十四节气的命名上有个有趣的现象，有小暑必有大暑，有小雪必有大雪，有小寒必有大寒，有小满却独缺大满。小满，也许是最具中国智慧的节气。小满的满是盈的意思，小满就是小盈。月满则亏，水满则溢，凡事受半，知足常乐，所以只有小满，而无大满。人的精气满则溢，取象人类在小满期间的乾卦能量期发生的精满则溢。也指人类生命自父母遗传及女子 14 岁、男子 16 岁所聚的先天元精能量满则溢，通过物化为男子的后天之精和女性的经血排出而造成的先天元精能量库储损耗。人类先天元精的库储和肾气能量的充足是生命活力的根本，所以人类的修行是顺则凡、逆则仙，只在其中颠倒颠。

人体从父母遗传及到女子 14 岁、男子 16 岁所聚的先天库储能量，存在人体尾骨中。后天欲心一动，则后天门户洞开，若调用尾骨库储无度、毫无节制，便会亏缺及漏泄。人被七情六欲所控制，嗜欲无度，失去万物之灵的资格，终与修道无缘。特在这里借药王之言讲出，小满节气的物候特征，具有顺化为后天之人与逆化为先天之仙的双向性。顺化为后天之人，指人体先天元精，转化为后天浊精或女子的经血而溢出，造成先天元精的库储消耗。逆化为先天之仙，指通过小满期间的身心调理，使人体先天元精不消耗或少消耗，保持先天元精库储的充足，保持生命的活力。

古人云："谦受益，满招损。"为人处事，有好谦之德，所以顺利亨通。谦，即小满。谦卦也是易经 64 卦中唯一的六爻都吉祥的卦象。生命大健康也是同理，小满将盈之时，你谦了吗？谦逊、谦和、谦让，让心气平和，气血充盈，脏腑功能稳定。盈而未满，就是小满之道。我们需要给自己的生命留点余地，便是大健康最佳的状态。识神退位，元神觉醒，便是顺承万物的小满。

# 芒种，善护念

芒种，上古“斗柄指向”法，以北斗星勺柄指向丙位时为芒种。丙，为十天干之三。代表阳光普照。炳烈当空日，炎炎照四方。五行属火。芒种意味着正式进入农历的五月，相当于一天之中的 11 点到 12 点，对应人体的小肠和肩。

公历每年 6 月 6 日前后，太阳到达黄经 75°时为芒种。“芒种”一词最早出自《周礼》中的“泽草所生，种之芒种”，其中“芒”指的是在阳光照耀下如波浪般摇摆的麦芒，表明此时已经成熟可以收割了。而“种”则代表稻谷，这时候是种稻谷的最后时机，倘若错过便再不能种植了。简单说，“芒”是指小麦等有芒作物的收获。而“种”指的是谷黍类作物的播种。“芒种”，一边收获夏粮，一边播种秋实，芒种是二十四节气中唯一“收获”与“播种”并行的节气。一“收”一“种”，道出了芒种的节气内涵，如何收放自如，张弛有道。也道出了人生的真谛，古时人们靠天吃饭，争取时间成为芒种时节的最好注释。如今人们追寻人体生命大健康，我们生命体内的芒种规律，既有年、月、日的周期律，也有体现在每一小时的周期律，应该说体内的生命管理比农作物的管理更忙。但是我们常常并不忙，因为我们忘记了体内生命作物的管理。所以，“善取舍”是这个忙碌时节的善意提醒，而人体的健康养护，又要取舍什么呢？相信读完本章，你便知晓在人生的“芒种”，哪些该争取，哪些该舍弃了。

《月令七十二候集解》：“五月节，谓有芒之种谷可稼种矣。”义指大麦、小麦等有芒作物种子已经成熟。麦子收、稻子种，都与“芒”有关。风吹麦浪远观柔软，麦芒却是锋芒毕露，东风染尽三千顷，在夏日中破壁而出。一场麦收，不兴雅致，也不重风花雪月，唯有稻谷的香气。芒种期间雨量充沛，气温显著升高。芒种，是一年中最忙的季节，民间也称其为“忙种”，这代表了古代农耕文化对于节令的反映。已经远离了农耕生活的现代人，对春种秋收，夏耘冬藏的交替几乎没有察觉。下面让我们侧重于生命大健康的意义来认识一下芒种吧！

## 一、盛夏的开始

芒种已近农历五月间，百花开始凋残、零落。百花凋零的芒种，民间多在芒种日举行祭祀花神的仪式，饯送花神归位，盼望来年相会，这习俗已经在时光流逝下消失，却仍能在《红楼梦》中一探风俗。《红楼梦》第二十七回记载：“凡交芒种节的这日，都要设摆各色礼物，祭奠花神，言芒种一过，便是夏日了，众花皆卸，花神退位，须要饯行。”《红楼梦》里，林黛玉两次葬花，其中一次就发生在芒种节气后，所以才有了“一朝春尽红颜老，花落人亡两不知”的名句。

芒种，表示仲夏时节正式开始，开启炎热高温模式。芒种时节，我国长江中下游地区开始进入梅雨季节，持续阴雨，雨量增多，气温升高，空气非常潮湿，天气十分闷热。古人有许多顺应节气的习俗，其中名气最大的便要属至今尚存的“青梅煮酒”。在我国江南地区和日本，每逢初夏时节，梅子次第成熟，但酸涩滋味却令人难以入口。于是人们采摘青梅烹煮至酸味尽除。比如在《三国演义》之中，刘备与曹操“盘置青梅，一樽煮酒。二人对坐，开怀畅饮”，不知是否发生在芒种。

农历五月又被称为“百毒之月”，蚊虫大量滋生，物品容易发霉，极易传染疾病，如腮腺炎、水痘、乙脑、痢疾等，所以要注意增强体质，避免疾病的发生。夏日的热恼特别容易令人疲劳犯困，这时涂抹檀香油，用香之纯净正气，芳香通窍，凉意悠悠，气贯顶足，醒脑提神。

旧时，人们要在端午节这天采药、制药。中草药长期以来以植物为主，一般植物到了端午前时，叶茎已经成熟，凡以叶茎入药的，均以此时采摘为宜。如车前草在端午节前当作野草，而到了端午节这天就视作药了，其结的子，叫“车前子”，均能入药，所以民间有云：“端午节前都是草，到了端午都是药。”

在世间，莲最为圣洁，可以喻佛。莲是百花中唯一能花、果、种子并存的植物。藕是莲的茎，千年来都被奉为仙品，更是相当走俏的节令美食。莲藕中含有大量的碳水化合物及丰富的钙、磷、铁和多种维生素，膳食纤维也很丰富，可以起到清热、养血、除烦等功效，特别适合夏天吃。芒种时节的莲藕肥嫩多汁，把糯米灌入中空的藕孔，煮熟后再淋上蜂蜜。暑热时节养元固神，不如取莲藕。若论莲藕的自我修养，那一定是清心除烦，善护念兹。

## 二、芒种三候

一候：螳螂生。芒种节气，螳螂在上一年深秋产的卵，因感受到阴气初生而破壳生出小螳螂。螳螂，是一种草虫，又名天马，因其飞捷如马，前二足如斧而得名。仲夏感一阴之气而生，仲冬消亡，以捕食昆虫维生。深秋生子于林木，一壳百子，至芒种时破壳而出，入中药叫桑螵蛸。一候螳螂生，象征天风姤卦的初爻一阴生。

二候：鵙始鸣。喜阴的伯劳鸟开始在枝头出现，并且感阴而鸣。鵙鵙，是形容伯劳的鸣叫声。朱子《孟》注曰：博劳，恶声之鸟，盖枭类也。起名字也是一门学问，看得出它开始叫的时候，一定是农民最辛苦的时候到了。南宋文人严粲认为：“五月伯劳始鸣，应一阴之气，至七月犹鸣，则三阴之候，寒将至，故七月闻鵙之鸣，先时感事也。”伯劳不能翱翔只能直飞，它与燕子在空中相遇的惊鸿一瞥，留下了“劳燕分飞”的唏嘘惜叹。

三候：反舌无声。此时能够学习其他鸟叫的反舌鸟，却因感应到了阴气的出现而停止知了鸣叫。古人以为反舌鸟，能重复其他鸟叫。螳螂、鵙都属阴，感微阴而或生或鸣，反舌感阳而发，遇微阴而无声。

芒种的到来，是炎炎夏日的开始，阳气逐渐浮盛，但阴气也开始出现。分明是农忙时节，这些动物间细微的变化，却被古人捕捉发现，供后人感物候而知天气变。在我国传统的中医哲学理论中．认为万物都是久盛必衰，衰久必盛的。在仲夏天气最炎热的时候，却正是阴气初生的时候。由此看出，古人以阴阳、五行、干支作为表述自然变化的取象归类方法在古代来看是非常先进而且容易普及的表述体系。当我们开始采用现代逻辑术语来描述世界的时候，反而对传统的象思维话语系统陌生而难解，这也是今天整体健康意识缺失的一个大问题。

## 三、仲夏入暑

立夏，把木生火，肝木与心火交接的调子定了；小满加强一下语气，盈而未满强调的是至阳（乾卦）之时要养心；再佐以芒种的铺垫，夏季就真的进入盛夏时期了。芒种以后，热烈的夏天继续在衍进，自然界色彩丰富，人间行色匆匆。《黄帝内经》载：“志闲而少欲，心安而不惧，形劳而不倦，是其大要。”我们常“忙种”于外物，但更应当“忙种”于生命之树。古代道医有一个观点，认为人是有“根”的——人如同一棵树一样，毛发肌肤是树叶，脏腑器官是树枝，但它们皆由“根”所生。根深蒂固，生命才能生生不息。生命之根稳固，古人之调养，无不重视“固护根基”，而今人沉迷于各种具体养生方法，却失根本要领，行各种保健法却无纲领以贯之，常常养生而未见健康。如果把人体比作一棵树，那么脊柱即是主干，是健康根基，气血行于内如同输送精华。芒种节气，养护脊柱正当时。

俗话说，打蛇打在 7 寸上，庄稼种在节气上。同样修行要修在节气点上。从人体生命大健康的角度来看，古人们发现在节气交接那天做相对应的脊椎调理和静坐最为有效。这属于道法自然，所有其他时间的所谓中医调理之效果均无法与之相比。

芒种对应的脊柱部位是第七、第八胸椎之间（图 15）。第七胸椎分出的神经对应胰腺和十二指肠，主管胃炎、胃溃疡症状、消化不良、胃下垂、口臭、十二指肠溃疡、胃脘痛、肝区痛、肋间痛、胆囊炎、胆结石等。第七胸椎段主要关联肝、胆、胰、十二指肠等，如发生障碍，易患肝区痛、胆石症、胃溃疡、十二指肠炎、扁桃腺炎等症。

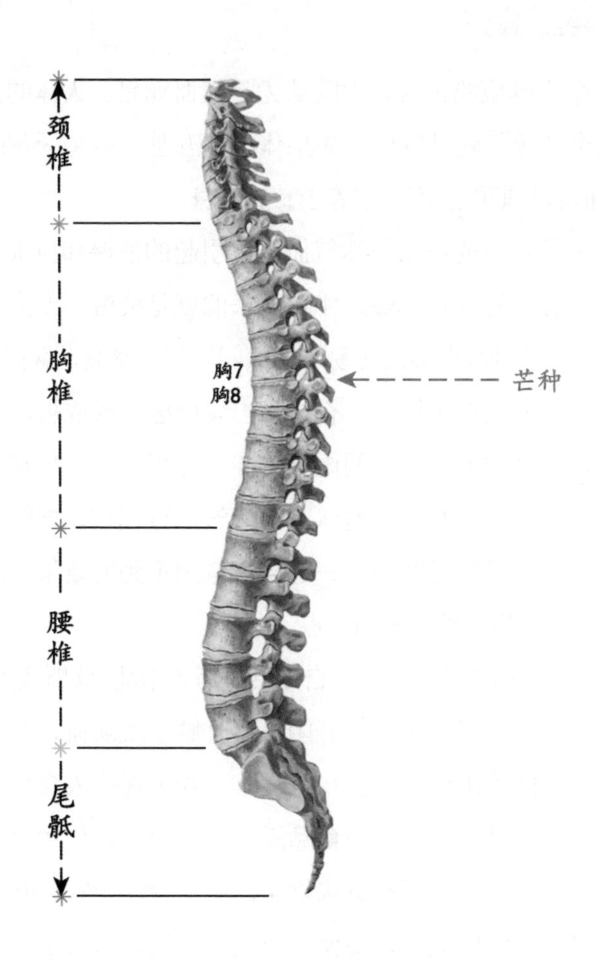


图15　芒种节气与脊柱的对应关系

两肩胛骨下端的连线高度大致就是第七胸椎下端。长时间跪着坐时，两足会麻痹，这是第七胸椎的前倾造成的。单脚麻痹时，是第七胸椎一侧处于脊椎亚健康状态。

第七胸椎是感情的中枢，与麻痹有着密切的联系。第七胸椎（至阳）以下的椎体能量形态大都比较负面，只有把脊柱能量提高到胸六椎以上，才能积累健康能量。因此，对于身心修行，芒种就是分水岭。

## 四、暑湿高热

关于一个人健康的标准，中医认为是气血充足。人体的五脏六腑也需要吃饭，这个“饭”就是气血。如果体内的五脏六腑每天都吃足喝饱，就干劲十足，但若长期供血不足就等于惹病上身。

芒种时人体对应的征象包括气血不足引起的血瘀和血虚。当人体的总血量不够时，脏腑的营养不够，伴随而来的就是疲劳、无力、抵抗力下降等亚健康状态。芒种时很多人容易心情烦闷，眉头紧皱，继而心慌、胸闷，甚至心痛，这是胸七椎淤堵了。有些人出现血虚风燥或暑湿不得宣泄而致的皮肤瘙痒，这是胸七椎气血两虚了。在一定程度上，与初夏时肝木、脾土和心火没有顺利交接有关。趁着芒种节气进行调理，把肝火和脾气疏泄出去（火泄木），理气又宽心，一定会有意想不到的效果。因此，我们应该把活血、养血作为芒种养护的重点。

进一步讲，肝藏魂。魂不在位，自然会有情志紊乱、歇斯底里的乱象产生。芒种时易肝火大而生虚妄癫狂，肝阴不足时脑子就缺血，会做出莫名其妙的反应，他这时候的决断经常会带来病难。加上现代人食物丰富了，肝胆对大量的脂肪、酒精、各种人造食品添加剂不耐受，和物欲横流制造的熬夜行为，胆囊里会有胆结石和息肉增生，胆汁分泌异常，肝囊肿的患病率也呈现出越来越年轻的倾向，促使情志更加紊乱，结果是肝木和心火没有顺利交接，这是造成芒种时人体有血瘀和血虚征象的深部原因。经验表明，芒种节气正是清理体内肝胆毒素的最佳时机，从而保证气血的正常运行。

下面介绍两个节气对应点水平面上的穴位，有利于暑湿高热的芒种调理。

**1. 至阳穴**

至有极的含义，阳指阳气。至阳，顾名思义，极盛的阳气。穴属督脉，位于背部，本穴是后背督脉上阳气最盛的地方，暗合芒种为二十四节气中阳气最盛的节气。督脉为阳经，背亦属阳，七乃阳数，三阳为极，因名至阳。心阳走督脉，督脉有阳经之海的称谓。至阳穴是督脉中阳气的焦点，也是背部阴阳相交接的地方，凡是寒热错杂的问题，都可以通过至阳穴来调理，可有宽胸、理气、利膈之效果。生活中有很多人经常因生气或烦躁而感到心慌、胸闷，心率忽快忽慢，甚至会有心绞痛的发作。这时刺激一下至阳穴，便可缓解不适。取穴在第七胸椎棘突下凹陷处，两侧肩胛角下缘经脊背连线的正中点处。当胳膊往外展的时候，可以摸到背上的肩胛骨，肩胛骨最下面的尖叫肩胛骨下角，肩胛骨下角两个连线的中点这个位置，基本上就是至阳穴。至阳穴最大的功效是缓解紧张。至阳穴刚好位在人体横膈膜的后方。这段时间，可多按摩至阳穴以抒发人体过多的火气，缓解气候转热时人们感到心烦不安、疲倦乏力的现象。在芒种节气点按揉至阳穴，激发人体的自我调节补阳益气的功能，可起到立即缓解心慌胸闷等心脏失调的作用。

另外，督脉上的至阳穴，可以调理整个脊柱，比如臂膀发硬、僵硬、僵痛，觉得俯仰不利，即弯脊柱弯不下去。如果整个背部感觉疼痛，灸一灸至阳穴，效果非常好。从局部讲，至阳穴在人体的肺和心的背后，所以它对于咳喘效果非常好。无论大人还是孩子不想吃饭，导致人越来越瘦，艾灸至阳穴，可以缓解食欲不振，能提高消化系统功能，提高消化与吸收。

**2. 膈俞穴**

因本穴内应横膈，故名膈俞。横膈，心之下、脾之上。俞，输也。膈俞名指膈膜中的气血物质由本穴外输膀胱经。本穴物质（血液所化之气）来自心之下、脾之上的膈膜之中，故名膈俞。八会穴之一，血会膈俞，也就是说，全身之血都汇聚于此，可治疗一切血证，包括血瘀和血虚，既有活血化瘀之功，又能有效地养血生血、健脾补心、改善血液循环与气血不足。定位此穴的时候一般采用俯卧的姿势，膈俞穴位于人体的背部，第七胸椎棘突下，左右旁开二指宽处。体内有瘀血时，按压时酸痛感明显。膈俞穴的作用相当于中药当中具有活血、养血功效的当归，并且兼有阿胶的绝佳补血作用。经常刺激按揉膈俞穴，不但能够纠正人体的贫血症状，治疗血虚所导致的皮肤瘙痒，缓解由于阴血亏虚所导致的潮热、盗汗等症状，同时还可以增强人体的免疫功能，是人体穴位当中不可多得的保健要穴。

因本穴靠近胸膈，因此具有利气、开胸膈的作用，尤其能够调整两侧呼吸功能的平衡，所以当膈肌出现问题的时候，常常表现为气机上逆的症状，表现为打嗝、呕吐、气喘、咯血等。芒种期间暑湿高热，刺激本穴可清泄暑热，宽胸凉膈，适用于治疗暑湿、风湿及邪热盛实的高热。膈俞穴的位置不方便患者自我按摩，需要他人代为按揉。按摩时施术者将双手置于被施术者的上背部，双手的大拇指指腹分别于两侧的膈俞穴按揉。按揉的力度要均匀、柔和，以穴位局部有酸痛感为宜。每天早晚各按揉 1 次，每次按揉 2 ~ 3 分钟即可。药王孙思邈在《千金方》中记载：心痛如锥刀刺，气结，灸膈俞七壮。

## 五、百毒月静心

芒种时期，天气炎热，已经进入真正的夏季。此时要根据季节的气候特征，注意精神调养，保持充足的睡眠，适当调整饮食，注意运动调养，为静心做好准备。

### 1. 精神调养，静心为要

古人认为，我们的日常起居生活只要遵循节气规律就自天佑之，吉无不利。夏季心火旺，应避免大悲大喜、过度情绪化。可适当饮用一些药草茶，茶中有一种名为茶氨酸的物质，这个小小的物质，是凝神静气不可少的重要角色。虽身在酷夏，心亦可清凉，身心清静安和无疾扰，生命之夏就会长久。

### 2. 充足的睡眠，晚睡早起

有一种芒种叫夏季倦怠症。现代医学认为，夏季气温升高后，皮肤的血管和毛孔扩张，这样皮肤的血流量就会大增，供应大脑的血流量就会减少。大脑为了自保，就会降低兴奋性，人就易产生困倦。

在芒种这个节气，人们可以适当地“夜卧早起”，也就是晚上可以晚睡一些，早上可以早起一些，但这并不是说可以熬夜，睡眠是人体最好的休息方式。芒种时节人们可以养成睡子午觉的习惯，这样有利于人体阳气的保护，但午睡的时间不宜过长。

### 3. 适当调整饮食，吃苦饮酸

芒种时节，可以给家人适当吃些苦味的食物，例如苦瓜、莲子、芥蓝、荞麦、生菜、苦菊等，正所谓“苦夏食苦夏不苦”。吃苦去火，首推莲子心。《本草纲目》记载莲子心“清心去热”，搭配生甘草能增强莲子心的泻心火、除烦之功。莲子心 2 克，生甘草 3 克，开水冲泡代茶饮，每日数次，或加粳米同煮成粥即可。

饮酸滋阴，首推青梅。青梅含有多种天然优质有机酸和丰富的矿物质，具有净血、整肠、降血脂、消除疲劳、美容、调节酸碱平衡，增强人体免疫力等独特营养保健功能。但是，新鲜梅子大多味道酸涩，难以直接入口，需加工后方可食用。吃苦饮酸，不仅能清心除烦、醒脑提神，且可增进食欲、健脾利胃。

### 4. 注意运动调养，注意防暑

四季中夏天属火，火气通于心，加上气候炎热，汗液外泄，易耗伤心气，令人烦躁不安。要静养，避免大量出汗，“汗”出伤阳。芒种期间，要顺应昼长夜短的季节特点，要避开太阳直射、注意防暑，以顺应旺盛的阳气，利于气血运行、振奋精神。

也就是说，过了立夏、小满代表的孟夏，进入芒种、夏至代表的仲夏，即从乾卦时空进入姤卦时空，已经不适宜在户外直晒阳光了。夏季运动也最好选择在清晨或傍晚天气较凉爽时进行，场地宜选择在水边、公园、庭院等空气新鲜的地方。

## 六、善护念

芒种入暑，暑易入心，心易不宁。养心重在养神，静气宁神，清心寡欲，调养精神。“芒”的意义，《说文解字》：“芒，草耑也。”其实在古代对于“芒”的定义，并不仅仅只是单纯局限于具体有形的物象上。太阳的光芒这个“芒”，也是存在的。无形的芒，包括声、气、光等能量。似乎无形之象，对应于人体，主要指的精气神的层面。

同样,“种”的含义,也包含了生命成熟而具备以“种子”繁衍后代的本能。以无形之象解读芒种的含义，寻根溯源，具有释放出携带新生命活力种子之义。由此可知，从生命真相的意义上理解芒种，不难看出芒种节气的两种取象，一种是发育形成“凡人”的可能性，顺成人而为夫妻繁衍后代生活所用；另一种则是逆向性进行先天化的转化，回归生命本源构成真正的光态芒种。

这两种可能性在人体生命内同时存在着，需要人类意识的觉醒而自由地进行取舍配置。对芒种的这两种状态，首要不能离开光态生命“芒种”的提升，同时，也要通过入世为人，将自己内在的智慧光芒真正融摄在生命的每一个当下里，将其圆满地运用在生活和工作之中，即是本来完美的芒种。

可见，古圣的原义是指芒种期间人们借天时修心明德的重要性。芒种象征人生命中的本具光明，在身心中所展现出的生命活力。以声、气、光等潜能，在体内对身心进行滋养，所以真正的芒种也可以称之为光态生命之“种”。读懂了，悟透了，这个芒种对你而言，就是从生命大健康回归本来健康；从象天法地回归天人合一；从性命双修回归性命不二。

夏季来临，人心躁动，易发脾气，最容易心火内生。要保持一种淡泊宁静的心态，减少不必要的欲念，宽阔胸怀，不为不值得的事情计较，如此才能神清气和，安闲自乐。我总结为：动静以敬，心火自定。心主舌和血脉，忌大喜伤心，心主血脉是指心有推动血液在脉管内运行以营养全身的功能。心是血液运行的动力，脉是血液运行的通路。血液运行于脉管之中，有赖于心和脉的相互合作，而心是主导。“动静以敬”，修炼的是“礼”的能量，指行为符合规范，有礼有节，这样心火就不会上炎，心肾相交，水火既济，保证了其他各器官的功能保持正常。善养长者绝私念以养其心，便是善护念。

芒种告诉人们，种下什么样的种子，就会收获什么样的果实。种下什么样的身心，就会收获什么样的人生。种子的力量，是一种遵循天地之道的力量。生命大健康，首要的是顺应天地之间的能量关系，顺应天地之间的能量关系，就是保护自己。如果你想一整年都远离病痛的话，请在芒种养护善念。

## 七、端午节祭龙及风俗

每年农历的五月初五，为端午节。通常在芒种节气与夏至节气之间。按照古代干支纪年，五为阳数，五月为午月，五月初五即午月午日，这一天是一年当中阳气最旺的日子，相当于一天之中的正午 12 点。端为首次、第一，所以称端午。以阴阳五行来说，天干之丙属阳之火，地支之午属阳之火，一年之中以五月丙午日午时阳火最盛、阳气最刚，是辉光万丈的极阳之火。

许多大的节日都是吉月吉日，端午节也不例外，何况还是阳中之阳，但唯独端午节在世人眼里属于恶月恶日。在古代民众心目中，端午节所在的五月多被视为“恶月”，端午节则被视为“五毒日”，今天就要正本清源。

据近代学者考证，端午节起源于远古的龙图腾崇拜。华夏族的先人以龙为部族图腾，伏羲、女娲、黄帝、炎帝、蚩尤等都是龙族的领袖，后人把这些著名的祖先尊为龙，而端午这天是祭龙大典中最为隆重的一天。据闻一多先生研究，端午节本是我国古代南方吴越民族的一个龙图腾团族举行图腾祭的节日，叫作“龙子节”，距今至少有四五千年的历史。

近代大量出土的文物和考古研究证实，百越族生活于江南水乡，对主管云、雨的龙神特别崇拜。为了得到龙族的护佑，每逢五月五日（龙的生日）

这一天，他们都要举行盛大的图腾祭，以求风调雨顺、大丰收。他们将各种食物，裹在树叶里，往水里扔，献给图腾神吃。他们还在击鼓声中，划着刻画成龙形的独木舟，在水上作竞渡的游戏……这就是最古老的端午节的真正由来。端午节的两个主要习俗，也都与“龙”有关：竞赛用的舟是“龙舟”，粽子扔进江中是为了喂蛟龙——这为后来端午节纪念屈原埋下了伏笔。

所以，端午节的起源是祭龙的节日。农历五月的天气，进入了炎热而又潮湿的盛夏，蚊、蝇、蛇、蝎、蜈蚣五毒开始活动，细菌、霉菌开始滋生。如何预防疾病、安全度夏，应该是节日里思考的大事。后来人们为了避邪驱毒，民间出现了种种办法。端午节时值夏暑湿热，毒虫瘟病报到。所以家户门口要插艾草，挂菖蒲，熏苍术。艾蒿的药香味浓，野气清冽的艾香，可以驱蚊蝇，净化空气。明代医学家李时珍的《本草纲目》中就有记载：“五月五日，采艾以为人，悬于户上，可禳毒气。”菖蒲是多年生水生草本植物，它狭长的叶片也含有挥发性芳香油，是一种提神通窍、杀虫灭菌的药物。熏苍术，是端午用香活动中的要事。在古代香学著作《香乘》中，有一首苍术、速香制作的“清秽香”，焚烧可解秽气、避恶气“清秽香，此香能解秽气、避恶气。苍术八两、速香十两，右为末，用柏泥白及造。一方用麝少许”。今日看来，插艾草、挂菖蒲、熏苍术是有一定科学道理的。除了房屋门窗要悬插艾蒿外，艾蒿也可以佩戴身上或插于发际，如果随身携带的话，就不得不提端午香囊（香包）了。

佩戴香囊，不仅是端午节的节令风物，更是中国古人的安养之道。香囊散发的芳香具有抗病毒的能力，从而达到预防上呼吸道感染的目的。孙思邈《备急千金要方》中也有佩“绛囊”避疫气，令人不染的记载。最基本的香料包括艾草、丁香、白芷、甘松等。芳香的药物有避除秽浊疫疠之气、扶助正气、抵御邪气的功效，古人常用芳香类药物制作熏香、佩香以防病驱邪。中药香囊有芳香避秽、健脾和胃、理气解郁、通窍醒神、驱毒杀虫的功效。随身携带一个香囊，就好像是带着一个绿色环保的“空气净化器”。低头就能闻到气味，是为“服气养生”，通过呼吸的方式，让药香流淌在体内。

端午时，香囊更是片刻不离身的好物，清宫《穿戴档》的记载，五月初一至初五日，乾隆帝会在身上佩戴五毒荷包、龙舟荷包。

芒种紧挨端午，是古人用香最盛的日子。古时端午，家家户户都要置办各种散发芳香味的小佩饰，以备整个夏天使用。此时节用香与节令相应，以芳香避秽、醒神消暑的香药为主。只是后人的香囊配方，更偏重于佩戴时可驱蚊虫了。我小时候没有那么讲究的人家就用樟脑丸，都是为了清洁避秽。无论如何，二十四节气的非物质遗产价值，要在生活中体现和传承。

药浴也是中国自古以来的健康传统。《楚辞·云中君》中的“浴兰汤兮沐芳”指五月五日蓄兰沐浴的隆重仪式，古代又称“浴兰节”为什么要在五月五日用兰草水沐浴呢？兰草在古代被看作一种能避邪的植物，还具有消炎避邪的功效，这实际上是一种卫生防疫措施。随着时代的发展，节日沐浴，由最早的特殊礼仪转变成了人们讲究卫生、除害防疫的节日习俗。端午节采百草，煎水沐浴，让周身沐浴在草本香气中，浊、秽、邪气都会逐走无形，安然度夏，身爽心怡。

端午节挂五色丝线的传统，如果向上溯源的话，应该与药师佛的健康法门相关。中国古代崇拜五色，以五色为吉祥色，也有说五色代表五条龙。因而，节日清晨，各家大人起床后第一件大事便是在孩子手腕、脚腕、脖子上拴五色线。据说，戴五色线的儿童可以避开蛇蝎类毒虫的伤害，由此可以保他们安康。

另外，“樱桃桑椹与菖蒲，更买雄黄酒一壶”是祖先们端午生活的写照。端午节人们将雄黄、朱砂、菖蒲、艾叶等物置入酒中做成雄黄酒，饮用雄黄酒以解毒、避瘟。《本草纲目》说“五月五日，细切蒲根、拌以雄黄，曝而浸酒，饮余则涂抹儿童面颊，耳鼻，并挥洒床帐间，以避毒虫护”。不过现在不提倡喝雄黄酒了，但涂抹还是可以的。比如将雄黄酒涂于耳、口、鼻等处，以达到避邪驱瘟的目的。明白了原理，六神花露水也是不错的选择。

如今我们看到的有关端午的种种意象，在古代更多被赋予了避瘟消灾、保健身心的意义，是先民在生活中逐渐累积的健康经验，更是对生命的珍视和保护。芒种，又收、又种，又有端午节的烘托，无不在提醒我们，要小心呵护我们生命的种子，将天人合一的健康意识，培养成健康的生活方式和良好的生活习惯，都需要我们善护念。

# 夏至，一阴生

夏

夏至，上古“斗柄指向”法，以北斗星勺柄指向午位时为夏至。午，十二地支之七，代表阴阳相交。这时阳气达到极点，而一阴暗生。五行属火。夏至意味着一年的阳气到头了，开始反转，是一年之中重要的阴阳交接的节气，相当于一天之中的中午 12 点到下午 1 点，对应人体的眼睛和头。

公历每年 6 月 21 日或 22 日，太阳到达黄经 90°时，为夏至。夏至是二十四节气中最早被确定的四个节气（还有冬至、春分和秋分，刚好是四象）之一，因此古来就是中华文化中的一个重要的传统节日。公元前 7 世纪，先人采用土圭测日影，就确定了夏至。据《恪遵宪度抄本》：日北至，日长之至，日影短至，故曰夏至。至者，极也。“日北至”的意思是太阳运行到最北的一日。阳气达到极限，这时万物生殖繁衍，阳德在野外。所以不宜平整山丘、上房顶做事。古时的谚语有“吃了夏至饭，夜长昼渐短”。“夏至”中的“夏”，代表农历的五月，“至”是极点的意思，也就是夏天的极点，物极必反，盛极转阴，一阴始生。

传统上，夏至与冬至，被视为阴阳交替的分界点，在农耕或健康上都有一些与科学原理不谋而合的习俗。冬夏“二至”，这两个比较重大的节气，古代都有祭祀和国家大典，以传承天人合一之理。古代五月的夏至祭祀天地是国家大典，“夏至大祀方泽，乃国之大典”，方泽指的是方形水池表大地之德，用于夏至祭祀活动。依南乾（天）北坤（地）之说，北方属于阴位，帝王率领群臣到城外北郊祭地；又因“天圆地方”，故北郊的祭坛筑成方形，称为“方丘”“方泽坛”，也就是后来的地坛。北京的地坛与天坛，遥相对应。明清两代帝王，每逢夏至这一天，率领众臣来地坛祭地。夏至大典又有“惟圣人知四时”的说法，古人认为只有圣者、先哲，才能与天沟通，领悟上天的旨意。时至今日，每一个人只需伴随日月星辰的变化去净化自己的身心，激活自己的脊柱潜能，在节气点时刻接受自然纯净之光的沐浴，就可以开启内在生命的光明能量，便是在亲身践行圣贤之道。

## 一、盛极转阴

芒种过后，夏至接踵而来，大自然用细微的变化演绎着时间里的中国智慧。凉爽的清风、和煦的阳光渐渐离我们远去，取而代之的是光线对皮肤的烧灼感和空气中愈演愈烈的潮湿闷热。骄阳下，草木繁茂，向日葵在夏至绽放。当向日葵圆脸般盛开的花随太阳转向，看到向日葵，谁能不想起盛夏来临了呢。《月令七十二候集解》：夏至，五月中。《韵会》曰：夏，假也；至，极也；万物于此皆假大而至极也。对“夏至”这个名称，如果望文生义，很容易产生误解，以为是“夏天来临”之意。实际上，“夏至”的“夏”字意为“大”，“至”字意为“极”。夏至是夏季之“中”，夏至之日，白昼最长，阳气最盛，此谓“阳气之至极”。夏至时太阳直射北回归线，太阳运行到最北，所以夏至有“日北至”之称。过了夏至，太阳直射线渐渐往南移，北半球白昼渐短，黑夜渐长。

《易经》曰：“易有太极，是生两仪。”如果说，一年之中有两个最重要的节气，是哪两个呢？一个是阴气盛极转阳的冬至，另一个就是阳气盛极转阴的夏至。夏至时北斗南指午辰部位，与子午经线相合，这时阳气达到极限，阴气开始萌动，古人认为夏至是给万物带来转机的节气。夏至日后，随着日照时间渐短，阴气开始慢慢生发，因为正好在这一天阴气初动，所以夏至又称一阴生。阴气虽然出生了，但因为阳气依然特别重，阳盛于外，所以要入伏潜藏，简称藏伏。

夏至日，此时太阳直射北回归线，是北半球一年中白昼时间最长的一天。这一天北半球得到的太阳辐射最多，比南半球多了将近一倍。夏至是太阳的转折点，这天过后它将走“回头路”，阳光直射点开始从北回归线向南移动，北半球白昼将会逐日减短。夏至这天虽然白昼最长，但并不是一年中最热的时候。俗话说“热在三伏”，真正的暑热天气是以夏至和立秋为基点计算的。同时，夏至到来后，夜空星象也逐渐变成夏季星空。

夏至是阴阳升降，天地循环的重要转折点。古人标杆测影，中午树立八尺长的圭表，能测出它一尺五寸长的日影，日影短则说明阳气强而日离地近。神奇的是，在北回归线上的人，也就是北纬23°，中午时会发现太阳就在头顶上方，完全看不到自己的影子。

民俗还有淘水井之说，也就是换井水。因为水象征阴性，在这一天，让新水从地下开始冒出来，代表“一阴生”，这是人们对夏至的理解和表达。为了适应夏至的节气特点，南方人在这一天要吃馄饨，因馄饨与混沌谐音，有打破旧有、开辟新章的寓意。而北方人则是吃夏至面，因为夏至的面条基本上是用新麦磨成的新面粉，新鲜面粉的口感好，人们喜欢将面煮熟后用冷水过一下，俗称“过水面”，避暑佳肴。

夏至的概念，在准确推算之前，一般人只模糊地知道日长之日在五月。《吕氏春秋》说：“是月也，日长至，阴阳争，死生分，君子斋戒，处必掩身，欲静无躁，止声色，无或进，薄滋味，无致和，退嗜欲，定心气，百官静事无刑，以定宴阴之所成。” 古人把五月看成是邪气丛生，有害于生命的恶月。《礼记·月令》说：五月里白昼最长，阴气、阳气激烈的斗争，生物半死半生，君子应该斋戒，禁绝一切情欲。古人认定五月是阴气始盛的恶月，所以古人在夏至这一天举行祈神求福、避邪保健，是顺理成章的事，也是自古相传的“卫生防疫节”，这些活动反映了中华民族早期对疾病的预防意识。

夏至习俗，还有数“夏九九”。“夏九九”是以夏至那一天为起点，每九天为一个“九”，每年九个“九”共八十一天。“三九”“四九”是全年最炎热的季节。最能反映夏至气候特点的《夏至九九歌》是：夏至入头九，羽扇握在手；二九一十八，脱冠着罗纱；三九二十七，出门汗欲滴；四九三十六，卷席露天宿；五九四十五，炎秋似老虎；六九五十四，乘凉进庙祠；七九六十三，床头摸被单；八九七十二，子夜寻棉被；九九八十一，开柜拿棉衣。夏至后，第三个庚日至第四个庚日的十天为初伏，第四个庚日至立秋后初庚的十天为中伏，立秋后初庚起的十天为末伏，这首歌形象生动地描述了入伏后从炎炎酷暑到逐渐秋凉的天气变化。

## 二、夏至三候

一候：鹿角解。到了夏至之日，阴气开始生长，阳气开始衰微。麋与鹿虽属同科，但古人认为，二者一属阴一属阳。鹿的角朝前生，所以属阳。鹿因为感受到一阴生而鹿角开始脱落，而麋因属阴，所以在冬至日角才脱落。鹿，一身灵气归于角，同时成为夏至与冬至两节点的物候代表。

二候：蜩始鸣。过了五日，即第二候。蜩，蝉之大而黑色者，雄者能鸣，雌者无声，今俗称知了。知了，即雄性的夏蝉在夏至后因为感受到阴气始生而鼓起双翼开始鸣叫，鼓翼而鸣是因为夏蝉属阳，雄性的知了乃纯阳之物。蝉非感阴而鸣，是先天一股纯阳至极时，随姤卦里面的一阴之气始生而鸣。蝉蜕是一味中药，可疏散风热，利咽明目。

夏蝉成了盛夏里不可或缺的一景。村上春树散文《沁入岩石中》这样说夏蝉：“从 7 月中下旬开始，蝉气势夺人地鸣叫……不久蝉鸣便被秋虫的鸣声取代。”日语中有一个极具日式特点的词——“空蝉”，和汉语“蝉蜕”一词类似。空蝉是蝉蜕变之后留下的单薄脆弱的空壳。蝉的幼虫通常会在土中待上几年甚至十几年，6 月末幼虫钻出土表蜕皮羽化为成虫，不过能活六七十天。因为蝉的生命短暂，所以“空蝉”便用来象征人生的变幻无常，佛家也借用这个词来指代“肉身”，说明人的这副皮囊就如蝉壳一样脆弱易朽。

三候：半夏生。再过了五日，就是第三候，药草半夏（它在仲夏时分生长，而得“半夏”之名）是一种长在阴湿环境的植物，此时它开始生长。一些喜阴的生物，如木槿花儿也在仲夏开始生长了。半夏有毒，古人用生半夏治疗疖痈、毒火不出者。

夏至三候，鹿角、蝉衣、半夏，都是中药。在炎热的仲夏，一些喜阴的生物开始出现，而阳性的生物却开始衰退了。在节气卦象中，夏至对应的卦象是姤卦，上有五阳爻，下面一阴爻，代表阳气已走到尽头，阴气逐渐出现，此乃中国人的物极必反，阴阳相生的天地之理。地球上的生物处在五行之内，都无法摆脱阴阳法则的制约。这个特点不仅存在于动植物，在人类生命里同样广泛存在。当我们把古人的智慧转换到现代应用学当中来，保存下来的大部分知识，只是关注植物生态的内容比较多，动物生态的内容也并不是十分详尽，而关于人体本身的认知却是最少的，不得不说是巨大的遗憾，这也是我要揭示二十四节气与人体健康节律的原因。

中华文化观察天地之理入微而深远。夏至是阳气最旺的时节，要顺应仲夏阳盛于外的特点，注意保护阳气。同时，夏至阴气起，天道渐衰，也要藏精、养阴。古人的经验告诉我们，夏至时地流黄泽，石精也冒水气，蝉开始鸣叫而半夏长成，蚊虻不咬马驹牛犊，猛禽不抓雏鸟。



## 三、阳盛于外，伏阴在内

人知惜生，每逢节气，皆宜保养，而二至尤为紧要。

——《友渔斋医话》清 黄凯钧

夏至日是北半球一年中“白日最长、黑夜最短”的一天，太阳几乎直射北回归线，古人称这天叫作“日北至”。北半球的人，在夏至的时候，感受到的阳光最强烈，是太阳能量的“阳之极”。过了夏至日，太阳在地球上的北至点逐渐南移，北半球白日就慢慢变短，黑夜慢慢增长。夏至这一天在一年中阴阳消长循环中是一个转折点，阳气至极，阴气始生。

在中国的传统天地观中，阴阳循环、阴阳消长与平衡是一个重要概念。天地阴阳之气的流转就是阴生阳消（夏至），阳生阴息（冬至），万物生灭代谢便在其中。天地阴阳之气若过于稳定刻板，自然就会丧失生机；若迁变过偏，自然就会失衡，也就是道医常说的“孤阴不生，独阳不长”的道理，人体亦是如此。

中国的古人，将一年分为上下两部分。上半年从冬至到夏至，每天日照的时间在变长，阳能在增加，所以上半年是上升的。下半年从夏至再回到冬至，每天日照的时间在变短，阳能在衰减，所以下半年是下降的，这是中国人看待外部环境的独有的哲学视角。夏至，成为一年中间阴阳能量转换的关键节点。以夏至为节点，之前是阴消阳长，之后是阳消阴长。那么，如何指导生命大健康呢?

冬至和夏至在十二地支的圆中，形成子午线，在人体中就是尾闾连接百汇的直线，百汇是诸阳之汇，尾闾是诸阴之总。十二地支中从子至巳为六阳，冬至阴极，所以是“子”，子者止，阳往复“始生”；从午至亥为六阴，夏至“巳”阳极，故曰午，午者仵，阴“始长”。

我们的身体就像是一个全息的小宇宙。一年有二十四节气，人有二十四节脊椎。这二十四节脊椎就像高速公路的二十四个“出入口”，在一年之中，人体的阳气从脊椎的最下一节尾闾开始，并层层通关，一个节气过一节脊椎，最后通至颈椎的高点入脑，在人体最高处百汇再兜转回来，冬至时从百汇至尾闾。从生命大健康的角度，冬至暗喻先天，象征人体的肾水，对应脊柱最下端的尾骨尖；夏至藏后世，象征人体的心火，对应脊柱中部的后心窍。

夏至刚好是一年之中，阳气自冬至那天从尾闾步步攀升上来，到达胸椎的第六节，也就是“后心窍”的位置。如果夏至没有调养好，往往会后心窍疼痛。夏至太阳已经达到极盛，为避免阴气的伤害，要调养好第六节胸椎。

夏至对应的部位是第六、第七胸椎之间（图 16）。第六胸椎分出的神经对应胃，主管消化不良、胃炎、胃溃疡、胃痉挛、胃痛、胃灼热、肝区痛、肋间痛、上腹胀、胆结石等。第六胸椎是发汗中枢，可根据冷暖调节体温，它还与全部消化器官有关，特别是对肝功能具有增强作用。此外，第六胸椎还具有促进胰岛素的分泌作用。所以，第六胸椎出现问题就会引发一系列的胃肠疾病和糖尿病等疾病。

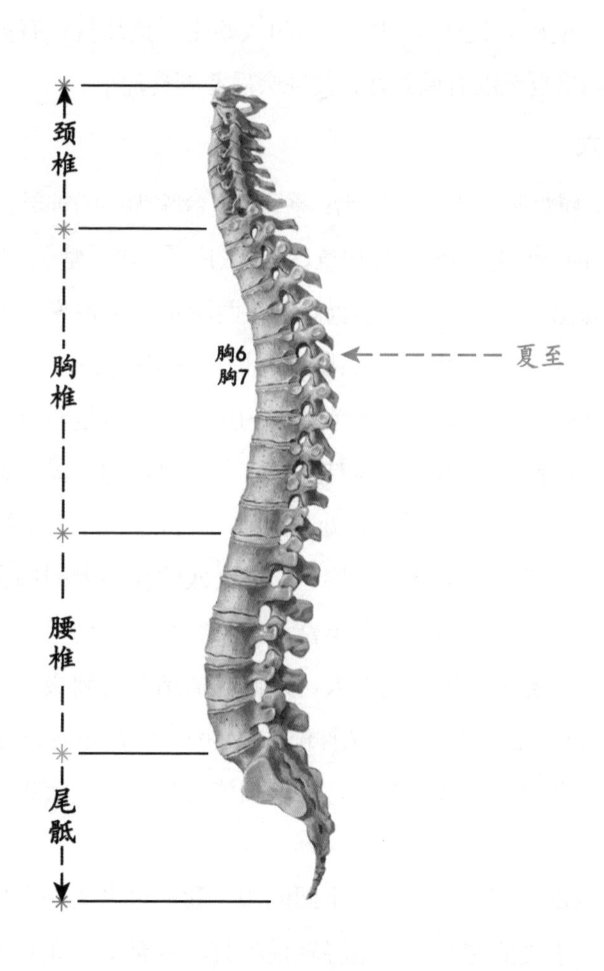


图16　夏至节气与脊柱的对应关系

夏

## 四、一阴始生

在夏至节气中，尽管天气炎热，可是阴气已经开始有所生长。由于阴气的生长，使人体在此节气中便显得极其脆弱，容易患上各种疾病，尤其是气血的失调。

夏至时人体对应的征象包括：心口发凉；气短无力；情绪化，比如忧郁、想哭，或者脾气大、想发火，莫名其妙睡不着觉；缺乏自信；吐酸水、打嗝之类的不适感。这些都和体内的阴气始生、扰乱气机有关，需要调理第六胸椎。如果夏至没有调养好，往往会后心窍疼痛。

### 1. 灵台穴

灵台穴，属督脉。灵：神灵；台：亭台。灵台喻为心的神灵之亭台，指心，古人认为心有灵台，能容纳各种智慧，语出《庄子·庚桑楚》："不可内（纳）于灵台。"郭象注："灵台，心也。"《西游记》中也说，孙悟空修道的地方是斜月三星洞，灵台方寸山，隐喻孙悟空其实在修心。

灵台是养心大穴，是中医调节情绪的重要穴，也是对抗忧郁失眠的特效穴。《黄帝内经》认为"心为君主之官"。灵台的"灵"就是指神灵，也就是心；而"台"则是指号令之处；灵台，顾名思义就是心主神明的地方，古人说"日日勤拂拭，莫使惹尘埃"。这个穴的作用如同拂尘，是专治神志病的。现代人物质生活虽然很丰富，却不容易感受到幸福，问题的症结就在"心"。随着生活压力的增大，人们的情绪会受到极大的干扰。有时会出现心情烦闷，食欲不振，甚至抑郁不堪的症状。严重者，还会导致失眠、头痛的症状。而经常刺激灵台穴，可以扫清身体的这些疾患，让身体的各个脏腑协调工作。

取穴在背部，第六胸椎棘突下凹陷中。我们可以买一个按摩锤，当感觉情绪不对，难受的时候在那里轻轻地敲打。夏至节气尤其见效，心里和身体的这些"尘埃"都会被我们敲击得无影无踪。

### 2. 督俞穴

督俞穴，“督”，指督脉、阳气。“俞”，通输。本穴属足太阳膀胱经，穴位含义为体内所生的纯阳之气由此输入膀胱经，也为膀胱经接受督脉阳气之处。督脉对全身阳气具有统率、督促的作用，最能体现出人的精气神。督俞穴能反映督脉经气的充盈程度及督脉功能的正常与否，因此督俞穴部位出现压痛、敏感点等变化都可以预示督脉功能出现了异常。按揉此穴有补阳益气、理气止痛、强心通脉的功效，可治疗腹痛、心绞痛、冠心病、胃炎等，可缓解皮肤瘙痒、银屑病等。取穴在背部，当第六胸椎棘突下，旁开 1.5 寸。取穴时肩胛骨下角水平连线与脊柱相交椎体处往上推一个椎体，其下缘旁开二横指处，即是督俞穴的位置。刺激督俞穴可以采用按揉的方式，将食指的指尖按压在督俞穴穴位上，以穴位为中心进行旋转按揉，力度要适中，左右两侧的督俞穴，每次各按揉 3 分钟，每天 1 次。

夏至的投影点，在人体的前面对应中丹田，中丹田的位置不在膻中穴，而是类似太阳轮（三脉七轮之一）的位置，关联“灵性”的胃和腹腔神经丛。可以用揉心窝的方法，激活中丹田。心窝在上脘穴以上胸骨以下的位置。双手交叠，用掌跟在这里按揉，顺时针、逆时针方向各揉 36 圈以上，既能保养胃气，又能减轻压力，使心中畅快。

## 五、息心晏养

古籍中说：“灵台无动谓之清，一念不起谓之净。”灵台，最喜欢什么？最喜欢清静。灵台，最怕什么？最怕累，以及各种嘈杂与干扰。现在的人天天忙于追逐功名利禄，心很少有清净的时候，所以容易被各种各样的情绪病，如失眠、忧郁症等困扰，下面介绍古老的夏至习俗，其中又有什么玄机呢？

到了夏至日那天，《尚书·尧典》说：“日永星火，以正仲夏。”描述的是仲夏之气节夏至日，东宫苍龙的七个星座：角、亢、氐、房、心、尾、箕七宿，在黄昏时分，完整地横亘在南天，其中苍龙体的龙心“星火”（大火星），居于上中天的位置，称“日永星火”。这是银河系中最大最亮的一颗红超巨星，呈火焰般的红色，红光夺目，犹如熊熊大火在燃烧，故在古书中称“星火”。对应于《尧典》的记载，《易经》乾卦“九五”爻辞说：“飞龙在天，利见大人。”此“飞龙”便是指夏至日的夜晚，完整地横亘在天幕上的东宫苍龙。又说“利见大人”既是对外在“飞龙”的尊觅，又是指于内在“飞龙”的相遇。

《淮南子·天文训》记载：南方火也，其帝炎帝，其佐朱明，执衡而治夏，其神为荧惑，其兽朱鸟，其音徵，其日丙丁。值得注意的是，古书中经常提到的火星，实际上是大火（心宿），而不是行星中的火星（Mars）。《素问·金匮真言论》云：“南方赤色，入通于心，开窍于耳（舌），藏于心……其应四时，上为荧惑星。”古人认为南方赤色，与心相通，心开窍于耳（舌），精气内藏于心，与四时中的夏季相应，在天体为荧惑星，这是荧惑星与人体相通的经典记载。夏至日息心、静心，大火星之光辉注入心脏养神的过程，即是与“飞龙”的内在相遇。也可将“九五，飞龙在天”，列为夏至日的观象功课，有助于护持心阳。

道家有种说法，春分、夏至、秋分、冬至的前一天称“四绝日”。乾坤转化最为明显，此节气转移、阴阳流转之际，当天地能量关系达到临界之时，会出现混沌的现象，做事还是避开这些重要节气为好。那么这天不做事干什么呢？夏至日不可以有为法做事，可以无为法养心，那么答案就在“息心晏养”。

所以，夏至日要择僻处而居，颐养心斋，减少无用的交际应酬，避免声色刺激诱发身体欲望。“冬至养阳，夏至养阴”，皆因其初萌尚弱，需要呵护。古语“晏养柔阴需息心”来描绘夏至的生命功课，“晏养”是安养的意思，“柔阴”形容阴气初生之柔弱，那么，“息心”呢？“息”这个字很有意思，将息字的结构从上往下读，就是“自心”，说明休息重要，歇息更重要，放松最重要！自己的心不再向外关注了，身体放松下来就容易借天地之力自动修复。从“息心”的真实经验中，发现“本心”，见天地，见众生。

对于能够发现心的本性的人而言，夏至日的混沌就是老天给的机会，刚好发展心的本能，所以各大智慧系统，无不将此日视为吉日，原因便在此。而对于强用心意的人而言，夏至日的混沌，无疑就是不能驾驭的无序和混乱，这天做事有诸多不利，这就是为什么要“息心晏养”的秘密。

另外，夏至日日常起居饮食口味稍淡薄些，不要浓油赤酱增加消化的负担。处事上，不妨作为觉观反省的时间，不宜在此时匆忙决策。气机巨变时静养，使生命潜能自我调整再进入稳定循环，实际上等于重启下半年的身心能量。

## 六、暑湿渐盛

夏至的气候特点是暑、湿、热，三者结伴而来。夏至的暑热之气最易伤心。暑气其实是一种极热之气，极热之气体现在人体上叫“壮火食气”，这里的“食”是吃的意思，就是说火太壮就会吃掉我们的气，能量消耗了，气力减退了。因此，在仲夏这种暑气当道的气候条件下，需要时时关注心火对人体的伤害。不要等出现了上火症状才灭火，而是要提前采取一定的预防措施。

### 1. 呵气养阴

中医学认为，“暑易入心”“暑易伤气”。在盛夏暑日，尤其要重视保持平和心态。神气充足则人体的机能旺盛而协调，神气涣散则人体的一切机能遭到破坏。此时人们应重视精神的调养，保持神清气和、心情愉快的状态，切忌大悲大喜，使机体的气机宣畅，通泄自如。《素问·四气调神大论》中也提到“使志无怒”，就是让人注意不要因为心情烦躁而滥发脾气。

中医的境界是养生（治未病），养生的最高境界是养心。下士养身，中士养气，上士养心。中医所说的“心”，除了心脏外，还包括心理因素。因此，养心莫若养性，保持淡泊宁静的心境，避免心火内生。唐代孙思邈在《孙真人卫生歌》中介绍了呵气降温法：夏至呵心火自闲。三焦嘻却除烦热。呵应夏气，通于心，夏天多念“呵”字之音，能去心家一切热气。平时多念“嘻”，能除三焦烦热。

无门慧开禅师有首诗说：春有百花秋有月，夏有凉风冬有雪；若无闲事挂心头，便是人间好时节。可见，淡泊宁静的心境很重要。因此不管天气如何炎热，我们都需要保持心态平和、情绪稳定，唯有如此，才可取得“心静自然凉”的效果。

**2. 注意祛湿**

夏至时虽阳火旺盛，但阴水也随之相伴。水气上升，所以夏至时空气潮湿。中医学认为，夏至时，湿邪弥漫，脾被湿邪所困，脾又主肌肉，人体四肢就会倦怠，人也会感到浑身乏力。再加上不时而至的雷阵雨，外湿夹杂内湿，湿邪更盛。

暑湿渐生，气压低、湿度大，会加重心脏负担，容易使人感到胸闷、气短。中医有“未病先防”的理念，所以应及早采取一些措施，避免诱发心血管疾病。心脏不好的老年人夏至后每天至少应保证 6 小时以上的睡眠时间，并应坚持午睡。同时要注意饮水，可防止血黏度上升。饮食上，每次吃饭不要太饱，宜淡不宜咸。还应注意锻炼方式不要过于激烈，最好选择散步、打太极拳等。

**3. 生姜暖腹**

从夏至开始，阳极阴生，阴气居于内，所以，在夏至后，饮食要以清泄暑热、增进食欲为目的。从阴阳学说角度看，夏至伏阴在内，体外越热，体内越冷，因此饮食不可过寒。西瓜、绿豆汤、乌梅汤，虽为解渴消暑之佳品，但不宜冰镇食之。寒凉食品均要“食适可，勿过则”，属于寒凉体质和体质虚弱之人也不适宜饮用绿豆汤。

唐朝的孙思邈提倡人们说：“善养生者常须少食肉，多食饭。”在强调饮食清补的同时，勿过咸、过甜，宜多吃具有祛暑益气、生津止渴的食物。那么夏至三鲜一定要了解一下，地三鲜是苋菜、蚕豆和蒜苗，树三鲜是樱桃、梅子和香椿芽。面条，是夏至后被推荐的美食之一，在中国北方流行一句谚语“冬至饺子夏至面”，夏至面也叫“入伏面”。

温暖为腹部的正气。尤其是下元虚弱的老人，在吃冰、生冷、肥腻之后，多成滑泄，伤了真气就很难复原了，更要忌夜食生冷、空腹饮茶。在这里，还要向大家隆重推荐一种食材——生姜。有俗话说“饭不香，吃生姜”“冬吃萝卜，夏吃姜”“早上三片姜，赛过喝参汤”，都是对生姜所具有的营养价值和医疗作用做出的精辟概括。夏季暑热，多数人食欲不振，而生姜有利于食物的消化和吸收，对防暑度夏有一定益处。平时也可以自制姜枣茶，养心消暑。虽然西瓜可以止汗解暑，但属于寒性水果，应当少食，特别对于寒凉体质之人。冷食瓜果当适可而止，不可过食，以免损伤脾胃。

**4. 防瘟**

一到仲夏，高温多雨，地气卑湿，苍蝇蚊虫四处传播疾病。这部分内容请参考第十二章最后一节端午节与防瘟相关的内容。

急性胃肠炎以上吐下泻、脘腹疼痛为主要症状。在中医属于“呕吐”“泄泻”范畴，中医认为该病的发生，是受暑湿之邪或贪凉感受寒湿所致。夏至时节，气温高，湿度增大，容易受暑邪、湿邪。家庭预防胃肠炎可将鲜藕 1000 克左右洗净，开水烫后捣碎取汁，再用开水冲服，每天 2 次服完。

另外，在湿度大的季节，细菌容易繁殖，饮食要卫生，少吃隔夜饭菜，碗筷要洗涮干净，不吃路边摊的食物，以免染上痢疾。体虚的人更要注意，远离污染的水源和海产品（海鲜等），这些都有可能传播霍乱。据《黄帝内经》记载：乱于肠胃，则为霍乱。《伤寒论》也记载：呕吐而利，此名霍乱。属于烈性传染病，常引发剧烈的腹泻。这也是夏至前后医院里设立肠道门诊的原因。田间地头常见的野菜马齿苋，又叫五行草，其实是治疗湿热腹泻（痢疾）和预防腹泻的良药。

## 七、冬病夏治

一年中有两个“年虚”，第一个是冬至日。冬至这天真火正伏，之所以叫“一年之虚”，因为冬至日是一年中阳火最显虚弱的时候。第二个年虚就是夏至日。夏至日一阴初起，真水尚微，也是一年中人体偏虚的时候。

那冬病为何要夏治?

第一，夏至日那天阴阳交接的时刻尽量要静坐接宇宙的能量，免费的，但是威力巨大。夏至是天地阴阳转化的一天，有利于健康调理。可以说，一天抵得上一年，并不夸张。

此次，夏至节气的这15天之内，午时内（中午11：00—13：00），宜小睡15～30分钟。这是一年中来自天地的免费“能量存款”，助你度过一年之虚。如果能坚持夏至节气的15天之内午时静坐，接宇宙的能量。恭喜你，你的待遇超过以前的帝王，直接进阶为神仙待遇了。

民间的老百姓怎么理解夏至日的一阴生呢？又有怎样的健康意识呢？所谓冬病夏治，在冬天治寒证，就像是雨天晾衣服，是很困难晒干的。然而在盛夏之际，自然界阳气旺盛，暑热骄阳，体内也是心火正盛，这时躲在后背的膀胱经以及各关节处的积寒，最容易被赶出体外。

夏至便是冬病夏治的最好时机。入夏后，人体阳气向外生发，人体处于外热内虚、上热下寒的状态，此时调理尤为重要。最近几年人们越来越推崇“冬病夏治”，各大中医院里排队贴“三伏贴”挤得人山人海。不过，“冬病夏治”并非只有“三伏贴”一种疗法，各种维度的手段，效果都不错。梳理如下，助你充分理解了夏至节气健康调理的重要性。

**1. 主动调理，预防为主**

（1）静坐。夏至节气接天地能量调理的具体做法：在夏至节气来临时刻，前20分钟，开始静坐。采用你熟悉的姿势，全身放松。内视夏至节气所对应的脊柱部位，静下心来，调整呼吸，感受这里发生的能量变化，接收宇宙能量，自然会有一丝真气注入脊柱的对应部位来。你有15天时间来强化这部分的能量。这便是在践行《黄帝内经》的“天人合一”。

好处：效果最佳，精气神全部激活。完全免费。不占用任何场地，闭眼就行。掌握方法了，不闭眼也行。别人完全看不出来，自由度最高。

不足：对于初学者需要专业指导。越简单越有效，就越是有人把它变得超级复杂。所谓专业指导，不是做加法，而是做减法。

（2）午睡。休息要休息到点上，比如夏至午睡。中午12点对应的是心，是心神工作的时间，这时候，如果你放下体力或者脑力工作，让自已的气血再重新流回体内去照顾自己的内心，就不至于太劳心、伤心。

好处：超级大补，谁睡谁知道。心最怕累，午睡没有技术要求，有地方就行。

不足：《黄帝内经》认为，人卧血归于肝。午睡还是需要一张床，趴着睡总归不好，不利于血液归肝。

（3）动功。比如针对脊柱保健的五行能量动功，属于主动运动，集观想、呼吸与节奏律动为一体。夏至时重点调理胸椎第六节的脊柱，挤压和按摩灵台穴，疏通督俞穴，给心脏补能。

好处：药补不如食补，食补不如练武，能主动活动就不要等着被动治疗，走出健康需要服务的误区。

不足：需要一定的医学常识，并对人体脊柱和脏腑有相关的了解，有老师纠正动作。

（4）食补。生活中的美食，无不含藏着天地能量的智慧。节令美食的背后，是对二十四节气生命大健康的继承与再创造。请关注本章的药食同源的部分，夏至的姜、莲藕与苋菜等，都是调理夏至节气的好食材。

好处：基于对每个家庭成员体质的了解，可以做到因人施药膳，家庭厨师就是最好的家庭医生。

不足：食物是最好的药。食物有寒热温凉的不同属性，需要具备相关的知识和经验。不是也有越吃越“三高”的吗？这部分的内容，还包括茶疗，需要有一定的专业度。

**2. 被动调理，康养为主**

（1）三伏贴。伏，是避暑之意。入伏，指进入三伏天。从夏至日开始往后数，大约数到20多天就到了三伏，天气就是最热了。大自然阳气最盛的时候做三伏贴，补益的效果能够达到最佳。三伏贴升阳补气、祛瘀散寒、活血化瘀，是老祖宗留给咱们的妙法。

好处：方便，卫生，经济，实惠，适合普及，一般的药店就能提供服务。

不足：膏药的配方是固定的，做不到因人施治。

（2）艾灸，能够温通经络，祛除寒湿，补益人体阳气。顺应自然规律，夏至是自然界阳气最重的时候，两者的阳热合在一起，温补的作用更强。古时候养生家会在夏至起开始艾灸关元。如果没有艾灸的话，就练习逆腹式呼吸18次。

好处：艾灸要灸在节气上，节气灸最有效。夏至艾灸补阳气，比平时强太多，但绝大部分的人都不知道。三伏天艾灸，胜吃千年参。

不足：有人不耐受艾草的味道，而且有些穴位自己灸不到，需要借助仪器或者去艾灸会所请人代劳，现在的仪器和会员卡并不便宜。

（3）针灸。夏至的节气针灸也是很有效的，通过夏至节气针灸治疗可以扶正固本，提高免疫力。适合慢性呼吸道疾病患者，有胃痛、腹痛、腹泻等消化系统问题，和冬季里爱发作颈肩腰腿痛的患者，可以在夏至前后15天适当开展夏至节气针灸治疗。

好处：在夏至针灸可以更好地驱散体内的寒邪。夏天容易因吃寒凉食物导致胃痛、腹痛、腹泻，通过针灸可以固护脾胃。

不足：针灸的针疗，需要侵入人体，属于治疗手段。养生会所没有这个资质，需要去医院排队挂号找大夫。即便是正规医院、诊所，也要考虑消毒等问题。

自然界的节气物候各有特征，顺应自然而为之变。其实最具有创造性变化和适应性变化的是人体本身（本自具足）。以夏至为例，人体内心阳（神）感应天阳之火大，肾水（智）感应水大因素，脾土（意）感应地大因素，处于相似的交感环境。身内阴阳二气能量的运动，与宇宙全息规律同步存在，如果同频就会健康；如果违背了这种规律，与天地能量关系不同频的时候，疾病就会产生。当你认为人体是在被动地适应外环境，那是因为你把“人体”与“自然”当做两件事情了。而当我们从“不二”的角度理解人体生命大健康，人体即自然，自然即人体，若我们能够把握住阴阳造化的创造性，有可能复返于先天，做到“本来健康”。

梳理到夏至，一年过完了一半，生命大健康的功课也完成了一半。中国传统文化重视“天人合一”，老子《道德经》有言：“人法地、地法天、天法道、道法自然。”虔敬天地、遵循宇宙自然规律而生活，让身内阴阳二气能量的运动，最大限度接近自然规律就是在践行生命大健康，它带给我们与天地和谐共生的舒畅生活。

# 小暑，夏蕃秀

小暑，上古“斗柄指向”法，以北斗星勺柄指向丁位时为小暑。丁，为十天干之四，代表星火燎原。夏火迸星光，千丁胆略壮。五行属火。小暑意味着进入农历的六月，相当于一天之中的下午 1 点到 2 点，对应人体的心脏。

公历每年 7 月 7 日左右，太阳到达黄经 105时，为小暑。《月令七十二候集解》：“六月节……暑，热也，就热之中分为大小，月初为小，月中为大，今则热气犹小也。”古人认为小暑期间，还不是一年中最热的时候，故称为小暑。由于我国幅员辽阔，小暑与大暑的气温不相上下，只是大暑的湿热比小暑更厉害。民间有“小暑大暑，上蒸下煮”之说。

## 一、伏热伊始

俗话说“夏至三庚数头伏”。小暑的标志是入伏，即夏至后二十多天，迎来了霸王级的暑热，所谓“热在三伏，冷在三九”。三伏天，通常出现在小暑与处暑之间，是一年中气温最高且又潮湿、闷热的时段。《说文解字》中释“暑之义主谓湿。热之义主谓燥”说明暑热实为“湿热”，而不仅仅是简单的一个“热”所能概括的。

此时烈日与热风开始成为主宰，在地面上掀起酷热，有时空中还有闷雷滚过，这时节常常不是轰鸣不断，就是暴雨倾盆。正如《小暑六月节》：“倏忽温风至，因循小暑来。竹喧先觉雨，山暗已闻雷。户牖深青霭，阶庭长绿苔。鹰鹯新习学，蟋蟀莫相催。”小暑入伏，“伏”有两个含义：一是炎夏酷热，此时阳气强势上升，阴气伏下，所以称为“伏”；另一个是“隐伏避盛暑”，意思是要避开伤害人的暑热。

“伏”这个字，左边是“人”，右边是“犬”，意思是人像狗一样趴着不动。在伏天，人们应该顺应天时、休养生息、伏藏不动。避暑的方法很多，但最要紧的是调伏内心，一切归于静，心静人自在，心静自然凉。

天赐节指的是“六月六”，六月六在太古纪里是一个重要的节日。端午（五月五）的清晨，起床后大人会在孩子手腕上拴五色线（百索子）表防范，系线时禁忌说话。民间谚语说“六月六百索子撂上屋”，为什么要在六月六将百索子撂上屋？因为七月七牛郎和织女要相会，得“搭鹊桥”，不知这和后世的舌抵上颚，有无对应关系。

小暑前后，我国大部分地区的夏收作物，因丰沛的雨水、充足的光照而进入旺盛的生长时期。气候炎热起来，有民谚称“小暑大暑，有米也懒煮”，意指天气太热了，人变得散漫，连三餐都懒得准备。其实，酷暑时节，人们应该通过适当的“食疗”来改善对热天的不适感。伏日人们食欲不振，往往比常日消瘦，俗谓之苦夏，而饺子在传统习俗里正是开胃解馋的食物。俗话说“头伏饺子，二伏面，三伏烙饼摊鸡蛋”，这种吃法便是为了使身体多出汗，排出体内的各种毒素。

小暑，此时正是进入伏天的开始。“伏”即伏藏的意思，所以人们应当减少外出以避暑气，民间度过伏天的办法是吃清凉消暑的食品。天气热的时候要喝粥，用荷叶、土茯苓、扁豆、薏苡仁等材料煲成的消暑汤或粥，或甜或咸，都适合此节气食用。同时，由于夏天人们出汗较多，致使体内丢失一部分水分、盐分及一定量的钾元素，会出现倦怠无力、头昏头痛、食欲不佳、精神不振等症状。为防止缺钾，在日常膳食中可多吃大豆、草莓、桃子、土豆、紫菜、芹菜、毛豆等含钾丰富的食物。

## 二、小暑三候

一候：温风至。小暑时节，不再有习习凉风，大地上所有的风中都带着热浪。此候已入伏，所以刮来的已是热风。一般来讲夏至后第三个庚日入初伏，第四个庚日入中伏，立秋后第一个庚日入末伏，后世总称“三伏”。天气也将越来闷热和潮湿，灼热铺天盖地，让人无处藏身。

二候：蟋蟀居宇。由于炎热，蟋蟀离开了田野，到庭院的墙角下以避暑热。《诗经·七月》中描述蟋蟀的字句有“七月在野，八月在宇，九月在户，十月蟋蟀入我床下”，文中所说的八月即是夏历的六月，即小暑节气的时候。蟋蟀属于秋虫，古人认为其禀受阴气而化生，白露渐旺，寒露渐绝，“蟋蟀居宇”实为伏于檐下伺机而动。

三候：鹰始鸷。老鹰因地面气温太高而在清凉的高空中活动。也有解释为，老鹰要哺育幼子，出巢捕食了，或猛禽老鹰之幼鸟开始学习搏击之技。结合农历六月对应易经中的遁卦，遁有退避、隐居之意，所以取前意。

所谓“巢居者知风，穴居者知雨，草木知节令”，动植物用它们敏感的神经末梢，感知到时间。而我们人类，则是虔诚地遵循着这种自然哲学，在与天地和谐相处中，找到生存与养护之道。俗谚道“冬炼三九，夏练三伏”。小暑练什么？形象地用一个成语来说就是“潜龙勿用”。练心之所伏，也就是“蟋蟀居宇”之意。小暑的“伏”，有两重寓意：一是入伏，二是伏藏。中国汉字之妙真是妙不可言，“夏伏冬藏”一杀一生，正与四季顺生之道相合，真是处处天机处处禅。正如《孟子·告子下》篇中所言：“故天将降大任于是人也，必先苦其心志，劳其筋骨，饿其体肤，空乏其身，行拂乱其所为，所以动心忍性，曾益其所不能……然后知生于忧患而死于安乐也。”

## 三、七月流火

“暑”字上面是“日”表示太阳，下面是“者”代表人，者这个字最早的含义也是“人在火上面”，民间更有“小暑大暑，上蒸下煮”之说，可想而知，“暑”就是代表这个时间里，人会感觉到非常炎热。小暑相当于是一天中的下午1点，正午的太阳正焦灼，一年中最强劲的热力不断酝酿……

小暑是一年之中气候变化最猛烈的节气之一。小暑节气，有时大旱，有时大涝，大部分时间降水会明显增加，常有暴雨甚至夹杂着冰雹袭来。成语“良莠不齐”就来源小暑节气，因为小暑期间主要的农事活动就是拔莠子，即把谷苗中那些弱小的拔除，保留那些粗壮的禾苗让它们健康地成长。小暑时期，农作物需要我们要勤于管理，让它们在没有杂物干扰的环境下更好地生长；而小暑节气对于人体生命大健康，也要做好气血的健康管理。

小暑对应的脊柱部位是第五、第六胸椎之间（图17）。第五胸椎分出的神经对应肝、腹腔神经丛、总循环系统，主管肝病、口苦、发热、血压异常、贫血、循环衰竭、关节炎、打嗝、乳房痛、低血压、胃痉挛、癫痫等。第五胸椎是脑腺垂体的脊髓中枢，可调节激素分泌，对胃扩张、胃幽门、肾上腺、甲状腺、卵巢、乳房等有作用。若第五胸椎处于亚健康状态，会导致人们情绪化、低血压、更年期综合征、腹胀等。

小暑在脊椎的投影点主要对应人体的气血是否畅通，而人的气血旺衰，不仅关系到人的健康，还关系到人的财运。耽误了小暑的调理，以后心脏健康会受连累。另外，小暑节气调理是贯通中脉的必需，只有气血平衡，才具备日后开中脉的基础。

调理大原则是令阳气振奋、渐致繁茂。通俗地来说，春季阳气生发萌动，到了夏季需要进一步振奋阳气，使阳气逐渐达到一年中的鼎盛状态，而小暑就是这一过程中的鼎力时刻。

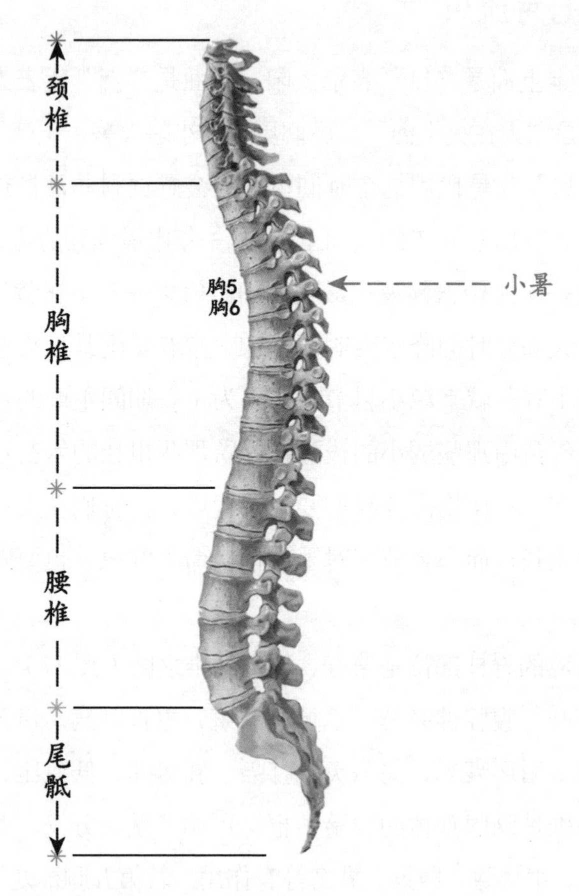


图17　小暑节气与脊柱的对应关系

## 四、上蒸下煮

小暑需要调理的人体对应征象，和我们的心脏和神志有关系。比如说心慌，经常觉得胸口不畅快。很多人在这个节气会感觉到心慌。有时候突然声音一大，可能有人关门、关窗，这时候心脏就跳动不止，好一阵才能平静；有的人不经过这个声音的刺激，也会突然阵发性地出现心慌，甚至出点声响都会觉得害怕。心慌发展严重了，就会心痛。心痛的原因比较多，但是心肌缺血、缺氧是比较常见的现象。中医认为主要和阳气不足，特别是心气不足有关，这样的人为人也比较冷漠。

还有就是小暑节气，人容易失眠睡不好觉。失眠的人有什么特点？通常就是健忘，尤其是老人，转身就忘。如果血压并不高，血糖都还是比较正常的，就要考虑是心血不够造成的。中医认为，心藏神，在心血不足的情况下记忆力就不会很好；注意力也不容易集中，并且晚上睡不好觉。胸闷心慌，失眠健忘，这个时候你就可以刺激神道穴和心俞穴，对症状有一定的缓解。

**1. 神道穴**

属督脉。神指心神，通路为道。神道名指督脉阳气在此循其固有通道而上行。位于左右心俞之正中，跟心脏有比较直接的关系，为心气的通道。心脏、神志方面的问题，会用到神道穴，主治恍惚、悲愁、心气不畅等。此穴有宁神安心、清热平喘的功效，多用于缓解心惊、心悸、肩背痛、咳喘、健忘、心脏神经官能症、神经衰弱等。神道穴是稳情绪、平呼吸的特效穴，适用于小暑时人体出现胸闷心慌、失眠健忘等征象。发病原因大多是膳食不合理、运动过少，从而导致血脂黏稠，血管狭窄，血液流通受阻。神道穴可以调理各种心脏疾患，尤其对于心肌缺血引起的症状有着不错的效果。心肌缺血是中老年人的常见病和多发病，是小暑健康调理的关键。取穴在背部，当后正中线上，第五胸椎棘突下凹陷中。

**2. 心俞穴**

心，心室。俞，通输。心俞穴名指心室中的气血由此外输膀胱经、属足太阳膀胱经，可以散发心室之热。本穴与督脉的神道穴相平，心藏神，为心脏之俞，故名“心俞”，可调理有关心脏诸症。中医认为心俞穴具有宁心安神、调和营卫的功效。临床当中主要用于治疗心痛、心悸、惊悸、咳嗽、吐血、失眠、健忘、神经症等病症。适当刺激心俞穴能有效调节心脏功能，补充心神气血，达到养护心脏的目的。可以说，心俞穴相当于益气、强心、护心灵药。

中医常说，心主神明，在心血虚的情况下，心脏功能必然下降，人也就会相应出现精神恍惚、注意力不集中等症状。而在人体穴位中，心俞穴是益气补血的最佳穴位。当我们的心脏产生亚健康状态，但还没有明显的症状时，适当刺激心俞穴就能达到宽胸理气、宁心安神、通调气血的功效，尤其适宜小暑节气的健康调理与养护。

取穴位于第五胸椎棘突下，旁开1.5寸。刺激心俞穴可以采用按揉的方式，用拇指按揉心俞穴100次，每天坚持，能够预防心痛、心悸等症。艾灸的方法也可以用于刺激心俞穴，将艾条点燃置于心俞穴上，距离穴位皮肤2～3厘米处进行施灸，温和灸心俞穴5～20分钟，以穴位皮肤温热，但无明显灼痛感为度，每天1次，可改善心痛、咳嗽、咯血等症。

小暑是人体阳气最旺盛的时候，如何平衡气血呢？从医学角度讲，宁静的心灵使人阴阳平衡，气血和顺，情绪镇定。心静则杂念除，杂念除则气血通，气血通则身心健。假若遇到财货即思争夺，遇到功名就相索取，遇到权势就想攀附，遇到困难就想推诿……外表看似镇静，思想深处却如惊涛骇浪，整日斤斤计较，患得患失。这种人往往是未老先衰。可见，气血有杂质，源于心中杂念多，心血才会滞塞。

心为五脏六腑之大主，一切生命活动都是五脏功能的集中表现，而这一切又以心为主宰，有“心动则五脏六腑皆摇”之说，然心神受损又必涉及其他脏腑。在情志方面，喜为心之志，这“喜”是在不过的情况下，舒缓紧张的情绪，使心情舒畅气血和缓。故小暑节气重点突出“伏藏”就是这个道理。

## 五、清心除烦

中医认为：暑为阳邪，其性炎热，最能消耗人体的能量。暑邪易伤津耗气，扰乱人的精神。有些人一到夏天，总是大汗淋漓、气喘吁吁，在室外待久容易中暑、晕厥。如果身边有中暑的人，可用风油精把手涂湿或取盐一把，揉擦两手腕、双足心、两胁、前后心八处，擦出许多红点，患者即觉轻松而愈。

小暑防高温，要小心三防：①防中暑。②防感冒。③防暑湿。

## 1. 防中暑

“苦夏”是一种常见的暑热证，大多发生在体弱多病和中年脑力劳动者身上。由于天暑地热，人体与气候不适应，造成神经功能紊乱和失调。常表现为：头昏脑涨、全身乏力、倦怠嗜睡、食欲减退、精力不集中、心烦不安等，能损害人的健康，需要避免以下 3 处。

1）快速降温

有些人在大汗淋漓时，会拧开水龙头，让冷水直冲而下，或到风扇前揭开衣服猛吹，实现“快速降温”。殊不知，这种“快速冷却”的方式，经常会让人“快活一时，难受几天”。

2）空调过冷

人体最适宜的环境温度为 22 ～ 24℃，很多人却将空调温度调在 20℃以下。因夏季人的全身毛孔是张开的，特别是经常从燥热的室外突然进入冰冷的室内，寒气长驱直入，直达骨髓，长期下去易引发疾病。夏季使用空调时，室温应控制在 26 ～ 28℃，室内外温差不宜超过 8℃。

3）过量喝水

在夏季高温天气，人在大量出汗后，体内的钠盐等电解质也随之丢失，如果此时大量饮用白开水而未补足盐分，就会出现肌肉抽搐或肌肉痉挛性疼痛。

## 2. 防感冒

别以为感冒一般都会在天气冷的时候出现，其实夏天也会得感冒。这是因为，夏季天气炎热，为了散发体内的热能，人体的表皮血管和汗腺孔扩张，出汗很多，入睡后易使身体受凉而发生感冒。暑天感冒俗称“热伤风”，病情较轻时适当服些感冒药，一般 2 ～ 3 日即可痊愈。对于较重的暑热感冒可用香薷饮、三仁汤等中药治疗。预防暑热天感冒，主要是锻炼身体，增强机体的抗病能力，使身体能够适应暑天的多变性。

### 3. 防暑湿

小暑时节温度较高，降雨增多，即将进入三伏天。湿热重是其特点，暑多夹湿，尤其注意养心脾。夏季在五行属心，心属火，这段时期心火正旺却不盛，正是心火生脾土的好时候。《黄帝内经》："饮食自倍，肠胃乃伤。"在养心同时也要注意提升脾胃功能，脾胃是气血生化之源，它们功能强了，气血也就充足，有储备充足的"能量"，就再也不怕炎热酷暑带来的"危机"了，所以要注意饮食，不要贪吃加倍，容易损伤肠胃。

## 六、夏三月，是谓蕃秀

苦夏，中医称为"疰夏"，此时主要症状为不思食、恶心、头昏乏力、倦怠思睡、舌苔腻、汗多。中医认为，小暑时节气候炎热，气血由脏腑大量输送到体表，这时脏腑的气血就显得相对亏虚。另外，天热下降，湿热交争困于脾胃，脾胃功能也随之减弱，从而出现了疰夏的症状。对苦夏的人，可服藿香正气丸，醒脾化湿。另外，《素问・四气调神大论》篇，介绍了如何从生活起居和精神调养等多方面防治苦夏。

要先了解"四气调神"的含义。四气：指春夏秋冬四时节气。调神：指调摄协调精神意识活动。比如，主宰五脏的高维信息，是五脏神，而五脏的实体脏器只是执行系统。人体内在的脏器活动与外在四时气候变化要协调一致，才能保持健康，而五脏神是五脏活动的主宰，调理精神活动就是从高维调理内脏。

《素问・四气调神大论》说："夏三月，此为蕃秀。天地气交，万物华实。夜卧早起，无厌于日，使志无怒，使华英成秀，使气得泄，若所爱在外。此夏气之应，养长之道也。逆之则伤心，秋为痎疟，奉收者少，冬至重病。"

春生、夏长、秋收、冬藏。春天是大多数植物开花的季节，而夏天是孕育果实的时候。"蕃"是草木葱茏茂盛，层层叠叠的样子；"秀"是草木孕育果实的样子。所以，夏天的三个月（立夏、小满、芒种、夏至、小暑、大暑）是万物繁荣秀丽的季节，宜养长。

此时天气下降，地气上腾，天地之气上下交合，植物开花结果。这时候人该怎么办呢？人应当顺应自然界阳盛阴衰、昼长夜短的气候变化，晚睡早起。但晨练不宜过早，以保证饱满的精神状态以及充足的体力。因为夏季天亮之前，空气并不清新。在日出前没有光合作用，绿色植物周围并没有多少新鲜氧气，不利于健身；并且清晨气温偏低，人的阳气蒸腾在外，腠理毛孔开放，如果衣着较少，易患感冒等症，一般晨练时间不宜早于早晨6点。

以上是从生活起居方面讲的，下面重点讲精神调养。夏天，不要厌恶白天太长，以前人们担心天长滋发人的欲望，甚至引发治安问题，曾经制定过夏令时，就是对夏天的不友好。夏令时解决不了人的情志问题，而是要管理好自己的情绪，保持心态平和，心中没有郁怒，像有花苞的植物一样，不压抑自己，让吐出的花蕊最终受孕，这样秋天才有结果。人也应该使体内心（阳）气能够向外宣通，心气流露表达出来，不能憋在里面，憋在里面就会出问题。

在古代“爱”怎么写？古代的“愛”里面有个心。因此，爱是一种心气。爱在外，表示一种心里面的阳热之气向外的流露。当一个人的热心肠，忍不住流露出来，去关心别人、帮助别人的时候，给人的感觉是非常温暖的。有的人你跟他待一块，你觉得他很苛刻；有的人待一块，你觉得他很冷酷。这都不是爱，真正的爱就是什么？是一种温暖的气场。他不要求你，但是他会感染你，这就叫“若有爱在外”，《黄帝内经》形容心阳外放，也很浪漫的，其实是出自顺应夏季保护长养之气。

如果违背了夏天养“长”的规律，逆而行之，就会伤“心”。这里说的“心”，并非指现代医学上的“心血管系统”，而是同时包含了心神、心气与心脏。心为君主之官，神明出焉，说明心神才是心脏真正的主人。心气指情志的层面，心脏是指实体的脏器。伤“心”以后会出现什么后果？到了秋天，就要得痎疾，这是因为夏季提供给秋季收敛的物质基础不足的缘故。

这里虽然没有讲饮食，但如何“不伤心”呢？小暑时节，标志着夏天最热的时候已经来临。这时的高温气候常使人感觉心烦不安，疲倦乏力，食欲下降，此时要顺应节气变换，增进食欲，保证必要的营养。其中重点是夏天少吃苦寒的东西，苦寒的都是泄心、伤心的，除非你的心火太旺，欲望过于强烈。中国饮食都是平衡的，夏天吃苦瓜可以，但要加姜末炒。逆之伤心的事多了，心气泄光了，秋天就华而不实了，然后到了冬至一阳生呢？一丝微弱的阳气生发不出来，就会得重病。

人们还常说，“春困、秋乏、夏打盹”。现代医学认为，夏季下午 1 ：00—3 ：00 是一天中气温最高的时候，人容易出汗，稍活动就会因出汗多消耗体力，极易疲劳。由于出汗多散热的缘故，血液大量集中于体表，大脑血液供应相对减少，或者当午饭后，消化道的血液供应增多，大脑的血液供应就更少。这就需要通过午睡来补充精神的不足。情绪与睡眠亦密切相关，睡眠不足，心情会变得急躁。经常作息颠倒的人，通常情绪也不稳定。此时放松静养一下，会降低中暑的发病率。同时午睡还具有增强机体防疫功能的作用。此外，午睡还可减少脑血管意外事件的发病机会。

夏天调养的重点是“心”。心最怕什么？心怕累。所以，夏季除了调整饮食与起居外，贵在调神。《素问 · 上古大真论》言：“精神内守，病安从来？”说明了调神的重要性。进入盛夏，由于天气酷热，人们往往心躁不安，从而产生许多精神方面的不良症状。所以在精神调养方面，夏季应静心养性、清心寡欲、笑口常开、自我调节、制怒平和、戒大喜大悲、少贪心杂念。绘画、书法、听音乐、下棋、种花等都可以调节精神，保持心情舒畅。

借用近代弘一法师的一首《清凉月》送给小暑中的你：

清凉月，月到天心，光明殊皎洁。今唱清凉歌，心地光明一笑呵。
清凉风，凉风解愠，暑气已无踪。今唱清凉歌，热恼消除万物和。
清凉水，清水一渠，涤荡诸污秽。今唱清凉歌，身心无垢乐如何。
清凉，清凉，无上究竟真常。

# 大暑，火生土

大暑，上古“斗柄指向”法，以北斗星勺柄指向未位时为大暑。未，十二地支之八。象征万物皆成而有滋味。五行属土。大暑相当于一天之中的下午2点到3点，正是一天之中最闷热的时候，对应人体的胃和手腕。

公历每年7月22日左右，太阳到达黄经120°时，为大暑。《月令七十二候集解》中说：“大暑，六月中。暑，热也，就热之中分为大小，月初为小，月中为大，今则热气犹大也。”《通纬·孝经援神契》：“小暑后十五日斗指未为大暑，六月中。小大者，就极热之中，分为大小，初后为小，望后为大也。”大暑虽然是夏季的最后一个节气，却不属于最后的夏天，因为大暑左右刚好是三伏天，

暑气还在继续，而且“湿热交蒸”在此时到达顶点，古书中说“大者，乃炎热之极也”。暑热程度从小到大，大暑之后便是立秋，正好符合了物极必反的规律，可见大暑的炎热程度了。

## 一、炎蒸三伏

小暑已过，头顶的骄阳却未曾有让步的意思，依旧炙烤着大地。不论是湿热的天气，还是倏忽而来的暴雨，大暑时节的天气，都给人带来了湿

热蒸腾的体验。大暑正值三伏天的“中伏”前后，我国大部分地区进入一年中最热时期。大暑节气，高温酷热、雷暴频繁、雨量充沛，是喜温作物生长最快的时期，对人体而言不免有湿热难熬之苦。在江南一带有“小暑雨如银，大暑雨如金”的说法，大暑瞬息万变，霎时狂风卷地、乌云密布，雨点从天空密密匝匝降落下来，在这高温酷热时节，滴雨似黄金。

绿树荫浓夏日长，楼台倒影入池塘。在一些傍水的地方，也有一些特色的出游活动，最典型的便是“赏荷”。接天莲叶无穷碧，映日荷花别样红。在江浙一带，有农历六月二十四为“荷花生日”的说法，在这一天前后一段时间，人们经常会结伴游湖赏荷。大暑，热得烦闷，碧绿中站立的荷花，却纷纷窜出黑泥潭，亭亭如刚出浴的美人，清涟不妖，远远看着，心里都凉爽了一大半。同时，荷花盛开的时期，芬芳沁人的茉莉，随着天气温度的增加其味更浓郁，给人洁净、馨香的享受。

自古以来，民间都有大暑三伏天饮凉茶（伏茶）的习俗；伏茶顾名思义，是三伏天饮的茶，这种由金银花、藿香、佩兰、甘草等十多味中草药煮成的茶水，有清凉祛暑的作用。广东很多地方在大暑时节有“吃仙草”的习俗。仙草又名凉粉草、仙人草，是药食两用植物资源。民谚说“六月大暑吃仙草，活如神仙不会老”，由于其神奇的消暑功效，被誉为“仙草”。茎叶晒干后可以做成烧仙草，广东一带叫凉粉，是一种消暑的甜品。

民间除了有饮伏茶，还有晒伏姜的习俗。三伏天时人们会把生姜切片或者榨汁后与红糖搅拌在一起，装入容器中蒙上纱布，于太阳下晾晒。充分融合后食用，对老寒胃、伤风咳嗽等有奇效，并有温暖保健的功效。而烧伏香呢，有人说后来就演变成三伏灸了。福建人在大暑时节有吃荔枝、羊肉和米糟的习俗，叫作“过大暑”。米糟是将米饭拌和白米曲让它发酵，透熟成糟；到大暑那天，把它划成一块块，加些红糖煮食，说是可以“大补元气”。在大暑到来那天，亲友之间，常以荔枝、羊肉为互赠的礼品。医圣孙思邈认为，人年老时体弱多病，多是因为少壮时太贪凉。在伏天吃羊肉对身体是以热制热，排汗排毒，将冬春之毒、湿气驱除。这一时节的民间饮食习俗大致分为以上两种：一种是吃凉性食物消暑，还有一种是在大暑时节吃热性食物补气。

## 二、大暑三候

一候：腐草为萤。世上萤火虫有两千多种，分水生与陆生两种，陆生的萤火虫产卵于腐草上，古人认为，萤火虫乃腐草所变。大暑时，萤火虫孵化而出，轻罗小扇扑流萤，是大暑静夜里的诗意之虫。

二候：土润溽暑。溽是湿，大暑时，湿气浓重，湿热令人难耐。《礼记·月令》中言“土润溽暑”，即空气湿热，土壤浸润。高温与降雨促进了农作物的生长。谚语有言：人在屋里热得燥，稻在田里哈哈笑。东汉刘熙说：“暑是煮，火气在下，骄阳在上，熏蒸其中为湿热，人如在蒸笼之中，气极脏，也称‘龌龊热’。”

三候：大雨时行。大暑时节，因湿气积聚而时常大雨滂沱。常在午后降下大雨，雨势大但是下雨的时间不长，雨后可以稍稍缓解一些暑气。《逸周书》曰“土润溽暑（溽暑，指潮湿而闷热）。又五日，大雨时行”；又曰“大雨不时行，国无恩泽”。大暑是一年中日照最多、气温最高、雨水最丰沛的时期，也是雷雨天气横行的节气。每年大暑节气将要结束前，也就是在立秋节气之前，大雨较多，夏天的暑气闷热现象也随之逐渐好转。

大暑三候的“候应”，包括动物候应、植物候应和自然现象候应。自古至今，每年大暑节气里明显的特征就是总会有几天使人们感到格外热得发闷的天气。古人对暑热炙烤有高见，宋人戴复古所写《大热》诗认为，人们不应该埋怨暑天炎热，只有经此炎热，才能有谷熟之秋。当农夫顶着酷暑在田中耕耘挥汗时，自己却在室阴中坐着，心中不安，还能一味怨热发烦吗？仔细琢磨这暑湿，其实是来自夏至后的阴气生。有人可能问了，阴气生不是应该凉爽吗？怎么酷热难当呢？其实大暑与小暑与对应的遁卦，是姤卦的阴气延续。是内伏的阴气在推动着阳气，实际上热的是阳气，阴气在向外拱着阳气呢。

## 三、湿热交蒸

三伏天出现在小暑与处暑之间，在大暑期间达到高潮。“桑拿天”叫我们挥汗如雨，“龌龊热”令我们坐卧不安。这中间的一热一湿，仿佛像两头猛兽，无情地侵蚀着我们的健康。而中国的传统医学，又是如何祛湿解暑的呢？

我们要先知节。大暑对应的脊柱部位是第四、第五胸椎之间（图18），第四胸椎分出的神经对应胆囊和胆总管，主管黄疸、胆囊炎、胆结石、胸壁痛、胸背痛、胸闷、冠心病（心绞痛）、太息、气喘、打嗝、乳房痛等，主要关联人体的心包络。第四胸椎与过敏相关，一旦第四胸椎变硬，处于

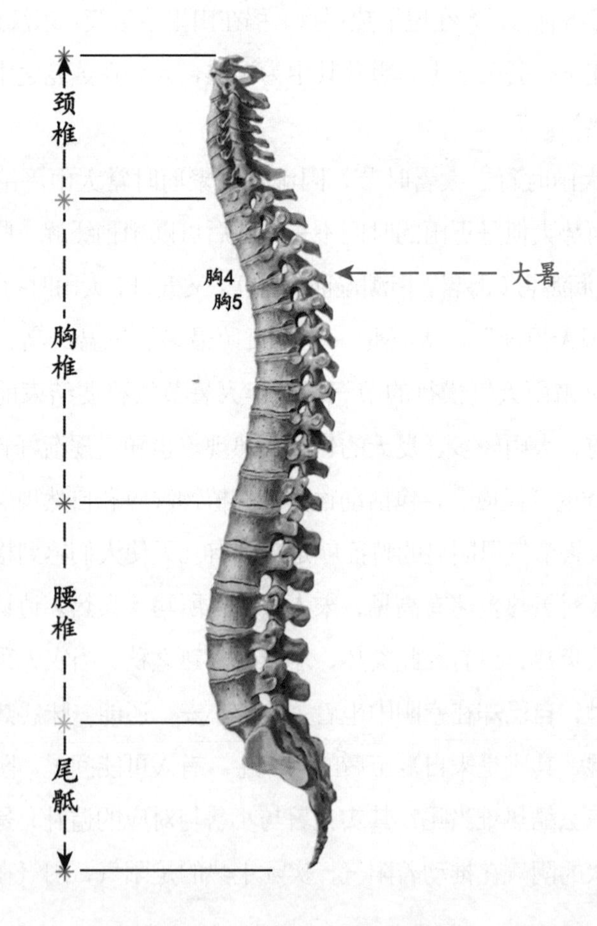


图18　大暑节气与脊柱的对应关系

亚健康状态，就会对各种刺激产生过敏反应。此外，第四胸椎对肺、食管、肝脏等也有影响。

第四胸椎左侧还与心脏有着密切的关系，所以一旦第四胸椎处于亚健康状态，就有可能导致心脏一系列等疾病。心包络是中医学理论的特有观念，狭义的心包络，或者说实体的心包络是指解剖学意义上的覆盖在心脏表面的膜性囊。而中医学概念下的心包络超越了有形的概念，简称心包，具有保护心脏的作用。《黄帝内经》认为，心为人身之君主，不得受邪，所以若外邪侵心，则心包络当先受病，故心包络有“代心受邪”之功用。

关于心包络的部位和形态，在历代中医文献中一直有“有形”和“无形”之说，张介宾谓“心外有赤黄裹脂，是为心包络”（《类经图翼·经络》）。而《难经·二十五难》认为：“心主（心包络）与三焦为表里，俱有名而无形。”在经络学说中，手厥阴心包经与手少阳三焦经相为表里，故心包络属于脏，历代医家一致认为它具有保护心脏的作用，《黄帝内经》用“心主之宫城”来比拟心包络。如《灵枢·邪客》说：“心者，五脏六腑之大主也，精神之所舍也。其脏坚固，邪弗能容也。容之则心伤，心伤则神去，神去则死矣。故诸邪之在于心者，皆在于心之包络。”认为心包络受邪所出现的病症与心是一致的。

有家长问，现在的孩子不愁衣食，为何得抑郁症的比例在上升，甚至会有自杀倾向？答案就是心包络堵了。如果是胸椎中段不通，孩子空有与生俱来的灵性，好比是想高飞却没有翅膀，于是人就容易抑郁寡欢，成为抑郁症的潜在原因。

到了大暑节气，气候潮湿，心情压抑。人舌头底下静脉曲张到发黑隆起，意味着心包络受邪了，这便是“心病入膏肓”的舌底象。邪气犯心，常先侵犯心包络。大暑时人体对应的征象包括胸闷、背痛、自闭、抑郁等证，由于“心主神明”的功能被障碍所导致的胡思乱想、没事找事、神昏、意识模糊，甚至自弃、自杀等情绪。

有个成语叫病入膏肓。指病情严重到无法医治的程度，也比喻事态严重到不可挽回的地步，从脊柱生理学指的就是胸椎中段不通而导致的灵性毁灭。这类人通常被认为具有某种先天性的心理特点，其实是神志崩溃，与中焦不通畅密切相关。那么，膏肓在哪里呢？宇宙全息规律揭示，这个穴正在大暑节气对应脊柱投影点附近。

大暑节气是调理第四胸椎的最佳时间，清理中焦，疏通心包经，气就顺过来了。有助于豁达格局、生清净心、增强气场，可改善与心包络和情志有关的状态，释缓病入膏肓的厄难。在大暑节气打开中焦到上焦的通道，也是修行的方便法门。

## 四、心之所伏

中医认为，人体是由阴阳二气构成的。阴阳二气平衡，人体就会处于最佳状态。如果阳气过盛，就属内热。所以，所谓的“热”并不是说你的体内真的有热，温度升高了，而是说你体内的阴阳失衡了。汗为“心之液”，夏天气温高，人体出汗本就较多，多出汗自然会耗损心脏的阴液。再加上人们贪凉爽喜欢吹空调，毛孔受冷一下就闭住了，热邪向外发散不出去，也会形成内热。

大暑，一年中最热的日子，不仅身体容易发热，脑子也容易混乱不清。北京气象局做过一个调查，气温超过 35℃，日照时间达到 12 个小时以及湿度高于 80% 的情况下，人类下丘脑的情绪调节中枢会受到很大影响，容易发脾气，心情烦躁，身体“发疯”。简而言之，就是头昏脑热，情绪爆发。炎热的三伏，仿佛体内总有一股无名火四处乱窜，随时会爆发，“一点就炸”。你可能会把这种“易燃易爆”的状态怪罪于高温天气，然而这是情绪升温的真相吗？

炎蒸三伏给忙碌的现代人带来的不仅仅是身体不适的困扰，情绪的困扰也日益明显。中医学说认为，人体的精神与情绪会随着自然气候的变化而发生微妙的变化，大暑时节高温酷热，人们容易莫名的产生心烦意乱、无精打采、思维紊乱、食欲不振、急躁焦虑等异常行为。“夏季情感障碍症”

正越来越引起人们的关注，心理学家称之为“情绪中暑”。

“情绪中暑”对身心健康的危害甚大。特别是体弱者，由于情绪障碍会造成心肌缺血、心律失常和血压升高，可以通过调理下面的穴位缓解症状。

### 1. 厥阴俞

厥阴，指心包，指厥阴经气血为心血的气化之气。俞，输也。指心脏中的血液被关卡于内，而血液的气化之气则由本穴外输膀胱经，属足太阳膀胱经，心室外卫心包中的阳热之气由此输入膀胱经。中医认为厥阴俞穴具有宽胸理气、活血止痛的功效，尤其是对于心痛、心悸、心慌、胸闷等心脏疾患，厥阴俞穴都具有非常好的调理作用，是保护心脏的“健康卫士”。指压该穴，可以外泄心包之热。取穴时在颈背交界区，于椎骨高突处向下推四个椎体，下缘旁开二横指处，即是厥阴俞穴的位置。刺激厥阴俞穴，可以采用敲打的方式，如用按摩棒敲打，左右两侧各敲打 30 下，每天可敲打数次。刺激厥阴俞穴，为保心养身之法。我称之为找回“隐形的翅膀”，有助于怯弱性格者缓解紧张，增加自信，克服掉懦弱的性格。

### 2. 膏肓穴

当形容一个人病无可治时，人们常会使用“病入膏肓”这个成语。但大多数人都不知道，膏肓其实是人体上一组重要的穴位。这个穴位到底是什么呢？药王孙思邈曾评论说：有些人医术低，只要找到膏肓穴并灸治，任何病都会好。正所谓“打开膏肓穴，百病都难藏”。这个穴位真的那么神奇吗?

心包与隔膜之间是所谓膏肓，是心包积液的下水道，若下水道堵塞，则病入膏肓，此时人的面相会有凶兆，所以调理膏肓有把生命从疾病厄运拉回来的功效。药王孙思邈在《千金方·杂病论》中说，膏肓穴无所不治。“膏肓能主治虚羸瘦损、五劳七伤及梦失精、上气咳逆、痰火发狂、健忘、胎前产后等，百病无所不疗”。历代医家多认为，膏肓穴有补益虚损、养肺调心的作用，临床上多用于治疗肺气虚弱所致的咳嗽、气喘、骨蒸盗汗、肺痨等病症；心气不足、心火上扰所致的癫狂、健忘、遗精等病症，各种原因所致的羸瘦虚损等。

膏肓这个穴位比较隐蔽，手难以按到，想要活动膏肓，最好的方法就是通过艾灸和自我锻炼。取穴时，病人坐位，双手交叉紧抱双肩，肘关节贴近胸前，将肩胛骨打开，从大椎穴向下找到第四胸椎棘突下，再旁开3寸处。艾灸膏肓穴，可以把最深层的风寒湿毒瘀血灸出来。

古医书中也曾有“运动膏肓穴，除一身疾”的说法。可用下面的旋转法“开合膏肓”，方法就是，把双手放在肩膀上，进行旋转，先向前旋转，然后向后旋转。这个动作可以把膏肓活动开，充分松开肩背部，长期练习，能有效解决肩背痛的问题；反复的前后拉伸又能使胸腔得到扩张，这也能有效防治心、肺疾病。膏肓穴自古以来就是人体中的一个保健穴，经常刺激膏肓穴，能使人宣通阳气，身体健壮。

“情绪中暑”的人，最容易受到抑郁、灰心丧气、不安等负面情绪的困扰。天越是热，我们越要心静，尽量保持淡泊宁静的心境。不要生闷气，遇到不顺心的事，要学会情绪转移，感到心烦意乱时可以深呼吸，平静一下心情。日常生活应保持不急不缓、心平气和的状态。行住坐卧都要保持不急不缓的觉知，让呼吸均匀有序，“气”自然就会“和”。“气”顺了，转化为足够的能量，身心舒展放松，“心”自然就平静了。

古诗云：“暑气多夭，寒气多寿。”清代文人李笠翁在《闲情偶寄·颐养部》中云：“盖一岁难过之关，惟有三伏，精神之耗，疾病之生，死亡之至，皆由于此。故俗语云‘过得七月半，便是铁罗汉’非虚语也。”提醒人们，在伏天不可过于劳神役形。

## 五、祛湿解暑

一年中气温最高、最闷热的三伏天已到来，“大暑小暑，上蒸下煮”。在夏季，尤其是三伏天，温度高、湿度大，人们常常感觉疲惫、身体沉重，即使睡眠充足也会感觉困倦。再加上夏季吃冷饮、吹空调比较多，这些都会引发湿气过重。此时的调理方法，应该从除湿入手，除湿与清热并重。

千百年来，深知酷暑与湿热对人之侵害的古人，总结出许多祛湿解暑办法。

**1. 药粥**

建议晨起后食用一些药粥，以增强脾胃的功能。著名医家李时珍就很推崇药粥，他说："每日起食粥一大碗，空腹虚，谷气便作，所补不细，又极柔腻，与肠胃相得，最为饮食之妙也。"药粥对老年人、儿童、脾胃功能虚弱者都是适宜的，所以，古人称"世间第一补人之物乃粥也"。

长夏最脆弱的部位是脾。养脾可以多吃些豆类，能起到健脾利湿的作用。如绿豆，能清热除湿、健脾；赤小豆，能健脾、养血、养心；白扁豆、四季豆，能健脾；青豆，能滋养肝脾；黄豆，可健脾养骨；黑豆，能养脾益肾；红豆，可以健脾养血；荷兰豆，能健脾益气；豌豆，可滋养肝脾；薏苡仁，可健脾利湿。这些豆子可跟大米放在一起熬粥，对于夏季深受热邪、湿邪困扰的人来说，非常合适。如果不喜欢喝粥，也可以磨成豆浆喝，效果是一样的。在大暑节气，典型的"度暑粥"还可以选择绿豆百合粥、西瓜翠衣粥、薏米小豆粥、苦瓜菊花粥等，这些食材都具有补气清暑、健脾养胃的功效，可以帮助安度盛夏三伏。

**2. 饮水**

大暑天气酷热，出汗较多，容易耗气伤阴，此时，人们常常是"无病三分虚"，俗话说"人是水浇成的"，这话不无道理。水占人体质量的 70% 左右。及时补充水分，平时喝开水最好，也可以饮用绿豆水、菊花茶等清暑药茶，出汗较多时饮用糖盐水、茶水等，适当补充盐分和矿物质，以维持身体的电解质平衡，避免脱水。

需要提醒的是，为了解渴有人一次性饮水过多，殊不知这样会增加心脏负担，使血液浓度快速下降，甚至出现心慌、气短、出虚汗等现象。所以，三伏天里，渴极了应先喝少量的水，停一会儿再喝。

三伏天流行的薏米茶，属于药食同源的药茶。薏米（薏苡仁）的祛湿功效，大家都很熟悉。但薏米性微寒，不宜多食。可将薏米放热锅里翻炒，炒至微焦，晾凉后装密封的容器中，经常取一些泡水喝，就是不寒凉的祛湿薏米(茶)水。

自制陈皮茶，可用橘皮10克（鲜皮加倍），冰糖适量，用开水浸泡后代茶饮。此饮具有理气开胃、燥湿健脾化痰的功效，适用于暑湿所致的脘腹胀满、饮食无味者食用。

**3. 大暑食材**

大暑时节，除了炎热外，还会出现多雨或阴雨绵绵的天气，气候特点以潮湿闷热为主，所以要选用大暑的适当食材，应以消暑清热、化湿健脾为主。

（1）西瓜是男女老少的夏日最爱。西瓜性凉，不可贪食，但咱们还是放不下它，如何是好？每到西瓜上市的季节，很多人在享受过清甜的瓜瓤之后，习惯把瓜皮扔掉，其实，西瓜皮是个好东西，中医称之为“西瓜翠衣”，是清热解暑、生津止渴的良药。

（2）夏吃姜。盛夏体热皆散于体表，肠胃其实虚寒，这时节正需要嫩姜。嫩姜可以切丝炒菜、拌菜。还可以，送上一杯姜汁西瓜饮，用生姜汁调和西瓜的寒性，甜中带着姜的辛辣，选嫩姜更好，几乎感觉不到姜的辣味。夏季吃生姜并非多多益善。天气炎热，人们容易口干、烦渴、咽痛、汗多，生姜性辛温，属热性食物，根据“热者寒之”原则，要根据个人体质。

（3）巧用芳香植物消暑化湿。用新鲜的藿香叶、薄荷叶、佩兰等，用来煮汤或熬粥。新鲜藿香叶的主要功效是芳香化浊、祛暑解表，薄荷的主要功效是疏散风热、利咽透疹、疏肝泻热。但藿香和薄荷均不宜久煎，以藿香为例，煮的时间长了其芳香之气会消失，就起不到原有的效果了，因此最好最后放。

（4）中医认为，冬瓜味甘、微寒、无毒，有清热毒、利小便、止渴除烦、祛湿解暑的功效，是一种解热利尿比较理想的日常食物，连皮一起煮汤，效果更明显。

（5）夏天是苦瓜收获的季节，用之熬粥可清热消暑、养血益气、补肾健脾、滋肝明目，还有一定的抗病毒能力和防癌功效。对糖尿病患者来说，苦瓜中的苦瓜素还有一定的辅助性保健作用。不过苦瓜性凉，脾胃虚寒者不宜食用。苦味食物不仅清热，还能解热祛暑、消除疲劳。所以，大暑时节，适当吃点苦瓜、苦菜、苦荞麦等苦味食物，可健脾开胃、增进食欲。

（6）益气养阴的食物不可少，应常吃一些益气养阴且清淡的食物以增强体质。山药其中含有薯蓣皂，能促进内分泌荷尔蒙的合成，能促进皮肤表皮细胞的新陈代谢，提升肌肤的保湿功能，改善体质。

（7）健脾利湿食物的摄入。像荷叶、莲子等也具有很好的清热解暑作用。扁豆、薏苡仁具有很好的健脾作用，是脾虚患者的夏日食疗佳品。

**4. 运动与调理**

（1）一定要注意，大暑季节要出点汗身体才健康。人们可以通过散步的方式让身体微微出汗，排出体内的湿毒才能秋冬不生病。为了让体内的湿气散发出来，应尽量在早晚温度稍低时进行散步等强度不大的活动。

（2）刮痧，解湿毒。大暑节气是外湿加内湿，人体感觉沉重。刮痧可以打开皮肤的毛孔，使人体发热并将多余的代谢废物排出体外，进而使我们的血液更加干净且身体更加轻松，帮助我们恢复活力并预防疾病。

（3）艾灸，寒是万病之根，湿是万病之母，在阳气最旺的夏季艾灸，寒、湿等邪气被双重阳气赶出体外。因此，气血恢复，心胸逐渐开阔，病痛逐渐解除，理解力逐渐增强，智慧越来越多，身心清净。

（4）防止皮肤病。大暑潮湿的气候加上火旺克金也容易让肺虚者皮肤病发作，如痱子、荨麻疹、湿疹、脚气等。夏季三伏天是养肺好时机，中医的三伏贴，连贴三年，对小儿过敏体质或气喘者有很大的助益。

大暑至，是冬病夏治的最佳时机。对于那些每逢冬季发作的慢性疾病，如慢性支气管炎、肺气肿、支气管哮喘、腹泻、风湿痹证等阳虚证，是最佳的治疗时机。不过也不是所有慢性病都能利用暑天来治疗，还得依个人体质，比如一些体质热的慢性病人就不适合用这种方式来调理。

## 六、长夏即是火生土

关于《素问·六节藏象论》，王冰次注云："长夏者，六月也。土生于火，长在夏中，既长而旺，故云长夏也。"这里的六月，指的就是小暑和大暑所在的农历六月，相当于公历的七月。

古人认为，小暑和大暑所在的农历六月为一年之中的长夏。加上春夏秋冬四季，一年就有了五季。配合五行的木火土金水，《黄帝内经》认为长夏属土。《素问》中说："脾主长夏。"一年四季，春、夏、秋、冬由温、热而转寒、凉，自然界赖以生、长、收、藏。那么，长夏对应什么呢？长夏主化，所以长夏的生命功课是加强脾的运化能力。

《素问·藏气法时论》王冰次注云："长夏，谓六月也。夏为土母，土长干中，以长而治，故云长夏。"《素问·藏气法时论》云："脾主长夏。"此时气候最为潮湿，乃因多阴雨而潮湿，空气中湿度大，大气压偏低，由脾所主。

为什么说脾与长夏相应？因为在这个时节，大自然气候依然炎热，且雨水很多，湿气很重，"天气下迫，地气蒸腾"，但是万物又在酝酿成熟，合于土生万物的道理。脾在人体，负责水谷的运化，可将水谷精微生化为精、气、血、津液，滋养全身，是人的"后天之本"，因此脾与长夏，同气相应。

脾对应的季节，除了脾主长夏，还有一种说法，脾主四时。脾属土，居中央，主四时。《素问·太阴阳明论》："脾者土也，治中央，常以四时长四脏，各十八日寄治，不得独主于时也。"也就是说，每个季节（立春、立夏、立秋、立冬）前18天，都算是与脾土相通应的日子。也就是说，大寒（丑）、谷雨（辰）、大暑（戊）、霜降（戌），也属脾土。其中，大暑节气可以认为是土中之土，尤其需要调理脾。

脾主四时的意义是指四时（四季）之中皆有土气，脾不独立主一时。人体生命活动、各脏腑机能的正常运行，都依赖于脾胃对水谷精微的运化。脾气健运，四脏得养，才能很好地发挥各项机能，保证人体正气充足，抵抗力强，即所谓"四季脾旺"不受邪。

长夏之气为湿，湿气太盛则会困脾，影响脾土的运化。所以，大暑的道家节气功法要练养脾经，除脾湿与活络脾血，关键在于推送心血入脾脏，即是心火生脾土，简称火生土。火生土，就是心之阳气用以温脾。五脏相互滋生的关系就像母亲和孩子的关系，火就是土的母亲，土则是火的孩子。火生土，心火旺，脾土才能强。

动作要领：火生土，就是心之阳气用以温脾。首先将两个掌心的劳宫穴相对，搓热。然后将搓热的掌心相叠贴敷在心脏的位置上，调整呼吸。吸气的时候，感受心脏的变化，给心脏补能。呼气的时候，用双掌心沿着皮肤的表面，向右下方，推送心火之气入脾。在脾脏的位置上停留一会儿，感受脾脏的变化。起点为心，终点为脾。

中医讲的脾土，不仅仅是脾脏，还包含了脾神、脾气和脾脏。该如何调养呢？我总结为：少思养神，饮食有节，脾土不泄。脾有促进水液代谢的功能，运化水谷精微的同时又在肺的协同作用下，将各组织器官利用后的多余水液排出体外，从而维持人体的水液代谢平衡。“脾土不泄”，修炼的是“信”的能量，注意诚信待人非常重要。过度思虑会抑制脾胃，不思饮食；即便吃了也不消化，这是因为脾胃运化的功能减弱了。可见饮食失节，不仅仅指暴饮暴食，心性能量会影响脾胃功能，善养化者需少思虑以养其神。

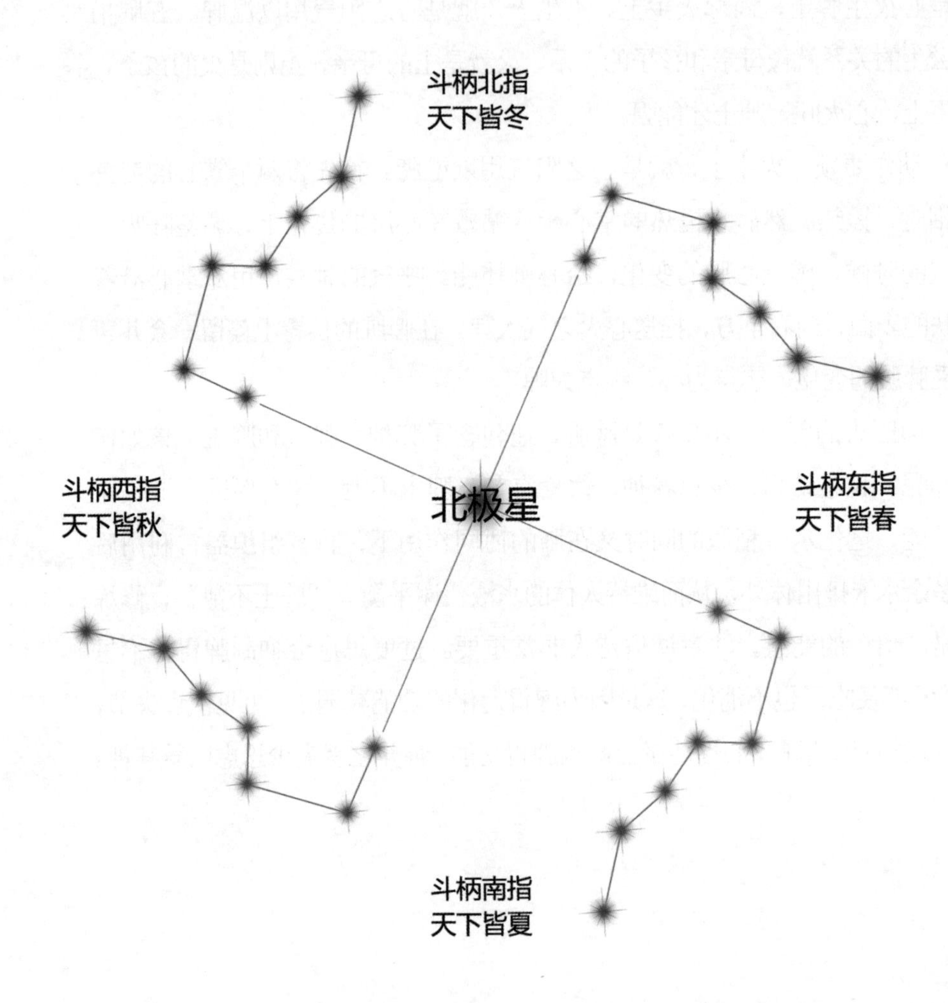
斗柄北指
天下皆冬
斗柄西指
天下皆秋
北极星
斗柄东指
天下皆春
斗柄南指
天下皆夏

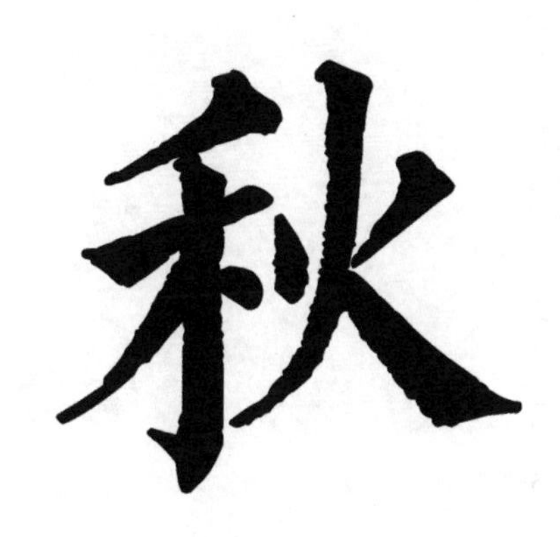


「立秋，土生金
处暑，清秋至
白露，秋荣平
秋分，寒暑均
寒露，重阳至
霜降，置寒衣」

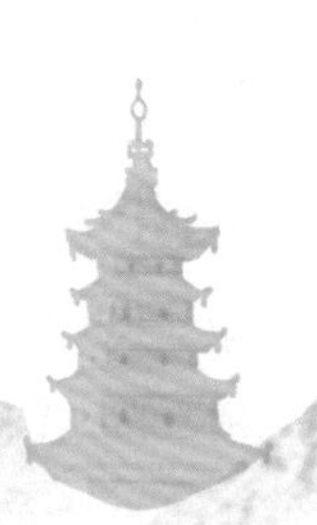

# 立秋，土生金

《淮南子·天文训》中形容立秋：背阳之维则夏分尽，故曰有四十六日而立秋，凉风至。指出斗柄指向背阳之维的未申之间，这时表示夏季时令结束，所以说夏至以后四十六天就是立秋，有凉风吹来。立秋意味着进入了农历的七月，夜晚观天时能看到北斗星的斗柄指向地支“申”（西南）的方向。立秋的那天，通常是在农历的七月，七月也正是“申月”，故古代又称之为七月节。立秋相当于一天之中的下午 3 点到 4 点，正是一天之中暑气消散的时候。

公历每年 8 月 7 日或 8 日，太阳到达黄经 135°时，为立秋。立秋是二十四节气里面一个很重要的节气，它是四时八节中的“四立”之一，所以也是中国最早的节气之一。其实立秋的起源和夏至、冬至差不多，都是古人祭祀祖先的重要日子，但多与感恩自然与祖先所赐予的收成有关。虽然在中国没有一个明确的感恩节，但自古以来，立秋这个节气在本质上就像是知恩报恩的中国感恩节。

根据《周礼》的记载，周天子会在每年的立秋节亲率三公六卿诸侯大夫，到西郊迎秋，并举行祭祀少嗥（古代汉族神话中的西方天神，五帝之一）、蓐收（古代中国神话传说中主管西方的秋神，据说少昊的辅佐神）的仪式。

在自然界中，阴阳之气开始转变，阳气渐退、阴气渐生，万物随阳气下沉而逐渐萧落。

《月令七十二候集解》：“秋，揪也，物于此而揪敛也。”立秋不仅预示着炎热的夏天即将过去，秋天即将来临，也表示草木开始结果孕子，俗话说：“立秋三日，寸草结籽。”立秋后天气由多阴雨变为秋高气爽，天高云淡，月明风清，此后气温由最热逐渐下降。自然界的万物开始从繁茂成长趋向萧索成熟，收获的季节到了。秋天的气候分为两个阶段，初秋“闷热”，仲秋后趋向“干燥”“凉爽”。这是一个暑热与凉寒交替的季节。秋风秋月，红叶寒鸦将逐渐取代暴雨骄阳，接天莲叶。秋季最明显的变化是草木的叶子从繁茂的绿色到发黄，并开始落叶，庄稼则开始成熟。立秋为秋季的起点，意味着降雨、风暴、湿度等，处于一年中的转折点，趋于下降或减少。

## 一、秋天之始

大暑之后，时序到了立秋。立秋是什么意思？立秋，秋是肃杀的季节，就是指暑去凉来，预示着秋天的开始。历书曰：“斗指西南维为立秋，阴意出地始杀万物，按秋训示，谷熟也。”从气候特点看，立秋由于盛夏余热未消，秋阳肆虐，特别是在立秋前后，很多地区仍处于闷热之中，故素有“秋老虎”之称。气象资料表明，这种闷热的气候，往往要延续到公历九月的中下旬，天气才真正能凉爽起来。

所以，立秋并不代表酷热天气就此结束，初秋期间天气仍然很热。所谓“热在三伏”，又有“秋后一伏”之说，立秋后还有至少“一伏”的酷热天气。立秋之后，一早一晚就会变得凉快许多（俗语有“早上立了秋，晚上凉飕飕”），不过也不排除秋老虎到来，毕竟现在还在三伏天里。也就是说，酷暑并没有过完，真正凉爽一般要到白露节气之后。酷热与凉爽的分水岭并不是在立秋节气。秋是收成的季节，如果没有三伏天对植物上蒸下煮的催化力量，收成就不会太好，其实也就是天人合一的通俗讲法。

历史上，中国古人公认梧桐和楸这两种树是秋天的先知。桐叶有信，立秋一到，桐叶就开始凋落。古代宫中都种植梧桐，取《诗经》中“梧桐生矣，于彼朝阳”之义，寓意天子受命于天，如朝阳梧桐，德政光辉为纲，为社稷人民谋福。据说在宋代，立秋这天宫内要把栽在盆里的梧桐移入殿内，等到“立秋”的时辰一到，太史官便高声奏道：“秋来了。”奏毕，梧桐应声落下一两片叶子，以寓报秋之意，真风雅。不知这是否就是“一叶知秋”这个成语的由来。

根据史料的记载，宋朝到明朝的几百年时间里，人们在立秋这一天会出门去寻找楸叶来佩戴到身上，同时有的人会将石楠红叶剪成花瓣簪的样子，插在头上。楸木是我国北方一种大叶的落叶乔木，秋天落叶，戴楸叶有应时序的意思。楸又名梓，是代表乡梓故里的挺拔高大美木。楸树除了观赏和木材的用途外，它的树叶、树皮和种子均可做中药，有收敛止血、祛湿止痛之效。

清朝后民间则流行在立秋这天以悬秤称人，将体重与立夏时对比。因为人到夏天，本就没有什么胃口，饭食清淡简单，两三个月下来，体重大都要减少一点。秋风一起，胃口大开，想吃点好的，增加一点营养，补偿夏天的损失，补的办法就是“贴秋膘”。古代的胖瘦观与今日不同，以前主要以胖为美。时至今日，在“贴秋膘”的时候一定要根据自己的情况来，如果本来就体重超重，还是以减肥瘦身为主吧。

## 二、立秋三候

一候：凉风至。小暑节气一候的候应为“温风至”。立秋初候“凉风至”的凉风是针对小暑节气的温风至而言。每年一到立秋节气，天气就渐渐开始变凉爽了。立秋后，我国许多地区开始刮偏北风，偏南风逐渐减少。小北风给人们带来了丝丝凉爽，此时的风已不同于夏天的热风。但是此时的凉风，仅为温变之初，略带清凉之气的清风而已。

二候：白露降。所谓“露”，是指凝结在地面或靠近地面的物体表面上的水珠。立秋后，由于白天日照仍很强烈，夜晚的凉风刮来形成一定的昼夜温差，空气中的水蒸气在清晨室外植物上凝结成了白茫茫的露珠。在传统的气象观察表述中认为，阴气盛则凝为霜雪，阳气盛则散为雨露。立秋的微露为白，是依自然五行气机转换的秋属金之色来形容的，五行之中金对应白，所以“白露降”正应立秋物候肃降之象。

三候：寒蝉鸣。古时候，人们将小而青紫的蝉，叫作寒蝉。寒蝉与夏蝉不同，身形略小，感应阴气肃降凉风渐至而开始鸣叫，其鸣声悲戚，常被文人们作为悲秋的物象而采用。草木见黄，秋意更浓，秋风阵阵，寒蝉声声，在微风吹动的树枝上得意地鸣叫着，好像告诉人们炎热的夏天过去了。

《礼记·月令》里记载：“（孟秋之月，即农历七月）凉风至，白露降，寒蝉鸣。”立秋三候是以物象来表述阴阳二气的微细变化，隐喻“天地否”卦的状态。预示了大自然万物即将衰落的征兆，提醒人及早掌握先机。这是中国古人在两千年前具有的洞察智慧，告诉人见微知著、以近推远的道理。

古人认为，春夏是万物滋育生长的季节，秋冬是肃杀蛰藏的季节。这是宇宙的秩序和法则，必须顺应天意，顺乎四时。因此，“立秋”后，也就进入了肃杀的季节。在《素问·四气调神大论》中指出：“夫四时阴阳者，万物之根本也，所以圣人春夏养阳，秋冬养阴，以从其根，故与万物沉浮于生长之门，逆其根则伐其本，坏其真矣。”其意告诉人们要顺从四季的规律进行调养，自然界四季阴阳变化规律是万物生存的重要基础。

## 三、暑去凉来

秋天的前两个节气，立秋与处暑，是处于极躁的气候之中，秋老虎与初秋凉风交替袭来，人的心、肺、肝、脾都有可能乱套，也就是所谓“多事之秋”。立秋其实算是长夏，夏的延长，但是加了个燥因，所以肺金会受困于燥。要小心喉咙咳嗽及大肠腹泻，属于燥金伤肺之病。解决之道，首选调理立秋节气对应的脊柱，和刺激脊柱上对应投影点周围的穴位。

我们的身体上，背为阳，腹为阴。只要保养好背部，就能让人体的背部发光发热，滋生出源源不断的能量。因为人体背部分布的基本上都是阳经，脊柱是主一身阳气的督脉所在，统摄一身之阳，全身阳气的运行无不与之相关。膀胱经在人体的背部，人体的五脏六腑均可在背部找到相应的对应区，如背上部对应肺和心脏，背下部对应脾、胃、肝、胆，腰部对应肾、膀胱、大肠和小肠。所以保养背部也成了节气调养很重要的一点。

立秋对应的脊柱部位是第三、第四胸椎之间（图 19）。第三胸椎分出的神经对应肺、支气管、胸膜、胸廓、乳房，主管支气管炎、胸膜炎、肺炎、鼻塞、流感、肩胛痛、心悸、胸闷、胸痛等，主要关联人体的呼吸系统，第三胸椎与肺、支气管、胸膜、心脏、乳腺的功能都有关系。一旦产妇第三胸椎处于亚健康状态，产妇的奶水过多会导致溢乳，第三胸椎还是人体

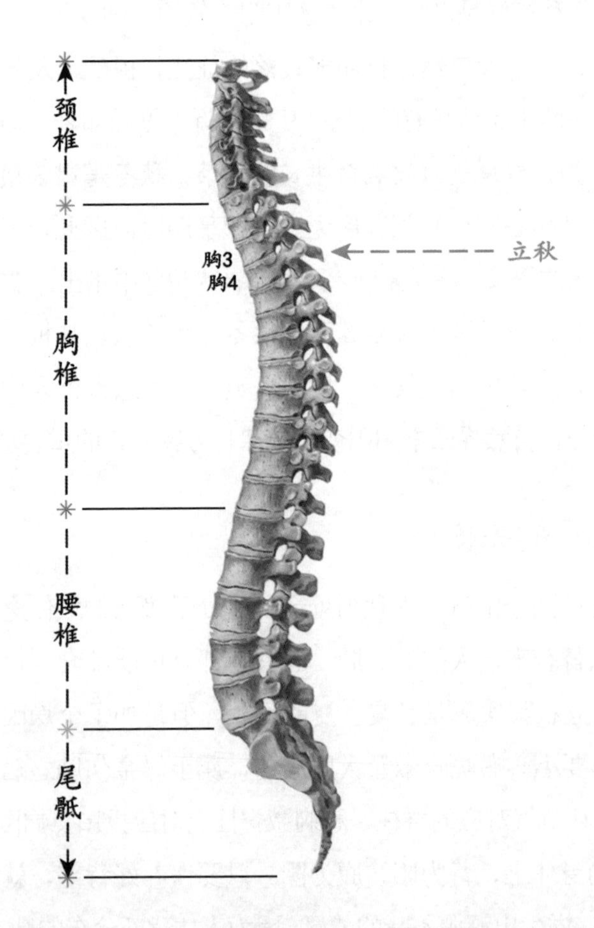


图 17　小暑节气与脊柱的对应关系

酸性化的中枢。吃甜食、碳水化合物太多，熬夜、消耗体力时，体内的二氧化碳、尿酸等废物增加、血液偏酸性，对第三胸椎的按摩可调节和保持弱碱性。

## 四、肺气肃降

立秋是由夏入秋的过渡节气，气候多变，早晚温差较大。所谓“中午开空调，晚上盖被絮”，初秋天气乍寒还暖，忽热忽凉，机体调节机能很难适应这暴热骤凉变化，从而是伤风感冒的多发时节。

立秋时人体对应的征象包括肺失宣发与肃降之后与其他脏腑的生克关系失调，这可以通过背部的皮肤判断出来。立秋节气对应的第三、第四胸椎之间的区域，如果毛孔粗大、色素沉着，就意味着肺功能减弱，易引发鼻咽问题，比如鼻炎、咽炎、喉咙干痒、易上火、胸闷气短等。

立秋，气至第三、第四胸椎之间的身柱穴。人体中阳气最足的经脉是督脉，其次是膀胱经。立秋时，人体的足太阳膀胱经开始活跃。膀胱经起于目内眦，上到颠顶，下行肩背，分列在督脉两侧，而且肺脏的背俞穴也在膀胱经上。气再由身柱穴推送至两侧膀胱经上的肺俞穴。俞的意思是输送，肺俞穴好比是肺脏能量在膀胱经上的浓缩，肺脏里的气会通过经络传输到体表，完成疏通温煦全身、补益阳气的作用。

立秋对应的关键保养穴位是身柱穴和肺俞穴，属于督脉和膀胱经，可以预防和保健慢性呼吸系统疾病和一些异常情绪反应。立秋后天气转凉，免疫力差的人在这时候极易出现风寒感冒、头痛等症状。不过人身上有一个奇妙的穴位，可以说是保卫健康、不得感冒的守护神，它就是身柱穴。

### 1. 身柱穴

在肺俞正中，适当两肩胛的中央，为肩胛荷重的撑柱。身柱，顾名思义，就是支撑身体的柱子，好比是我们人体的“顶梁柱”，督脉气血在此吸热后化为强劲饱满之状。身柱穴归属督脉，有宣肺清热、宁神镇咳的功效。主治身热、咳嗽、气喘、惊厥、癫痫、脊背强痛、疔疮，及百日咳、支气管炎、肺炎、肺结核、癔症等。对于气血弱的人来说，感冒发烧是常见的事情，这主要是由于抵抗力弱，稍有气候变化或者饮食不当就会引发感冒。而经常按摩身柱穴能够宣通肺气，缓解感冒的症状，同时也可以增加人体的抵抗力。取穴位于背部两个肩胛骨的中间，当后正中线上，第三胸椎棘突下凹陷处。身柱穴最大的用途就是增强体质，强健身体，提高人体的免疫力。所以，建议那些免疫力较弱的老年人和小孩子，一定要注意对这个穴进行刺激。对于成年人后背畏寒、四肢不温者，可以用隔姜灸。除了艾灸之外，按摩刺激的效果也比较好。每晚在睡前，经常给家里的老人揉一揉身柱穴，可以为身体补足正气、扶正祛邪，增强老年人的体质和免疫力，使老年人少生病、不生病。

身柱穴也是小儿保健常用的一个穴位，相当于成人的足三里。孩子在12岁之前，一般不建议灸足三里，可以用身柱穴来代替。当孩子脾胃虚弱、经常反复生病时，通过灸身柱都可以得到或多或少的改善，甚至可以得到完全治愈。为什么呢？它最主要的功效是在我们督脉上能通阳，你想阳气充足、正气充足以后，还担心生病吗？

身柱穴能够调理的情况还有很多，比如说由于肺气不足而产生的哮喘，因为脑力不足而出现的眩晕症和由于脾气虚弱导致的下陷脱肛等，这些都属于正气先虚导致督脉上的阳气无法上升。在调理的时候，最重要的是要补足正气，扶正祛邪。

**2. 肺俞穴**

肺俞穴为足太阳经背部的腧穴，俞同输，因其内应肺脏，是肺气转输、输注之处，为治疗肺脏疾病的重要腧穴，故名肺俞。肺脏的湿热水气由此外输膀胱经。此穴有调补肺气、补虚清热的功效。肺俞穴是调理肺脏疾病的重要腧穴，具有解表宣肺、肃降肺气的作用。临床上常用来改善肺脏功能，治疗和肺脏相关的各种呼吸系统疾病，如肺经及呼吸道疾病（肺炎、支气管炎、肺结核等）。人体肺俞穴位于背部，取穴当第三胸椎棘突下，旁开1.5寸。

立秋时，肺俞穴为肺脏保健要穴，可很好地缓解咳嗽等肺疾造成的不适症状，具有宣肺、平喘、理气的作用，可防治肺功能失调所引起的病症。肺外合皮毛，开窍于鼻，主肃降，司呼吸，为宗气出入的场所、气机出入升降的枢纽。凡是因外邪入侵肺部和肺气虚弱导致的肺、肺卫及鼻腔的疾患，都属于本穴的治疗范围。

咳嗽是肺系疾患的主要症状之一，也是我们在日常生活中经常遇到的一种疾病。中医将咳嗽的发生分为外感和内伤咳嗽两种。无论是风寒、风热等外邪侵袭肺部造成的外感咳嗽，还是肺部本身气血阴亏造成的内伤咳嗽，通过刺激肺俞穴均可很好地缓解咳嗽的症状。如果你还在为每天咳嗽不止而烦恼的话，不妨试试肺俞穴的作用。

刺激肺俞穴可采用点按的方式，将拇指指腹按在穴位处，逐渐用力深按，保持2～3秒后松开，然后继续再按，一按一松为一个循环，重复5～10分钟；或者用按揉的方式，同样把拇指指腹放在穴位处，然后以穴位为中心，保持一定的力度旋转按揉，每次按揉5～10分钟，以皮肤表面发热发胀为宜。

另外，现在虽然已经立秋了，但是夏天的暑气还没有完全消除。身体内积聚了一个夏天的寒湿和毒素，这个节气是排出的最佳时候。对膀胱经按摩刮痧拔罐，不但可以祛除身体的湿毒，还可以缓解颈肩痛的症状。会让沉重的身体感觉轻松，缓解身体疲劳，改善睡眠质量，针对立秋时人体对应的征象会有很大缓解。

## 五、万物始收

立秋是阳气渐收，阴气渐长，由阳盛逐渐转变为阴盛的时期，是万物成熟收获的季节。立秋后虽然一时暑气难消，但总的趋势是天气逐渐凉爽。此时自然界的阳气变化也从“长”的状态转向“收”的状态。也就是说，凡精神情志、饮食起居、运动锻炼，皆以养收为原则。

### 1. 精神调养

中医说秋气主燥，秋燥表示金气旺，金克木，因此秋燥抑制肝气，肝气郁结就容易产生闷闷不乐的情绪问题。“秋”字下面，加个“心”，就是“愁”。春逝也愁，夏去也怨，如今又逢寂寥凋零的秋登场，更是愁。自古以来，秋天都与悲伤的情绪相关，更说明了秋天安心宁神、收敛情绪的重要性。秋内应于肺，肺在志为悲（忧），悲忧易伤肺，肺气虚则机体对不良刺激的耐受性下降，易生悲忧之情绪，所以在进行自我调养时切不可背离自然规律，要做到内心宁静、神志安宁、心情舒畅、切忌悲忧伤感，即使遇到伤感的事，也应主动予以排解，以避肃杀之气，同时还应收敛神气，以适应秋天容平之气。

**2. 起居调养**

秋季，自然界的阳气由疏泄转向收敛、闭藏。因此，起居作息也要随之相应调整。立秋后，白昼仍然很热，一到夜晚，秋风袭来，就会凉风习习，这个时候的风不可大意，有人称其为“贼风”。所以立秋时节不能贪凉，既要遵循“耐寒锻炼从初秋开始”的规律，也要注意随天气变化及时增减衣服。夜晚入睡时，一定要盖上被单、毛巾被之类的被褥以抵御夜晚凉风侵袭。

**3. 饮食调养**

《素问·藏气法时论》说：“肺主秋……肺收敛，急食酸以收之，用酸补之，辛泻之。”可见酸味收敛肺气，辛味发散泻肺，秋天宜收不宜散，所以要尽量少吃葱、姜等辛味之品，适当多食酸味果蔬。

秋季气候干燥，夜晚虽然凉爽，但白天气候仍较高，所以秋季进补要根据“燥则润之”的原则，选用“防燥不腻”的平补之品，应以养阴清热、润燥止渴、清新安神的食品为主，可选用芝麻、蜂蜜、银耳、乳品等具有滋润作用的食物，还有菱白、南瓜、莲子、桂圆、红枣、核桃等。

**4. 运动调养**

秋季，是开展各种运动锻炼的大好时机，每人可根据自己的具体情况选择不同的锻炼项目。肺功能主要体现在肺的呼吸效率及氧气的获取效能。从运动医学来看，让人的呼吸最佳化，可以让身体得到更多的氧气。从禅定吐纳来看，呼吸的频率可以影响脑部发展。比如“宝瓶气”练习法，与练习鼻腔、胸腔与腹腔三者的协同吐纳关联，此节气一定要好好练习以养肺气。

## 六、立秋即是土生金

有些人在节气交接点的前后几天，总是莫名其妙地发脾气、情绪异常，这其实与内在脏腑的不平衡有关系。立秋是人体代谢出现阳消阴长的过渡时期，也是长夏的脾土与秋天的肺金交接的时刻。如果这个时候，体内的脾土没有和肺金“打招呼”，那么这个立秋对你而言，就会出现身心不适的情况。

还有就是，秋天是多思的季节，大地将逐渐充满肃杀之气，人也容易兴起多事之秋的感慨。只有肺气及时被唤醒，才能保持恬淡宁静，这是秋天养心性的根本。

许多人听说过养生，但是，你会养收吗？立秋后虽然一时暑气难消，但总的趋势是天气逐渐凉爽，此时自然界的阳气变化也从“长”的状态转向“收”的状态。那么，该如何养收呢？《黄帝内经》告诉我们，在立秋节气，首先要激活我们的肺气。

如果一个人的肺不好，会缺氧没气力，血就容易郁结。如果心肺动力不足，就容易头痛。因此，立秋节气要练养激活肺气的功法，土生金的导引不可少。长夏脾土当值，主化生；秋天肺金当值，主收敛。凉爽的秋天，从立秋开始过渡。这个过渡就是脾土之气与肺金之气的交接。如果交接得好，即是脾土生肺金，简称土生金。

夏秋交替之际，该如何将脾土中的能量转移到肺金中来呢？道家有个简单但有效的方法——土生金之法。首先将两个掌心的劳宫穴相对，搓热。然后将搓热的掌心相叠敷贴在胃肠的位置上，调整呼吸。吸气的时候，感受胃肠的变化，给胃肠补能。呼气的时候，用双掌心沿着皮肤的表面，向上方，推送脾土之气入肺。在肺的位置上停留一会儿，感受肺的变化。起点为肠胃，终点为肺。脾属土，肺属金，所以推送脾土之气入肺金，即是土生金，这是立秋时应该完成的生命功课。

## 七、七夕新秋

立秋一般都跟七夕紧邻，不是立秋在前就是七夕在前。七夕是农历七月初七，立秋是公历每年八月七日或八日，也有赶到一起的时候。七月初七，正值初秋，秋天的天空，玉宇澄清，能见度极好，晴朗的夜晚能看到织女星与牵牛星，头顶的正上方是织女星，在七月初七这天正好升上一年中的最高点，向东望去，便是牛郎星，两星相望非常明亮，千百年来引发了人们无数的情思与遐想。

提起七夕，人们就会想起牛郎织女的故事及其承载的美好爱情，到如今，许多国人把七夕节作为中国的“情人节”。其实，七夕的起源并不是纪念牛郎织女的爱情，而是纪念织女。在遥远的上古时代，随着人们对天文星象的认识和纺织技术的产生，七夕乞巧也应运而生。七夕节本是女子的节日，织女被视为纺织女神，凡间女子便在七月初七晚上向她乞求心灵手巧，当然，也免不了求赐美满姻缘，这或许就是后来的人们将七夕附上爱情色彩的缘由。现代的人们不再延续七夕乞巧的习俗，而是将七夕作为爱情的象征来度过这个美妙的节日。

七夕，自古以来都是文人墨客热衷的素材；立秋，也是诗人们善用排遣离愁别绪的惯用题材，当七夕遇上立秋古人留下了许多优美的诗词。杜牧有一首著名的宫怨诗写的就是七夕：“银烛秋光冷画屏，轻罗小扇扑流萤。天阶夜色凉如水，坐看牵牛织女星。”这首诗的名字直接就叫作《秋夕》，秋夕就是秋天的夜晚。

在另一首关于七夕的名作《鹊桥仙》中，秦观用“金风玉露一相逢，便胜却人间无数”来形容牛郎织女美好的爱情。金风玉露指的就是秋风白露，金风就是指秋风，秋天在五行中属金，所以秋风又有金风一说。玉露是指秋露，也就是白露。立秋有三候，二候白露降。立秋之后金风初渡，玉露生凉，清晨出去你时常能在草叶间、荷叶上还有花瓣上看到一颗颗晶莹的露珠，太阳一出便很快消散了，所以金风玉露也形容他们相聚的短暂，如同秋天的白露。

而他的另一首《鹊桥仙·纤云弄巧》也借用了牛郎和织女的典故。词中有“飞星传恨，银汉迢迢暗度”和“忍顾鹊桥归路”两句。总之七夕就是这样一个与时令节气密切相关的节日，在我们的印象当中，七夕就是秋天的第一个节日，此时秋月初生，清风入弦，经历过一个夏日漫长的暑热的浸淫，七夕的到来，标志着人间又一个美好清秋的到来。

不免回想起多年前的这天，也是一个七夕夜晚，星光皎洁，银汉灿烂，听着动人的传说，吟诵优美的诗句，我遥望牛郎织女星，不是祈求美好的生活与爱情，而是在想，为什么古人形容它们是人类飞出地球的驿站呢?

# 处暑，清秋至

处暑，上古“斗柄指向”法，以北斗星勺柄指向申位时为处暑。申，十二地支之九。申者，言阴用事，它的到来同时意味着进入干支历申月的下半月。五行属金。处暑相当于一天之中的下午 4 点到 5 点，正是一天之中凉爽的时候。对应人体的大肠、肺和对应经络。

公历每年 8 月 23 日前后，太阳到达黄经 150 时，为处暑。《月令七十二候集解》：“七月中，处，去也，暑气至此而止矣。”“处”含有躲藏、终止意思，“处暑”表示炎热暑天结束了。意思是节气至此，残暑消，清秋至，气温由炎热转为清凉，说明处暑才是暑热的终结者。“处”在过去又写作“処”，意思是“慢慢走，找张小凳子坐下来”。生活需要一个“处暑”提醒自己抬头望望天，看一看风轻云淡。

露浓于野，当你看那满池子的荷花不再挺立就明白了。独爱李商隐那句“留得残荷听雨声”，池塘里的残荷，妄想着用雨声留住夏天的余温。秋雨绵绵，很大程度噤了蝉鸣，即便到了中午最热的时候，也听不到夏天的那种嗡鸣了。凄风急雨，敲碎了灼热的酷暑，迎来了萧疏落寞的冷落清秋。处暑，是休止符，也是夏与秋的转弯处。转个弯，笑看炎夏落幕，等待秋天开始。

## 一、风涌稻香

处暑，即为“出暑”，是炎热离开的意思。若没有“止”住这个暑，夏将永无止境，秋也将迟迟不得归来。处暑的到来，标志着炎热天气到了尾声，暑气渐渐消退，由炎热向凉爽过渡。由于受短期回热天气（俗称“秋老虎”）影响，处暑过后仍有持续高温，你知道“秋老虎”到底是只什么“虎”吗?

中医古代哲学认为，秋天在五行属金，有肃降之功，在色为白。自古就有左青龙（木）、右白虎（金）之说，处暑后白虎下山，初也炎烈威猛，终也清凉肃静，“秋老虎”的表述形象而生动。“秋老虎”的说法也提醒人们，秋天还会有天气炎热的时候，真正凉爽一般要到白露之后，也就是还要经历大约十五天的闷热和干燥。

处暑之后，在我国北方会有一段温度适宜的好时节。天高云淡，正是出行的好时节。处暑是温度变化的重要节点。所以古人说：“秋初夏末，热气酷甚，不可脱衣裸体，贪取风凉”的说法。处暑之后，或许白天还会有些暑热的感觉，但早晚的温度下降已经很明显了，尤其是“一场秋雨一场寒”，一旦下雨，更是给人秋凉的感觉。所以这个时候要适时地增加衣物了，尤其对老人和孩子更是如此。

凉热转换需要处暑过渡，前有鹊桥“过渡”相会的七夕，后有河灯“普渡”冤魂的中元，犹如人生百态，而人的内心从狂热到冷静也需要过渡，即使行到水穷处，也不妨坐看云起时。因此处暑这个节气人的情绪往往是时而高昂时而悲情，时而自在时而拘谨，时而澎湃时而寂寞等对立的情绪在转化，或者同时存在着。在个人情绪上秋天主“收”，因此，情绪要慢慢收敛，凡事不躁进亢奋，也不畏缩郁结。在节气转变中，维持心性平稳，注意精、气、神的调整，才能保生机元气。

处暑时民间有吃鸭子的传统，做法也五花八门。比较应季的有福建泉州的姜母鸭，北京人一般会选择到店里去买处暑百合鸭，是美食中的药膳，还有南京的桂花鸭。八月，称之为桂月，至于月令花，是清新淡雅的桂花，又名丹桂、月桂。因为鸭肉是滋阴的，就是提醒人们暑气渐渐消退，天气由炎热向凉爽过渡，要注意预防“秋燥”。如果不吃鸭，处暑这节气，民间的食俗中还有“处暑梨”。梨子多汁有助于润燥生津、防秋燥，《本草纲目》说梨消痰降火凉心肺。处暑吃梨当令，但也不宜过量。

处暑再过半个月，便是开学日。在过去农耕时代，学堂入学时间也按农时来确定。《燕台新月令·七月》里就有说：“是月也……学堂开。”农历七月恰是开学季。《帝京岁时纪胜·秋爽来学》载：“京师小儿懒于嗜学，严寒则歇冬，盛暑则歇夏。”过去的小孩儿歇息了一个炎热夏天，也会疏于上学，但农历七月一到也不得不回到学堂。

生如夏花的那种绚烂，只是人生一瞬光景。春生与夏长的高潮退去以后，每个生命，都会在蓄秀中沉淀出浓厚的色彩，是秋麦的金黄、是秋叶的赤红。一年好景君需记，最是风涌稻香时，这才是人生成熟的本色。

## 二、处暑三候

一候：鹰乃祭鸟。处暑时节，老鹰感应秋风瑟瑟，开始狩猎鸟类，并将猎物陈列，如同祭祀，古人称之“义举”。古人认为鹰是义禽。秋令属金，五行为义，金气肃杀，鹰感其气始捕击诸鸟，必先祭之，好像人饮食祭先祖一般。

二候：天地始肃。处暑后，炙热的阳气在催熟植物后，开始隐伏潜藏，以待来年。此时阴气开始弥漫，秋风起，天地间万物开始凋零。金秋肃杀之气渐起，古人常在这一时节处决犯人，谓之“秋决”。古时人们此时对天地的阴阳变化，恭敬为肃，这是时间里的中国智慧。

三候：禾乃登。禾，禾是五谷各类，泛指一切农作物。“登”即成熟的意思，指黍、稷、稻、粱类农作物成熟。处暑时候小米、玉米、高粱等都成熟了，农民进入收获的时节。五谷丰登，人们恭敬而祀，是对天地循环的敬畏。

《遵生八笺》中“秋三月调摄总类”中所引《太元经》曰：“秋者，万物皆成象而聚也。”在《淮南子》中则以秋为矩，“矩者，所以方万物也”。

节气是自然的规矩，时风中的物象如果与节气不符，就有可能会出现灾变。对应到人体生命大健康上，同样如此。人体的气血循环如果失去了阴阳法则的约束，轻则气血混乱，重则疾病侵袭。成象而聚的处暑时节，我们是不是该收摄一下身心，检点一下言行，将正能量聚一聚呢？由此，方可理解处暑三候的深刻含义。即便是处于“天地否”这样天地不通的时空中，依然可以做好健康的调理。

处暑谷到处黄，开始了收获作物的农忙季节。《月令七十二候集解》说“处暑，天地始肃”。处暑，阴长阳消，天地展现肃杀之气，万物转向收敛凋零，所以“秋收不失时，谷物不绝”。此外，这也是提醒人们，养阴保健的时节到了。

## 三、落叶知秋

处暑，止住了夏的脚步，迎来了秋的身姿。它是夏与秋的转换点，也是热与冷的过渡；一切从炎热过渡到清凉，从蕃秀趋向荣平。人间逃离炎热，静候新凉。万物停止野蛮生长，沉淀出成熟本色。世间清爽，万物放松，“过渡”不是结束，而是又一次的重新出发。

处暑对应的部位是第二、第三胸椎之间（图 20）。第二胸椎分出的神经对应心、包括瓣膜及心包、冠状动脉，主管心脏及胸部疾病，包括气喘、咳嗽、心慌、心悸、气短胸痛、心律失常、冠心病（心绞痛）、肩膀硬化等。第二胸椎与肌肉痉挛相关，所以，肩膀和背部肌肉痉挛，多半是第二胸椎变硬、处于亚健康状态。第二胸椎与心脏、心血管、血管相关联，第二胸椎不健康还可引起冠心病、心肌炎、心绞痛、高血压等疾病。

通过一年二十四个节气点的椎体逐级调理来筑基，打好身心健康的基础。处暑时节天气正处在由热转凉的交替时期，自然界的阳气由疏泄趋向收敛，人体内阴阳也随之发生变化。其中，避贼风是入秋的调理原则。

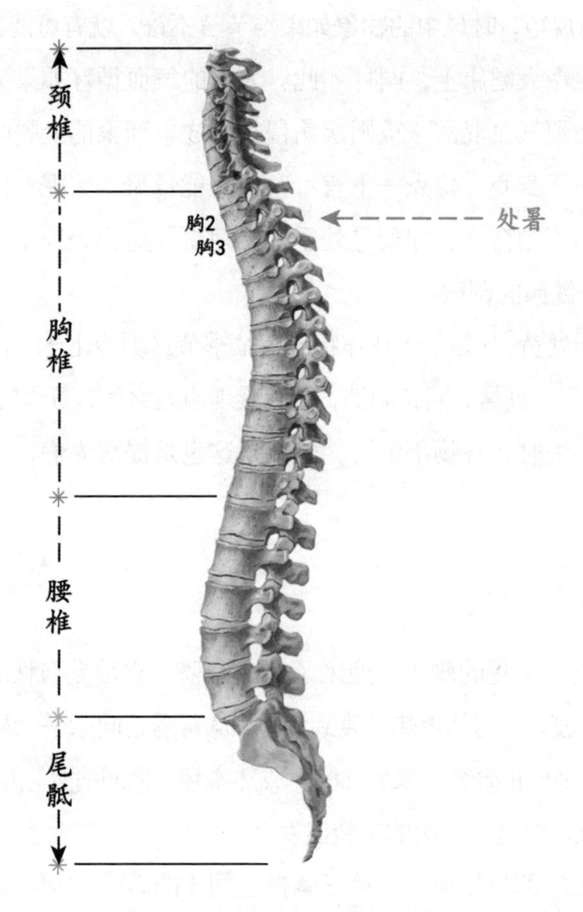


图18　大暑节气与脊柱的对应关系

## 四、暑退秋至

在自然界，风邪是可以伤人的。风寒、风湿、风热，务必是以风邪为媒介，袭击我们人体的。风邪为阳邪，可以打开我们的毛孔，毛孔打开，什么病都来了。

人之所以会生病，也是因为正邪两股无形的力量在抗争，而邪占了上风。《黄帝内经》指出，内虚加上外邪，也就是正气虚弱又碰上虚邪贼风，人才会发病。所以古人对防病有两个忠告：一个是“正气存内，邪不可干”；

另一个就是“虚邪贼风，避之有时”，目的就是要防范内虚与外邪同时侵害人体。

虚邪贼风是什么？自然界正常的季风，可以长养万物；那么不是当季该吹的风，就是不正常的气候变化，这就成了对人体有害的虚风，也就是邪气。到了秋季，吹来了清凉的西风。在五行中西方属金，金气主收敛、肃杀，会带来燥气，可收敛夏季以来的湿气，同时带动人体气机向下沉降。肺气下降的同时，也会带着心火下降，温暖肾水，然后肾水会上济于心，心火就不会过热，人体在水火相交的良性循环下，就能处在阴阳平衡的状态。

《黄帝内经》说，西风生于秋，病在肺，俞在肩背。也就是说，当燥气过盛，就会变成伤人的燥邪，特别伤肺，所以受了西方来的邪气或贼风，病多发生在肺，而肺气输注的地方就在肩背。

具体而言，风邪要想袭击人体，就从肩背部的风门穴的位置入手。它就像我们身体里面的一扇门，关得牢，病邪进不来；关不严，病邪就长驱直入。

处暑时人体对应的征象：后肩背的位置疼痛，考虑是背部感受风邪导致风邪入侵体内，出现背部风门和肺俞出现疼痛的症状。从健康的角度，如果胸二椎出现塌陷，隆起，偏移或瘀堵的人易患肩痛、肩周炎、咳嗽、手指麻木、乳腺增生等。说明外风进出的门户，已经失守。风门穴为足太阳膀胱经之穴，膀胱经为一身之藩篱，主表，是抵御外邪的第一道防线。同时，风门穴又是足太阳膀胱经和督脉的交会穴，因此袭入风门穴，可以伤及膀胱经和督脉，导致我们受风邪疾病的困扰。

说了这么多，如何关好“风门”呢？除了保暖、避风之外，当有亚健康症状出现的时候，我们可以适当刺激风门穴，使病邪得解，经气得畅，这样就关好风门了。

**风门穴**

风，穴内的气血物质主要为风气。门，出入的门户。风门指膀胱经气血在此化风上行，风门，属足太阳膀胱经，是督脉与足太阳之会。这个穴位的位置，刚好对应到人们的两扇肺叶，所以对肺的影响非常大。风门穴，顾名思义，本穴位容易受风邪入侵，是风邪出入的门户，风门穴善于治疗一切由于外风侵袭人体所导致的疾病。中医有“风为百病之长”的说法，这里的风指的就是风邪。外风侵袭人体时，最为常见的表现就是突发性的感冒，并且伴有咳嗽、发热、头痛、后背和颈项部发紧等症状。

刺激风门穴，具有疏散风邪、宣肺解表的功效。《针灸甲乙经》有载：“风眩头痛，鼻不利，时嚏，清涕自出，风门主之。”说的就是风门穴主要是用来防治外风所引起的外感疾病，最常见的就是防治感冒、缓解哮喘、缓解肩膀酸痛。取穴时取俯卧位，第二胸椎棘突直下凹陷与肩胛骨内侧缘连线的中点处，按压时酸痛感明显之处即是本穴。

另外，西方来的邪风会通过肩背上的风门穴和肺俞穴进到人体，常引起过敏发作。这种邪风的特性是“善行而数变”，在人体里游走不定，病人会感觉身体奇痒难忍，抓这里也痒，抓那里也痒，好像荨麻疹发作。很多中医会从风门和肺俞两穴来治疗，例如针灸把这里的邪气放掉，驱走风邪，人就不痒了。

刺激风门穴具有疏散风邪、宣肺解表的功效，通过按揉风门穴，可以打开这个外风进来的门户，驱外风而出，有利于康复。此穴通常用来治疗发热恶寒、头痛、鼻塞多涕、咳嗽等症状。平时要避免受风，以免风邪继续入侵。刺激风门穴可以采用点按的方法，用拇指指腹按在风门穴的位置，然后深呼吸，在气止时，用力深按穴位，缓慢吐气，保持 6 秒，然后松开，一压一松为一个循环，点按风门穴 20 ～ 30 次。

## 五、争秋夺暑

《黄帝内经》认为，处暑后阳消阴长，也就是阳气减弱、阴气增长。人体内阴阳之气的盛衰也随之转换，中医认为，处暑占有“暑”和“燥”两种外邪，肺与秋季相应，因此要注意养肺。“肺主一身之气”，补益肺气，则一身的气也充足。

处暑过后天气转凉，气候从暑热逐渐向寒冷过渡。中午热，早晚凉，昼夜温差较大。虽然天气短期内会热，但这股热不同于夏天。夏天气温虽热，但我们身体的孔窍开泄，能让汗液蒸发。一旦到了处暑后，凉风立刻来了，身体能立刻感知凉意，汗液往回收，津液往里走。说明自然界阳气开始收敛，人体阳气也随之开始逐渐收敛。但如果收敛得太厉害了，就会让体表感觉干燥，比如鼻孔干燥、嗓子干燥、皮肤干燥、毛发干枯、小便赤黄、大便干结等。很多人会觉得，干燥可以通过多喝水来解决，其实不然，人体饮入的水与体内的体液是两种截然不同的物质。人体内的津液才能够解决干燥带来的问题，水谷必须经过人体的消化才能转化为津液。我们所喝的水要通过气化水行，散布到周身皮毛，流注在五脏经脉之内。

过了处暑，北方的空气湿度就大大下降。秋风飒爽，皮肤容易干，早晚出门，真的会被吹出鸡皮疙瘩。初秋燥气滋蔓，湿气未退，湿邪、燥邪合并，易伤人肺气，引起上呼吸道感染、急性支气管炎。中医有清热润肺之法，可用麦冬、菊花，煎水代茶喝，有养阴润肺、清心除烦、益胃生津的功效，是秋季防治秋燥的良好保健饮品。

秋天的时候很多人都比较容易上火，特别向大家推荐石榴。民间有“石榴当饭吃”的说法，这是因为石榴营养丰富，维生素C含量比较高，而且果粒酸甜可口多汁，可补充我们人体所需的能量和热量。同时中医也认为，石榴性味温甘酸涩，有生津止渴、杀虫止痢的作用。石榴可直接食用，也可榨汁饮用。酸石榴对防治腹泻很有效，甜石榴可防治咽燥口渴。

再有就是可以喝些酸梅汤，很多人认为酸梅汤应该是夏天的饮品。《素问·藏气法时论》说：“肺欲收，急食酸以收之，用酸补之。”肺需要收敛的情况下，应该使用酸味药，需要用补法时，选用酸味药来补肺，所以其实秋天才是拈酸的时候。

除了石榴、酸梅汤，其实人体内还有更好的缓解秋燥的方法，就是咽津。节令水果虽好，不如灵丹妙药好。灵丹妙药虽好，但也不如自己的唾液有益于身心。因此，道家一直主张咽津，平时“叩齿鼓漱”，然后再把这些津液咽下去，久而久之，有利于健康，李时珍也说过“唾精，乃人之精气所化”。

另外，室内养些植物，如盆栽柑橘、吊兰、斑马叶橡皮树、文竹等绿色植物，可以调节室内空气，增加氧含量与湿度。绿萝这类叶大且喜水的植物也可以养在卧室内，使空气湿度保持在最佳状态。客厅适宜种植常春藤、无花果、发财树等。

## 六、中元普度习俗

乍寒又暖的处暑节气，似乎也印证着与之相近的节日，便是中元节。中元节俗称为“七月半”，与清明节祭祖大同小异，都是人们哀悼已故之人的一种祭奠行为。旧时民间从七月初一起，就有“开鬼门”的仪式，直到月底“关鬼门”止，都会举行普度布施活动。时至今日，已成为祭祖的重大活动时段。

从古书《礼记》的记载来看，战国时代（公元前221年）之前没有七月“鬼月”的禁忌，而是修补城郭、防灾、犒谢军士等，敬天道、尽人事。道教文化兴起后，传说“地官赦罪”，地官在他生日，即中元这一天慈悲赦罪。民间俗众就在七月十五日中元节请求地官赦免先人罪业，后来遍及普度一切孤魂亡灵野鬼。

从魏晋南北朝时期，佛教的信徒在七月十五日举行“盂兰盆会”，供奉美味果品，用物以报恩七世父母，并且宫中、民间都以慈悲情怀施舍孤苦民众。

到了两宋，佛家“盂兰盆会”的感谢亲恩、道教的“中元节”祭的救度孤魂亡灵，加上民间祭祖、敬告秋天收成、感谢祖先等等活动，使得处暑节气中的七月十五日成了天地人融合、慈悲流布的净化日。

道教经典中许多叙述诵经功德，经历特别灵验、感应的日子，其中“三元、八节、本命生辰”之日，依仪行道，其福无边等。“三元”相信大家并不会太陌生，即农历正月十五日上元，七月十五日中元，十月十五日下元；上元天官赐福、中元地官赦罪、下元水地解厄。

宋代吴自牧在《梦粱录》中记载中元节说：“是月，瓜桃梨枣盛有，鸡头亦有数品，若拣银皮子嫩者为佳，市中叫卖之声不绝。”除此之外，孟元老在《东京梦华录》卷八中元节一篇中也记载了时人过中元节的热闹盛况。如此观望，中元节又是热闹的，褪去了哀寂的鬼魅之说。

我们在古戏里面经常看到，到了处暑之后青年男女会在荷花塘中去放河灯。河灯也叫“荷花灯”，一般是在底座上放灯盏或蜡烛，中元夜放在江河湖海之中，任其漂泛。放河灯是为了普度水中的落水鬼和其他孤魂野鬼。后来，民俗学者们常解释为祭祀、悼亡、谢神等意义。其实，若是从民俗语言隐喻来看，灯代表的是智慧和光明，河水代表着生命，放河灯更贴近为让智慧的光明照亮我们的生命，让生命的价值因智慧之光而获得升华。另外，荷花代表了圣洁，人们希望灯的光明去照耀内心的圣洁，而因为圣洁的到来自己也变得非常的祥瑞，这就是放荷花灯得好彩头的民俗。像中国禅宗典籍多以“传灯录”“指月录”等为名，其意义也在于此罢。

世事一场大梦，人生几度秋凉。从传统习俗来看，农历七月是充满慈悲、喜舍之月。在这初秋处暑节气中，充满反哺先人的孝心、普度孤魂的悲悯之心。广布这样的善心善行，怎不为人添福?

# 白露，秋荣平

白露，上古“斗柄指向”法，以北斗星勺柄指向庚位时为白露。庚，十天干之七，代表朗朗长庚星，白光照石城，正式进入农历的八月（酉月的起始）。五行属金，为阳金。白露相当于一天之中的下午5点到6点，正是一天之中太阳下山的时候，对应人体的大肠和肚脐。

公历每年9月8日左右，太阳到达黄经165时，为白露。《月令七十二候集解》：“八月节……阴气渐重，露凝而白也。”意思是说天气渐转凉，会在清晨时分发现地面和叶子上有许多露珠。节气至此，白昼阳光尚热，水汽蒸发，太阳一归山，气温便很快下降，至夜间空气中的水汽便遇冷凝结成细小的水滴。古人配以五行，秋属金，金色白，故以白形容秋露，故名白露。白露代表着万物中的阴气在此时兴起，以后的日子里，寒气开始逐渐增长，在节气转化的过程中，带给人们与生命大健康相关的启示以及民俗。

## 一、秋高气爽

“蒹葭苍苍，白露为霜。所谓伊人，在水一方”。《诗经》里的这首《蒹葭》，大概是最唯美的一首诗了，描绘了北方大地进入白露节气后，气温急剧下降，以至于秋露凝结成了白茫茫的霜，披挂在花草表面，令人顿觉丝丝凉意悄然入心。此时脑海中能浮现出的是一幅岁月静好的画面，这便是白露带给我们的深远意境。经过改编的《在水一方》歌词中唱到：“绿草苍苍，白雾茫茫，有位佳人，在水一方。”更是描绘出了这个节气，望穿秋水的朦胧之美。如果你留心，在清晨就会发现在植物的叶子上，有许多玲珑剔透的小露珠，伴着清新的秋天气息，告诉我们，天气渐渐凉了。

白露是秋天的第三个节气，表示孟秋时节的结束和仲秋时节的开始。白露后，天高云淡，昼夜温差较大，夜间会感到一丝丝的凉意，明显地感觉到凉爽的秋天到来，才有了秋天的感觉。这时候，芦苇扬花，柿子初熟，秋叶泛黄，大地铺金，一望无际的山川田野，色彩斑斓，瑰丽多姿。由于水汽减少，空气变得碧蓝透明。夜里的晴空，星星似乎也比往日更加明亮，故有“秋高气爽”之称。白露后，我国大部分地区降水明显减少。我们经常喜欢形容秋天为秋高气爽，其实秋高气爽并不一定好过，为什么这样说呢？秋高气爽的同时，天气也比较干燥，白露的气候特点就是干燥。

秋季的前两个节气立秋与处暑，吹东南风，我国东南方是温润的沿海地区，所以虽然入秋了，但湿气不退。进入白露节气后，夏季风逐步被冬季风所代替，冷空气分批南下，开始吹西北风，而我国西北方是干燥的内陆，干燥的西北风造成仲秋之后气候干燥。秋风在降温的同时，把空气中的水分也吹干了，这种干燥的气候特点称为“秋燥”。此时很多人会出现口干、咽干、眼干、皮肤干等症状。但秋燥不是多喝水就能解决的，只有把水转化成体内的津液，这种干燥才能真正化解。如何预防秋燥，就成为了我们的节气功课。

白露时节的到来意味着我国真正进入了秋季，天气转凉，耐寒成为关注的话题。因此，白露的民俗大多与饮食有关，不同地域有着不同的饮食习俗。福州人吸龙眼，苏州人吃鳗鱼，南京人烹白露茶，郴州人饮白露米酒，温州人讲究吃“十样白”。白露前后是龙眼成熟最好的时候，个个大颗，核小甜味口感好。龙眼有益气补脾、养血安神的功效，福州人认为，白露这天是吃龙眼的最好时候，这天的龙眼最为滋补。旧时苏浙一带人家，一到白露，家家会酿白露米酒，称为“白露酒”，待客接人必喝。此酒温中含热，略带甜味，用糯米、高粱等五谷酿成。听说最好喝的是用程江水酿的“程酒”，古为贡酒。白露节气酿出来的酒，芳香清醇，余香盈齿。温一壶白露酒，就着明月清风酣饮，顿觉是非成败转头空，一壶浊酒喜相逢。

爱喝茶的老南京人都十分青睐“白露茶”。民间有“春茶苦，夏茶涩，要喝茶，秋白露”的说法。白露茶是白露时节采摘的茶叶，茶树经过夏季的酷热，到了白露前后又会进入生长佳期。白露茶是一种青茶，介于绿茶和红茶之间，茶性温凉。白露前后在我国北方的大部分地区天气都比较干燥，有所谓“秋燥”的说法。随着气温的降低，人身体的状况也在发生适应性的变化，不再适合饮用太多凉性的饮品。所以，像白露茶这种青茶，既不像绿茶那般寒凉，也不像红茶那样性热，正好适合秋季饮用。同时，白露茶既不像春茶那样娇嫩不经泡，也不像夏茶那般苦涩，而是有一股独特的甘醇味道。所以，老茶客们特别喜欢。而用白露清晨收集来的露水煮茶，更是茶中一绝。

在中国古代社会一直有着露水煮茶的习俗。大自然露水的形成，也有一定的条件，天要晴、风要软、空气要湿润，这三者，缺一不可。白露这一天，古人会一大早细致地从花枝上收集露水，或饮用，或煮茶。他们相信露水有着神奇的功效，柏叶或菖蒲上的可以明目，草叶上的可使皮肤有光泽，而花朵上的更能让女子貌美如花。《红楼梦》中的出家人妙玉就用梅花上的雪水煮茶来招待黛玉。据说乾隆皇帝曾发明“荷露茶”，他命人清晨早起为他收集荷叶上的露珠，用来煮茶，不失为一件风雅的事情。古时候的露水、雨水、雪水等没有受到污染，足以用来饮用。而且现代科学也证明，自然界中的露水、雨水、雪水为软水，水质以轻为贵，越轻越适宜煮茶。

以前一到白露，温州讲究人家的饭桌上必定会有一道名为“十样白”的清淡药膳，主要原料取自九样带有“白”字的食物或者药材，再搭配着乌骨白毛鸡炖成。“十样白”用以滋补身体，主治关节炎，还有清肺、止咳等作用。相传吃“十样白”是为了抗白露的秋燥，滋阴润肺。这道菜妙就妙在十样原料不仅都搭了个与白露相呼应的“白”字，各自所具备的功效也与这个节气的常见症状有关，这种有趣又科学的方式被称为“白露食白”。一般人家，选几样白，养肺气，都是可以的，比如白参、白茯苓、白百合、白山药、白茅根、白莲子、白扁豆、白术、白及、白芍、白木槿等，反正这个节气，“白”才是主要角色。

在秋季多吃白色食物对滋养肺部有益。中医五行理论（金、木、水、火、土）认为，肺属金，白色属金；白色食物入肺，能润肺清热，立秋后多吃白色食物对滋养肺部有益。例如杏仁、雪耳、淮山、白萝卜、百合、甘蔗、马蹄、白果、芝麻等等，皆入肺经，并且大多数都有润肺和清肺的功能。秋天是水果收获的季节，果汁是比较容易转化为津液的，这时可以通过吃梨、喝梨汁，或服用秋梨膏来润肺。

## 二、白露三候

一候：鸿雁来。鸿为大，雁为小。鸿雁皆为知时之鸟，热归塞北，寒来江南，而其居在大漠，南北皆非其乡，只顺应时风，择良乡而居。白露时节，鸿雁由北向南飞。这是对应雨水二候候雁北，自南而北归来。有首歌叫雁南飞，歌词中唱道：雁南飞，雁叫声声心欲碎。不等今日去，已盼春来归。今日去，愿为春来归。盼归，莫把心揉碎，且等春来归。唱出了归心似箭的心情。

二候：玄鸟归。玄鸟又称元鸟，即燕子，古人认为燕子属于南方之鸟，此时自北而南还，为回家之象，所以称为归。燕子春分时北飞而来，白露二候，凉风习习，露重枝湿，它们就该走了。此时燕子等候鸟准备南飞避寒。《月令七十二候集解》：“玄鸟解见春分（春分初候，玄鸟至；燕来也），此时自北而往南迁，燕乃南方之鸟，故曰归。”

三候：群鸟养馐。古代“羞”“馐”通用。养羞指储藏食物，蓄食以备冬。《礼记》注曰：养羞者，藏之以备冬月之养也。可以理解为百鸟感知到秋天的肃杀之气，纷纷储食以备冬，如藏珍馔。

白露物候均与鸟有关，鸿雁来、玄鸟归、群鸟养馐。这时节，对气候最为敏感的候鸟，特别是大雁，便发出集体迁徙的信息，准备向南飞迁。迁徙是鸟类遵循大自然环境的一种生存本能。鸟类从千里之外定向识途的本领，一直是神奇的大自然的奥秘之一。起程佳期多在仲秋的月明风清之夜，好像给人传书送信——天气冷了，仲秋之后就要准备进入深秋了，快备好寒衣，迎接深秋的到来。

白露节气是反映自然界气温变化的节令，也是全年昼夜温差最大的时段，标志着凉爽的秋季真正到来。鸟儿们都在为过冬做着充足的准备，更何况是我们，善于积蓄便是未雨绸缪。人寿运值白露即是中年，事业辛劳耗费心力，人到中年发端露白，应该注意内养而不是外散了。有些中年人为求富贵长久，到处求仙拜神，其实，真不如遵从节气自然之道，莫向外求，让心回家，安心养家为好。世间万象，莫不是因为心不外求的内敛，而避免了心思驰逐耗散心力，藏于心中的这分能量，随时可以依其所需而成就万物。白露三候之象即隐喻如是。

## 三、玉露生凉

白露，早晨已微冷，夜间多清寒，只见晶莹的露珠在绿叶上晶晶点点，映照着大千世界，玉露生凉。秋季的前两个节气均闷热，秋季真正凉爽一般要到白露节气之后，自白露节气起渐渐趋向凉爽、干燥。随着进入深秋，气候由热转凉，万物随寒气增长，逐渐萧落，正是热与冷交替的节气。俗语云：“处暑十八盆，白露勿露身。”这两句话的意思是说，处暑仍热，每天须用一盆水洗澡，过了十八天，到了白露的时候，就不要再赤膊露体了，以免着凉。从白露开始天气一天比一天冷，一不小心，阴气和寒湿就会上身。“白露勿露身”，打今天起，这些地方不能“露”了：脚、脐、肩。真做到了，比吃什么、练什么都保健。在此提示老幼及病弱之人早晚要注意增加衣物，不要再像夏天一样赤膊露身，睡觉也不要穿着无袖睡衣，最好换厚一点的被子，早晚可以加件薄外套。

白露对应的脊柱部位是第一、第二胸椎之间（图 21）。第一胸椎分出的神经对应食管、气管、前臂，主管哮喘、咳嗽、呼吸困难、气短、气急、肩胛痛、肘手痛、前期收缩、手软无力等，主要对应人体的生理基础。

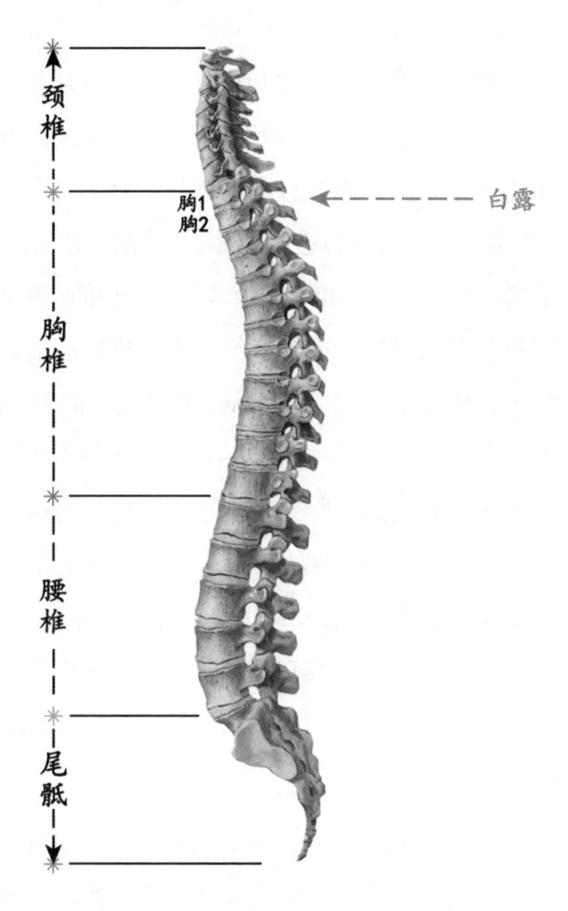


图 21　白露节气与脊柱的对应关系

第一胸椎在支撑肋骨的脊柱的最上面与第七颈椎组成颈胸枢纽，当我们低头，突出的骨头下面就是第一胸椎。第一胸椎具有促进气管黏膜的血液循环的作用，因此，一旦第一胸椎处于亚健康状态，就容易导致咳嗽、支气管炎等呼吸系统的疾病。此外，第一胸椎与异状结肠关系密切，因此长期便秘的人多半第一胸椎发硬、椎间关节紊乱。

《黄帝内经》记载："寒风晓暮，蒸热相薄，草木凝烟，湿化不流，则白露阴布以成秋冷。"古籍中这些生动的记载，阐明了这一节气的气候特点。白露后天气渐凉，温度下降速度也逐渐加快，提升气血耐寒成为白露的调理关键。

白露时人体对应的生命征象主要包括外感及心神症状，比如出现心脏痛和肩脖颈紧张，咳嗽气喘、胸痛、神经衰弱等。如果胸一椎堵了，血压就不正常，呼吸也不正常，身体的各种不适都与之有关。在白露节气调节对应的胸一椎体，相当于调节人体的总气血，对外感及心神症状有较好的效果。

白露对应的脊椎椎体为胸一椎，其生命战略地位的重要性，不言自明。白露到了，胸一椎的开窍调理是关键。没有胸一椎的高能，唤醒智慧和开发潜能是不可能的。由于血都供养了大脑，所以他们的手掌如棉、手腕如簧，自然不适合拿锄头拿枪，但却善于以自己的意志统率团队。平和、慈悲、包容、智慧、远见都是必需的。胸一椎也对应喉轮，有喉轮的人才可以跟大智慧交流，给众生布道。开发出喉轮的人，说话大家愿意听，可以做领袖，想开发自己的喉轮音，抓紧时间在白露节气接受宇宙神光照吧。

除了静坐，接受宇宙能量，在白露节气期间，调理对应的穴位，效果也不错。白露对应的是胸一椎体，督脉上有陶道穴，膀胱经上有大杼穴。

**1. 陶道穴**

陶有乐的含义，陶道穴属督脉，第七颈椎、第一胸椎两椎棘突较大，是督脉脉气通往神明之府的通道，故名陶道。本穴物质为身柱穴传来的强劲阳气，至本穴后，虽散热化为温热之性，但仍循督脉道路向上而行，传至大椎穴。陶道穴通窍于上，所治之证多关整体，犹如陶冶，为火气所通之道。陶道穴有解表清热、截虐宁神的功效，主治郁闷不畅、恍惚不乐。刺激此穴可使胸怀舒畅，其乐陶陶。现代常用于治疗感冒、疟疾、颈椎病等。

取穴在背部，后正中线上，第一胸椎棘突下凹陷中。按摩陶道穴的作用与好处有调节人体大气血，改善肺功能，及治疗慢性支气管炎等。所以，患有慢支的人，或者经常咳嗽、自觉肺功能不太好的人，不妨时时刺激一下陶道穴。按摩陶道穴的手法：首先可以低下头，一手将头按住，另一只手的大拇指顶住穴位，其余四指抓住脖颈得力，用大拇指按揉。按摩的时候多用点劲，每次按摩大概 100 下左右，慢慢地，肺功能会有一个很好的提升。当全身“火力”不足时，还可以艾灸，艾炷灸 3 ～ 7 壮，或艾条灸 5 ～ 15 分钟。

**2. 大杼穴**

古称椎骨为“杼骨”，穴在较大的第一胸椎之旁，故名大杼。属足太阳膀胱经。又为八会穴之骨会穴。可以强筋骨、清邪热，有祛风解表、宣肃肺气的作用，主治胸肺、项背等疾患。如呼吸系统疾病：支气管炎，支气管哮喘，肺炎；精神神经系统疾病：头痛，癫痫；运动系统疾病：颈椎病，腰背肌痉挛，膝关节骨质增生；其他：咽炎，感冒，骨结核。中医认为经常刺激大杼穴，是颈肩不适的克星。

取穴在脊柱区，第一胸椎棘突下，后正中线旁开 1.5 寸。取穴时在颈背交界处椎骨高突向下再推一个椎体，下缘旁开两横指处，即是大杼穴的位置。此穴可针刺可艾灸。刺激大杼穴可以采用按揉的方法，将食指的指腹按压在大杼穴穴位上，以穴位为中心进行旋转按揉，左右两侧的大杼穴每次各按揉 3 ～ 5 分钟即可，力度要适中，每天 1 次。

民间素来有“春捂秋冻”的说法，白露之后，气象转凉，如果过早就把厚衣服穿上，毛孔就会因为受热而张开，突然降温带来的寒气就容易透过毛孔伤人。因此，适当的“秋冻”有助于锻炼耐寒能力，但是脚部、脐部和关节，千万不能冻着了，否则病说来就来。这是因为：①脚距离心脏最远，容易血液循环不畅。并且肾气始于足下，脚受凉就是在伤肾。②肚脐皮下没有脂肪，紧邻丰富的神经末梢和神经丛，对外部刺激特别敏感，容易被寒邪侵袭。肚脐一旦受凉，腹痛腹泻在所难免。③不露肩，准确地说，是不要露关节了，不仅是肩部，还有颈、腰、膝关节等，特别是脊柱的关节，具体是大椎穴和陶道穴的位置，容易受寒风。风寒湿邪是造成关节病变的主要诱因，寒性凝滞，使气血运行不畅，不通则痛。如果脊柱关节受凉可能患外感，对情志也会有影响，所以要尽量保护好胸一椎体。春捂秋冻是一条经典的保健要诀。当然，秋冻并非人人皆宜，意思是提醒人们白露之后可以增加一些耐寒训练，为秋冬到来做准备。

## 四、白露为霜

在佛经里面也常用露水做比喻，最出名的便是在《金刚经》的那句耳熟能详的话："一切有为法，如梦幻泡影，如露亦如电，应作如是观。"若把有为法看成是世间一切事物的现象，《金刚经》认为这些现象看似实有，但其实就像梦境、幻术、水泡、露水、电光一样，没有真实的本质，它们的成、住、坏、空，都是有特定的条件和原因的。我们的心能感受到、我们的身体所能触碰到的现象，就像阳光下的露珠，很快就会消失无踪，也像闪电一样只有几秒的短暂时光。所以《金刚经》中云："无我相，无人相，无众生相，无寿者相。"从生命本质理解生活态度，即要抱着一个没有为个人利益打算的心，不考虑、计较自己的得失，一切为众生，为人民服务来建设大国的担当与使命。人生如白露一般短暂、无常，这是作为白露节气所特有的无我智慧。

古人在白露节气有"收露"的习俗。白露甘平无毒，久服不饥，屈原朝饮木兰坠露之行为被后人竞相效仿，采露而饮成为人间雅事。唐朝大医陈藏器主张身体的器皿多盛放一些白露："百草头上秋露，未烯时收取，愈百疾，止消渴，令人身轻不饥，肥肉悦泽。"白露是天降灵水，滋养文人雅士的心田，也形成一个节气独特的审美追求。白露收露，这样一种节气食俗，把甘露给放大了，一切透明纯净之水皆为饮食之需，白露以它的晶莹剔透唤起我们对自然之色、自然之味的热爱与痴迷。

《本草纲目》称秋露多时，可以用盘收取，煎煮使之稠如怡，可使人延年益寿。秋露具肃杀之气，宜于煎制润肺杀祟的药物。据说，百草头上的秋露在未干时收取，可以治愈百疾，止消渴，怡心美颜。以露酿酒最为清冽。古人亦常用露做饮料，如《楚辞》中即有诗句："朝饮木兰之坠露兮，夕餐秋菊之落英。”秋天民间就用瓷器收取草头的清露，和以朱砂或者上等的墨汁，点染小孩额头及心窝，称之为天炙，以祛百病。清露的功用，往往随植物的药性而各异，大抵百花上的露可令人养颜，柏叶、菖蒲上的露还可明目。天天早上用清露洗眼睛，效果极佳。韭叶上的清露，可去白斑风，早上涂抹患处即可。凌霄花瓣上的清露，如果进入眼内则会对眼睛造成伤害。此外，凡是有毒的植物，其枝叶上的清露一定不要取用。

白露时节各地还有“补露”的习俗，就是通过吃一些食物来补充身体的能量，为进入寒冬做好准备。水果以梨、葡萄、香蕉、椰子、鲜枣、龙眼、乌梅为宜；蔬菜以百合、莲藕、银耳为佳，禽类可适当多吃鸭子、鸭蛋等。

白露开始，即为典型的秋季气候，容易出现口干、唇干、鼻干、咽干及大便干结、皮肤干裂等症状。现代人预防秋燥的方法很多，可适当地多服一些富含维生素的食品，也可选用一些宣肺化痰、滋阴益气的中药，如人参、沙参、西洋参、百合、杏仁、川贝等，对缓解秋燥多有良效。

进入白露，阴气渐重，天气骤然变冷，人的肌肤往往难以一下子适应天气的变化，血液循环变慢，皮肤干燥，从而容易出现细碎的皱纹，尤其是在眼睛周围。秋季要保持皮肤的细腻盈润，除了要注意对皮肤的护理外，保湿也是不可忽略的一个重要方面。我们可以常备一个小喷雾瓶，经常给皮肤表面喷雾。

茶品当中，陈皮白茶是个不错的选择，取 3 年以上的陈皮，与 3 年以上的老白茶，按照 1 ∶ 5 的比例泡饮，可以将陈皮的理气健脾、燥湿化痰功效与陈年白茶清热去火、补气降燥的功效相得益彰，或泡或煮，都是极好的选择。

## 五、秋三月，是谓荣平

中医认为，夏季肌体出汗过多，体内水分储备不足，到了秋天，燥热病邪就容易侵入人体，伤及肺津，继而伤胃津，这样持续下去最终还会损耗肝肾津液，致使身体出现“秋燥症”。白露后，白天热，早晚凉，昼夜温差大，降水少，空气湿度低。在这样的外部环境下，我们应该如何调理呢？

相传杨贵妃喜爱百花之露，她于秋日的早晨吸吮花露，据说可以止渴、解酲、养颜。杨贵妃所服秋露即为白露，其凝如脂，世人尊为天酒神浆。白露到底为何物？徐敞的《白露为霜》中介绍："入夜飞清景，凌晨积素光。"好比是水汽的翅膀在夜里飞，飞向草尖，飞往花瓣，飞往庭院的玉阶，秋夜寒凉，它们遇冷凝成细小的水滴，白莹莹、亮晶晶，美其为白露。露凝而白，是自然的奇观，也是节气的征象。吸吮花露抗秋燥，这么风雅的事情，普通人做不到，怎么办？

《素问·四气调神大论》："秋三月，此谓容平。天气以急，地气以明，早卧早起，与鸡俱兴，使志安宁，以缓秋刑，收敛神气，使秋气平，无外其志，使肺气清，此秋气之应，养收之道也。逆之则伤肺，冬为飧泄，奉藏者少。"

意思就是：秋天的三个月，是万物果实饱满、万物成熟的季节。在这个季节里，天气清肃，草木凋零，大地明净。人应当早睡早起，和鸡的活动时间相仿，以保持神志的安宁，减缓秋季肃杀之气对人体的影响；收敛神气，以适应秋季容平的特征，不使神思外驰，以保持肺气的清肃功能，这就是适应秋令的特点而保养人体收敛之气的方法。人应该根据大自然的天气变化调养生息，如果违背了自然规律，则会伤害肺气，到了冬季时胃肠就可能出现水谷杂下、完谷不化的泄泻，而这种情况就是由于秋季时收敛、养护力度不够，提供给身体在冬季时闭藏的能力不足导致的。

白露秋风夜，一夜凉一夜。此时，气温下降速度快，而且昼夜的温差较大，所以白露调理的关键仍是养肺。《黄帝内经》曰："肺者，气之本，魄之处也。其华在毛，其充在血脉，为阳中之太阴，通于秋气，秋主肺也。"而"肺者，相傅之官，治节出焉。位高近君，犹之宰辅"则明确了肺在人体中的重要地位。

中医典籍讲"秋主肃杀"，因为秋风比较割人，对人体的伤害最大，"秋高气爽"并非是好的，秋天的本性是比较杀人的气，过去在秋天有秋决，尤其是对东方人的木行体质，所以秋天比较不好过。各种咳嗽、感冒的疾病也容易高发。在秋分之前，气候变数较大，雨前气温偏热，雨后气温偏凉，易引发人的风寒或风热感冒。

白露时节，秋气肃杀，阳气渐收，阴气渐长，易使人情绪波动。故秋季要调摄精神，保持神志安宁平和，以减缓秋季肃杀之气对人体的影响。同时，中医认为秋季宜“收敛神气”“使志安宁”，无论是情志还是身体，最好都保持安宁平和的状态，运动宜中等强度、身体微热微汗，不要经常大汗淋漓，情绪抑郁或暴躁，这都背离了秋“收”之道。

所以，在天气骤冷的白露时节，人千万不要让节气的变化来左右自己的精神状态，以免影响身体健康。每当出现不良情绪时，不妨坦然面对秋风秋雨，也就能够在精神、心理上青春常在，进而益寿延年。

中医讲的肺，并不仅仅指呼吸系统，而是同时包含了肺魄、肺气和肺脏。如何同时激活肺脏三个层面的功能呢？我总结为：调息寡言，肺金自全。善养收者省言语以养其气。最重要的是人在关闭六根的静默之中更容易体悟到本真的自性。肺起着主一身之气的作用，世人多识讲话易耗气，不知此中更有深意——“调息寡言”，修炼的是“义”的能量，调息使呼吸规律，深长、绵细，道家讲究将吸入的精华凝聚在丹田，密宗将其采集在三脉七轮，一身之中充满能量人就变得勇敢坚毅，仗义果断。故少言语可不使肺过劳。肺与宗气的生成有密切关系，通过肺的呼吸，吸进自然界的清气，呼出体内浊气，使体内外气体得到交换，以保持各组织器官的正常功能。

# 秋分，寒暑均

秋分，上古“斗柄指向”法，以北斗星勺柄指向酉位时为秋分。酉，十二地支之十。代表万物成熟。五行属金。秋分相当于一天之中的下午 6 点到 7 点，对应人体的小肠，此时雷鸣收藏，冬眠动物开始钻进洞穴。

公历每年 9 月 23 日左右，太阳到达黄经 180°时，为秋分。此时太阳直射地球赤道，因此这一天 24 小时昼夜均分。秋分者，阴阳相半也，故昼夜均而寒暑平，这句话出自《春秋繁露》。另外，“立秋”是秋季的开始，到“霜降”为秋季终止，而“秋分”这个节气刚好居于秋季 90 天之中，平分了秋季，所以叫秋分。过去把秋季分成孟秋、仲秋和季秋三部分，秋分正处仲秋，所谓平分秋色，说的就是这一天了。秋分开始后，秋意就更浓了，体感会有明显的寒意，此时也要开始我们秋季的调理了 。

秋分，平分了秋季，平分了昼夜，平分了秋色。秋分之后白天逐渐变短，黑夜变长，气温逐日下降，逐渐步入深秋季节。如果你生活在北半球，你会发现黎明来得更晚，日落来得更早。秋分曾是传统的“祭月节”。古有“春祭日，秋祭月”之说，直到唐宋之后祭月才和中秋节连在一起，形成了现在的中秋节。

## 一、平分秋色

秋分又称日夜分，是二十四节气中，最早被使用的节气之一（其余的是冬至、夏至和春分）。“二分二至”是传统的二十四节气中，非常重要的时间节点。秋分作为“二分”之一，自古便受到从官方到民间的重视。对北半球的人们来说，春分时的感受跟此时的感受决然相反。春分时万物都在生发，都踏上了征程，都有无限的可能性；秋分时在收敛，在告别，在隐居。在此意义上，秋分也在检验一年的收获。

秋分与春分是对应的，《月令七十二候集解》中描绘：“八月中，解见春分。”一年中有两次昼夜平分日——春分和秋分，都是平分阴阳的节气。就像春分一样，每年秋分，人们也会玩“竖蛋”游戏，选择一个光滑匀称、刚生下四五天的新鲜鸡蛋，轻手轻脚地在桌子上就能把它竖起来，故有“秋分到，蛋儿俏”的说法。

一场秋雨一场寒，秋分节气的到来意味着秋天正式迈开了脚步，阴长阳消，天气开始变凉了。植物正结束这一年的生长周期，也许，它们正以秋叶的金黄回应着秋季的来临。凉风习习，碧空万里，丹桂飘香，蟹肥菊黄，秋分是美好宜人的时节。从秋分这一天起，气候主要呈现三大特点：阳光直射的位置继续由赤道向南半球推移，北半球各地一天中白昼短于黑夜，直至冬至日达到白昼最短。昼夜温差逐渐加大，幅度将高于10℃以上。气温逐日下降，一天比一天冷，逐渐步入深秋季节。南半球的情况则正好相反。

一年当中，每天太阳升起和落下的位置是在不断变化的，冬天，太阳从东偏南方向升起，从西偏南方向下落。夏天，太阳从东偏北方升起，从西偏北方下落。太阳真正从正东出，从正西落，只有两天，一天在春分，一天在秋分。如果您家的门窗朝正东，当看到太阳刚露出地平线时，就知道是春分或秋分了。

古时把南极星的出现看成是祥瑞的象征。因而历代皇帝会在秋分这日早晨，率领文武百官到城外南郊迎接南极星。因为我们生活在北半球，所以南极星（也称“南极仙翁”）一年内只有在秋分之后才能见到，且南极星一闪而逝，极难见到。春分过后，更是完全看不到。南极仙翁又称南极真君，是古代汉族神话传说中的老寿星，为元始天尊座下大弟子。在《史记·天官》中有记载："南极老人，治安；常以秋分时，候之于南郊。"逐渐地，人们也就有了秋分日"候南极"的习俗。

## 二、秋分三候

一候：雷始收声。古人认为雷是因为阳气盛而发声，秋分后阴气开始旺盛，所以不再打雷了。与之相对的是，春分二候，雷乃发声。说明从春分到秋分，这半年"雷人"的日子过去了，阳气潜伏，明年再见。

二候：蛰虫坯户。"坯"字是细土的意思，就是说由于天气变冷，蛰居的小虫开始藏入穴中，并且用细土将洞口封起来以防寒气侵入。与之相对的是，立春二候，蛰虫始振。从立春到秋分，蛰虫也隐匿了。此象为深挖洞，广积粮，未雨绸缪之意。

三候：水始涸。天气干燥，降雨量开始减少，水汽蒸发快，所以湖泊与河流中的水量变少，一些沼泽及水洼处于干涸之中。此象中所指的水，不仅仅是在地成形的水流，也包括空气中的水湿之气，是与整个廿四节气中水气变化相关联的。从立春初候东风解冻之水，到大暑三候大雨行时之水，以至于今水始涸，阴阳二气消长对自然能量的作用，通过水气变化直观地呈现出来，人们就可以观象而应变，借势而发展。

从今天起，天地间阴气转盛，阳气渐消。即使气温暂时还没降下来，天地之气已经变化了。古人用阴阳转换来解释气候的寒暑变化，而秋分正是一年中阴阳转换的关键节点。雷是阳气的代表，雷始收声意味着阳气开始衰退，而阴气逐渐占据了主导的地位。体现在气候变化上，自然是秋意渐浓，气温逐渐下降了。总之，秋分前后，我国大部分地区都已经能够感到浓浓的秋意，同时也要注意调理身心，完成秋分的生命功课。

## 三、寒暑平分

秋分时节，我国大部分地区已经进入凉爽的秋季，气温也一次次地下降。从此昼短夜长，意味着阳气潜伏，阴气增长。无论是物候的显象，还是人身体的征象，都在提醒我们要换一个活法，即进入不同于春夏的秋季时空中去。这个节气的律令既是告别旧的时空，又是进入新的时空，这点通过秋分在人体脊柱上的对应投影点，也可以体现出来。

秋分对应的部位是第一胸椎与第七颈椎之间（图 22），恰恰处于胸椎的结束和颈椎的开始之间。第七颈椎分出的神经对应甲状腺、肩关节、肘关节，主管甲状腺疾病、上肢麻木、滑膜炎、胃寒、低血压、心律失常、

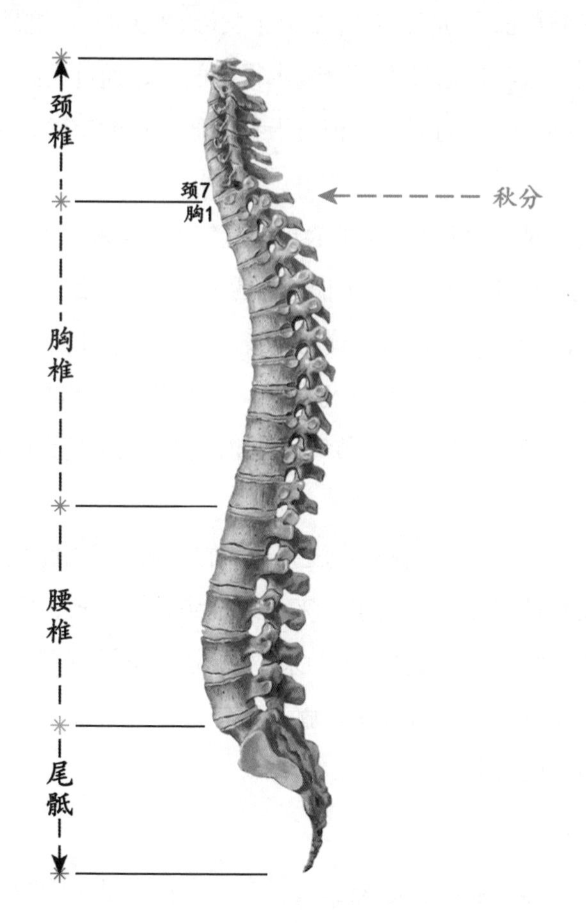


图 22　秋分节气与脊柱的对应关系



秋

房颤、气短、胸闷、第四与第五指麻痛、颈根、肩胛痛、咽喉痛等。第七颈椎控制着颈动脉的功能，动脉硬化的人，其颈动脉变硬变粗。因此第七颈椎明显突出，可成为诊断动脉硬化的线索，第七颈椎长期处于亚健康状态，还可引起气短、胸闷、颈痛、肩痛、第四与第五指麻痹等症状。

秋分在脊椎的对应投影点主要关联人体的气机，秋分是统调气机平衡的最佳时机。

## 四、收敛闭藏

人体的健康与气密切相关，气出了问题，生命就会失去活力，中医一般把气分成三个方面：一是元气，是受之于父母、先天的气，这是与生俱来的；二是水谷之气，是我们通过吃饭、喝水得到的气，通过人的脾胃运化食物得到的；三是肺脏吸入的清气，相当于我们通常说的空气，主要取决于肺的呼吸功能。

秋分时人体对应的征象直接的表现就是气虚。容易感冒、发烧、打喷嚏、流眼泪、浑身没劲，都属于气出了问题。生活中常见一些劳累过度、后天失养、年老体弱的人，他们少气懒言、声音低微、神疲乏力、呼吸气短、头晕目眩、面色无华，由于脏腑机能衰退而气不足，肩背疼痛、颈椎病、肩周炎等一系列健康问题也接踵而来。秋分节气，关键的保养穴位是大椎穴、肩中俞，及云门穴。

现代很多人为了漂亮，喜欢穿没有衣领的衣服，露出性感美丽的脖子，却不知道，疾病的种子由此留了下来：颈椎病、心脏病、鼻炎、头疼、肩周炎……一个个疾病不久便会接踵而来，体质逐渐下滑，好似下了魔咒一般，而要破解这个魔咒，其实很简单，就是保护好你的大椎穴。中医认为保护好大椎穴，很多疾病难上身。

#### 1. 大椎穴

大，指多。椎，指锤击之器。大椎穴，意指手足三阳经的阳热之气由此汇入本穴并与督脉的阳气上行头颈。比喻穴内的阳气充足满盛如椎般坚实，故名大椎。大椎穴属于督脉，督脉贯穿于人体的背部，总督于人体全身的阳气。同时大椎穴还是手足三阳经的交会穴，是全身阳气汇聚之处，所以大椎穴能够调理多种虚劳损伤引起的不适症状，功能作用为益气壮阳。大椎穴是一个养护阳气的穴位，除了补充阳气，还能调和阴阳，对提高免疫力有着非常好的作用。除此之外，大椎穴更能退热、消炎，尤其是对于阳虚背寒等病症具有非常好的调理作用。有些人总是感觉后背冰凉，严重的时候感觉就像背了块冰块一样，这就是最为常见的阳虚背寒症，这可以通过刺激按摩大椎穴的方式进行有效调理。只要简单地搓揉大椎穴，便能激发阳气，通行全身。阳气激发，温煦身体，能克制体内的阴寒，可治疗各种虚寒证，比如肩颈僵硬、风寒感冒、鼻炎、咳嗽等等。阳气从大椎穴发出，形成保护人体的第一道屏障，因此这里也是阻止虚寒入体的第一道关口。

颈椎病又称“颈椎综合征”，是增生性颈椎炎等组织退行性改变刺激和压迫颈神经根、椎动脉等出现的一系列综合症候群。因为脖子每天都要承受很大的压力，首先压迫的就是脖子正后方的大椎穴。大椎穴具有祛风散寒、舒筋通络的功效，对于颈椎病的调理有效果。大椎穴属督脉，是人体的十字路口，有着承上启下的作用，大椎穴不通，会堵塞七条经络，尤其是督脉主一身阳气，压迫了督脉也就是压迫了全身的阳气。久之就会阳气不足，气血不能上于头部，就会引起头晕、头疼、眼花、失眠、健忘等。

取穴：低头，颈背交界椎骨高突处椎体，下缘凹陷处。若突起骨不太明显，让患者活动颈部，不动的骨节为第一胸椎，约与肩平齐。刺激大椎穴可以采用按揉的方式，大拇指指尖向下，用指腹或指尖置于大椎穴穴位上，以穴位为中心进行旋转按揉，按揉时穴位局部会有明显的酸痛、胀麻的感觉，先左后右，每次按揉 1 ～ 3 分钟即可。也可以采用温和灸，将艾条点燃后对准大椎穴熏灸，距离皮肤表面 2 ～ 3 厘米，以皮肤感觉温和，但无灼痛感为度，一般每次灸 10 ～ 15 分钟。

最简单的方法：感觉轻微受寒时，洗澡的时候稍微调高一下水温，冲洗大椎穴 5 ～ 6 分钟，或者拿热毛巾热敷几分钟，也可祛除刚刚入侵的寒邪，也能够达到提升阳气的作用。

**2. 肩中俞**

属手太阳小肠经，是缓解肩背酸痛的特效穴。肩中俞穴的位置靠近人体的肩部，所以对缓解肩背酸胀、疼痛等症具有非常显著的效果。经常刺激这个穴位还可以保护肺部健康，有效地提高肺部的活力。中医认为肩中俞穴具有解表宣肺的功效，主要调理呼吸系统疾病、支气管炎、哮喘、支气管扩张、吐血等，其他如视力减退、肩背疼痛等。

取穴在第七颈椎棘突下，大椎（督脉）旁开2寸处。刺激肩中俞穴可采用按揉的方法，将拇指的指尖按压在肩中俞穴穴位上，以穴位为中心进行旋转按揉，左右两侧的肩中俞穴1～3分钟即可，每天早晚各1次。

**3. 云门穴**

中医常讲“正气存内，邪不可干。邪之所凑，其气必虚”。正气健旺之人，邪气不能干扰，因而不会生病，而体虚之人，正气不足，身体的免疫力下降，病邪就易侵入。无论SARS，还是新型冠状病毒感染的肺炎，均以侵害肺脏为主，因此通达肺经，深度激活并养护肺气，增强个体免疫力，预防病毒感染，更显重要。而人体肺经中有一些很重要的穴位，经常在人不知觉地情况下自然封闭，这些穴一旦封闭就会导致经脉不通，因而很多人是在不知不觉情况下进入亚健康状态，甚至得病。秋分对应的肺经上的云门穴，就属于这类穴位。

云门穴，本为肺气出入之门户。由于云门穴封闭后常会引起心理上对于亚健康的觉受迟缓及生理上的肢体麻木，需要重手法刺激，才能使其通达。如果人想预防保健，就要激活云门穴，如人生病需要康复，更要重手法刺激云门穴，才能疏通。很多人肺经不通，肺气不足，就是因为肺经的云门穴自然封闭所致。

取穴：取正坐位，用手叉腰，当锁骨外端下缘出现的三角形凹窝的凹陷处。手指按住穴位后可顺时针或逆时针揉动，每个穴位按揉5分钟。对云门穴施以指压按揉法时，人们往往会感觉又酸又胀，这时候要放淡意念，反复按揉，配合下方的中府穴一起按揉，效果更好。

此外，前面介绍过的肩膀与夹脊的运动，也是养肺基础功法之一。八段锦或易筋洗髓功都有转辘轳关（即夹脊关）的功法。肩膀的顺逆向转动，可以揉转按摩到脊背处的大椎穴、肺俞穴、膏肓穴及胸前、肩下方的云门穴、中府穴等，这是很好的肺保养功法。秋分进入凉躁气候，感觉可能要着凉之刻，就要赶紧转辘轳，让穴所在肩颈处发热以祛寒气。所谓肺金生肾水，后天气合先天气，让气血循环变好，敛气入骨洗髓，预防金秋肺气虚弱，通达肺经，增强机体免疫力。

## 五、阴平阳秘

秋分节气已经真正进入到秋季，作为昼夜时间相等的节气，人们也应本着阴阳平衡的规律，使机体保持“阴平阳秘”的原则。中医认为，人有气虚除了气补以外，可以兼以食补，秋分之后补气是最好的时间节点，配合食物有效调理气虚。

根据秋分“养收”的原则，饮食调养关键在于阴阳平衡，以利于阴平阳秘为宜，相反则为忌。秋季进补，每个人的体质不同，饮食上有不同的宜忌，正如《素问·上古天真论》所说：“其知道者，法于阴阳，和于术数，饮食有节。”说的是饮食调养要体现“虚则补之，实则泻之”“寒者热之，热者寒之”的原则，防止实者更实、虚者更虚而导致阴阳失调。所以，在饮食调养方面，中医非常重视阴阳调和，不同的人饮食有不同的禁忌。这些实际经验，是需要在实际中去体验和总结的。

此外，秋分时节开始进入深秋，而秋属肺金，可以适当食用滋润之品，如百合、银耳、山药、秋梨、莲藕、柿子、芝麻、鸭肉等，这些食物有润肺生津、养阴清燥的功效。需要注意的是，在食物搭配方面，应根据食物的性质和产地，因人不同而辨证用膳，这是正气旺盛的重要条件之一。其中，百合是一种理想的解秋燥滋润肺阴的佳品。百合，是我国的传统花卉，为百合科多年生草本植物，全国各地均产，于秋季茎叶枯萎时采挖、洗净、剥取鳞片、沸水烫过或略蒸过、晒干或烘干。中医认为秋季上市的百合，其性平味甘微苦，无毒，入心、肺二经，具有养阴清热、润肺止渴、宁心安神的功效，能够治疗肺热干咳、阴虚咳血、热病后余热未清、虚烦惊悸、神志恍惚、失眠多梦、脚气浮肿等症，同时对更年期出现的神疲乏力、食欲不振、心烦口渴等症也有良好的疗效，具有很高的营养价值。百合质地肥厚，醇甜清香，甘美爽口，有条件可以煮一点百合莲子银杏秋梨粥经常喝，经常吃些山药和马蹄也不错。

“八月十五月正圆，中秋月饼香又甜”。中秋佳节，吃月饼是家人团圆的期盼，但是吃月饼时也不要忘记对健康的考虑。月饼是高糖、高脂食品，早上或中午吃可补充能量，也不易发胖，但在晚上，则应少吃或不吃月饼，品尝时，宜多饮茶。尤其是月饼不能与梨子同吃，容易寒凉伤胃。过节期间，煎炸食物厚味较多，可以增加一道凉拌鱼腥草，解腻又防上火。

## 六、中秋赏月华

古有“春祭日，秋祭月”之说，秋分曾是传统的“祭月节”。现在的中秋节则是由传统的“祭月节”而来，据考证，最初“祭月节”是定在“秋分”这天，不过由于这天不一定都有圆月，而圆月则是祭月的标配。所以，后来就将“祭月节”由“秋分”调至农历八月十五日，也就是现在中秋节的由来了。唐太宗时已有“八月十五中秋节”的明确记载。到明清时期，中秋节已与春节齐名，成为中华民族重要的传统节日之一。

先哲认为，日属阳之精，月属阴之精，“天地至尊，故用其始而祭以二至。日月次天地，春分阳气方永，秋分阴气向长，故祭以二分，为得阴阳之义”，郑玄也说“君子履端于始，举正于中，故本二分也”，因此，春分和秋分就分别成了祭祀太阳和月亮的日子。据史书记载，早在周朝，古代帝王就有春分祭日、夏至祭地、秋分祭月、冬至祭天的习俗。其祭祀的场所称为日坛、地坛、月坛、天坛。分设在东南西北四个方向。北京的月坛就是明嘉靖年间为皇家祭月而修造的。皇帝率群臣春分日去日坛祭日，秋分日则去月坛祭月。所以日坛建在北京城的东边，月坛建在北京城的西边。因为东方与春天相应，西方与秋天相应。同时，农历八月十五日既是佛教月光菩萨的诞辰，又是道教太阴星君的诞辰，二者完美地融合进了传统节日。这种风俗不仅为宫廷及上层贵族所奉行，随着社会的发展，也逐渐影响到民间。

祭月，在我国是十分古老的习俗，实际上是古人对“月神”的祭拜活动。祭拜月神时，设大香案，将“月神”牌位放在月亮的那个方向，红烛高燃，摆上各类瓜果祭品，后来又加入月饼。在月下，人们依次拜祭月亮，祈求福佑。《北京岁华记》记载北京祭月的习俗说：“中秋夜，人家各置月宫符象，符上兔如人立；陈瓜果于庭；饼面绘月宫蟾兔；男女肃拜烧香，旦而焚之。”据说此夜月球距地球最近，月亮最大、最圆、最亮，所以从古至今都有饮宴赏月的习俗。中秋节的传说是非常丰富的，嫦娥奔月、吴刚伐桂、玉兔捣药之类的神话故事流传甚广。逐渐，祭月、赏月变成了轻松的欢娱，更添加了团圆、吉庆的寓意。那一轮圆月，成了天涯两地的流浪客们，一起期盼团聚的意象，但愿人长久，千里共婵娟。

因为中国人对月亮的特殊情怀，我国各地至今遗存着许多“拜月坛”“拜月亭”“望月楼”的古迹。天上一轮明月，照进古今时空，中国人仍如千年前一样，一家人团团围坐饮茶赏月。中秋夜，在月亮能量最强的时候，不仅仅要吃月饼，还有很多重要的事情要做呢。

中秋是月亮的节日。中秋月，属于最强大的阴性力量，是至阴的象征。《黄帝内经》记载：月廓满，则血气实，肌肉坚。满月前后，随着清风明月，这正是：中秋午夜通消息，明月当空造化基。

# 寒露，重阳至

寒露，上古“斗柄指向”法，以北斗星勺柄指向辛位时为寒露。辛为十天干之八，象征世界潮流顺，且登收获坛，代表进入了农历的九月。五行属金，为阴金。寒露相当于一天之中的下午7点到8点，是太阳下山的时候，对应人体的肺和大腿。

公历每年10月8日左右，太阳到达黄经195°时，为寒露。《月令七十二候集解》说：“九月节，露气寒冷，将凝结也。”古人将寒露作为寒气渐生的表征。寒露的意思是，阳气下降到地表下，阳气藏于地下，地上则变冷，有水气，遇寒而凝，故称寒露。古人善于通过一滴露珠的变化感知天地变化，白露刚“露凝而白”，寒露就“凝结为霜”。寒露的气温比白露时更低，地面的露水更冷，几近凝结成霜。露珠寒光四射，如俗语所说的那样，“寒露寒露，遍地冷露”。清晨树叶下、草丛中及地面物体被一层白色的秋霜覆盖着，在太阳升起前，大地被笼罩在晨雾中，伸手触摸，白色的秋霜迅速融化。人们呼出的热气，在眼前留下一个长长的轨迹，人的体感也由凉变寒了。

## 一、露气寒凝

“寒露”是深秋的节气，在二十四节气中最早出现“寒”字。如果说“白露”是炎热向凉爽的过渡，“寒露”则是凉爽向寒冷的转折。露气重而稠，稠而将凝，再过半月则凝为霜降。寒露节气过后，昼更短，夜更长，日照减少，热气慢慢退去，寒气渐生，昼夜的温差较大，晨晚略感寒意，空气较为干燥。《通纬・孝经援神契》：“秋分后十五日，斗指辛，为寒露。言露冷寒而将欲凝结也。”寒露后，我国各地气温继续下降，雨水减少，许多地区出现寒霜天气，因为气温往下走，野外的露水更多，其形态，也由“白露”的洁白晶莹，凝结为霜，有“霜”自然“寒”，露水冰凉。中国地域辽阔，秋冬时节，南北方差异较大，寒露前后，北方黄叶飘零，已是深秋景象，而南方蝉噤荷残，秋意方才转浓。此时。南方的人们才开始享受凉爽的秋风，而北方的人们却已在领略深秋的凄美了。

秋天，万物成熟，所以叫禾苗如火，这个词就是秋的象征。秋季最明显的变化莫过于草木的叶子从繁茂的绿色到发黄，甚至发红，随后开始落叶。一般也就是在寒露这两周的时间，是人们观赏西山红叶的最佳时节。大山深处，层林尽染，万山红遍，满目已是金色之秋。同时，也会发生树木凋零，满地金黄，虽然漂亮，但是还是有一些秋的萧瑟之气。

面对秋风萧瑟，人们难免悲秋。如果把寒露比作人生的晚上七八点，相当于迈入老龄了。但寒露越往下坠，人越要往高处走。这也许就是登高习俗的由来，唯有登高怀远，感知天地广阔，才能消心中悲愁，从容应对生死荣枯。寒露时节，多有赏枫叶的习俗，最为著名的当属北京香山红叶。鲜活饱满的色彩，给这个逐渐萧条的季节平添了许多生机，被称为最美“夕阳红”。

“冲天香阵透长安，满城尽带黄金甲”，九月深秋，是赏菊的好日子。登高望远，看到悠远的南山下金菊遍地，“且看黄花晚节香”，深秋将尽，寒冬要来，这菊花可不是秋天的“晚节”吗？赶上“十一黄金周”，满眼黄花，给深秋的凉意增添了一抹灿烂的色彩。“采菊东篱下，悠然见南山”。

天地万物皆是负阴而抱阳，草木皆在阳气渐盛的时候发芽抽枝、结蕾开花，独独只有菊花，在阴气渐重的时候开放。正因为这样的特性，菊花被赋予了很多独特的内涵，比如，它是梅兰竹菊四君子之一，比喻菊花历经风霜，高洁不俗。

此季的螃蟹也开始黄肥肉满，一般来说，中秋的螃蟹还不是最肥的，要中秋过后十来天，螃蟹才长到最“丰满”的时候，这时差不多就到了寒露前后了。菊香蟹肥，正是人们品尝螃蟹的最好时光。由于螃蟹性寒，虚寒者不宜多食，更不能与柿子、生梨等寒性水果同食。

寒露正是芝麻丰收的时节。在北方有些地方，流行着“寒露吃芝麻”的习俗。芝麻有补肝肾、益精血、润肠燥的功效，可用于治疗身体虚弱、头晕耳鸣、高血压、高血脂、咳嗽、身体虚弱、头发早白等。古代道医学家陶弘景曾说：“八谷之中，惟此（芝麻）为良，仙家作饭饵之，断谷长生。”芝麻，是滋阴润燥的佳品。

## 二、寒露三候

一候：鸿雁来宾。寒露时节，恰恰是最后一批大雁大举南迁，从白露开始南迁，此时应为最后一批，古人称后至者为“宾”。谚语说“大雁不过九月九”，从白露开始，到寒露，它们会及时迁徙到温暖的地方过冬，直至雨水二候，鸿雁归来。

二候：雀入大水为蛤。深秋天寒，雀鸟都不见了，而海边却出现很多蛤蜊，而且贝壳的条纹及颜色与雀鸟很相似，古人以为蛤蜊是雀鸟变成的。这实际上是古人很有意思的一种生命观，其中却隐含了古人对天地能量的认识，他们认为此时节天地阴气重了，飞物自然应该变为潜物，这是古人对感知寒气的另一种说法。此时描绘的是农历九月对应的剥卦的特征。如果雀鸟依然十分活跃，则说明季节错乱，古人认为将会有灾祸降临。

三候：菊有黄华。华是花。此时，菊花已普遍盛放。草木皆华于阳，独菊华于阴。现代菊花种类很多，但古代所说菊花特指秋菊，有一首赞美菊花的诗写道："百花发时我不发，我一发时都吓煞。要与西风斗一场，满身披就黄金甲。"此时阴盛阳衰，如果菊花不开花，说明阴气还不够。古人也因此以黄色的菊花，来表达寒露节气的气候特征。

大自然中的动植物，最能准确感知节气的变化，总能精确无误地完成节气的交接。其实，我们人体的精密程度也是可以做到的。中国古人讲的天人合一，就是将人体健康放到与天地同频的维度，这是最安全，也是最有效的自愈之道。

寒露节气的到来，意味着我们又要调整生命功课了。寒露对应的剥卦也有登高之意，从登高防险着想，注重修正品行、指导实践，正所谓：势高则危，德高则安。实际上，物候节气之理是易理在自然中的物化显现，十二辟卦则是节气变化的象形演绎，均源自古人对自然和自心的观察省思。

## 三、深寒露重

季秋之月，草木零落，众物蛰伏，这是阳气收藏入土的最后阶段，地面上阴气渐重。寒露是生命开始收敛的日子，寒露期间，人们可以明显感觉到节气的变化。这个时节天气突然转冷，空气干燥。更多的地区，更多的人，开始用寒字来表达自己对天气的感受。

寒露对应的脊柱部位是第六、第七颈椎之间（图 23）。第六颈椎分出的神经对应颈部肌肉、肩、扁桃体，主管斜颈、颈部僵硬、上肢麻木疼痛、肩及手指麻木、低血压、心动过缓、扁桃体肿大、慢性咳嗽、扁桃腺炎等。主要关联人体的血压与内分泌系统。另外，第六颈椎还是呼吸中枢，若处于亚健康状态容易引起呼吸困难。因此，会影响到嗓子哑、气喘、说不出话、咳嗽、哮喘等。从第五颈椎神经开始，肩、胳膊和手的肌肉都受其控制，因此一旦其神经受到伤害，就会引起肩、胳膊和手的鱼际肌、拇指、食指麻痹等。

颈椎是人的潜意识的全息体，颈椎病基本上是心病和因果病在脊柱上的投影，大凡出现颈椎病，一般的理疗整脊手法和药物治疗都没有长效，

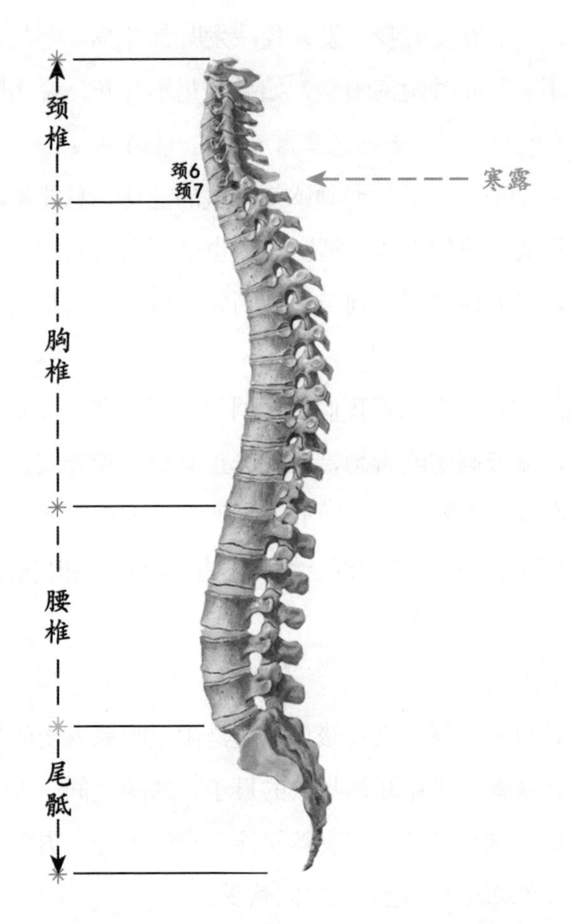


图 23　寒露节气与脊柱的对应关系

彻底改善健康，必须一个节气、一个椎体的修上去。调理颈椎是攀登天梯的过程，有很多高维的因素，这就是所谓“玉枕关”的含义，关系到修行的能量是否升过玉枕关。

## 四、咽喉要道

如今生活节奏越来越快，压力也越来越大，很多碎片化的时间只能靠手机打发了。无论是在办公室、家里，还是在上下班的公交车上，很多人无时无刻在玩手机，俗称“低头族”。殊不知，这些低头族如果长期如此，很可能某天早上起来就感觉脖子不舒服。当你吃饭的时候咽不下去，老是感觉喉咙里有个什么东西，排除了咽喉上的症状外，你要考虑是不是颈椎的第六节出现问题了。特别是血压莫名其妙地升高了，平常也没有高血压史，突然觉得头晕，一测血压很高，也要注意了。

道医认为，寒露时节，身心能量场的频率与颈椎第六节相对应。颈椎第六节异位的人，容易出现以下征象：包括颈椎强直、血压异常、头晕眼花、前臂桡侧（拇指一侧）麻木。如果前臂拇指一侧（桡侧）整片发麻，有可能发生由增生的骨质压迫椎动脉引起的脑梗死等。颈椎第六节是椎动脉的咽喉要道，椎动脉堵了就会导致左右基底节供血不足，从而引起昏厥或中风。无论是高血压、还是低血压，寒露期间，都是调理的关键节气点。

寒露时，颈椎第六节的调理是关键。最简单、有效的方法就是在节气交接时刻的前后二十分钟静坐，接受宇宙的光线调理。当然，你也可以在寒露节气的十五天内，调理对应的脊椎，不过效果没有节气交接时刻的辐射能量强，通过一年二十四个节气点的椎体逐级调理来激发身心健康的活力。

调理颈椎第六节异位，可以采用按摩或推拿，能缓解颈肩肌群的紧张及痉挛，恢复颈椎正常活动。人体的颈椎一共有七节，想要找第六颈椎，先找到第七颈椎就可以了。第七颈椎俗称隆椎，棘突特别长，我们一低头摸到颈部这里特别突出的地方就是隆椎，往上就是第六颈椎了。

此外，加强自我保健，在日常生活中定时改变姿势，做颈部轻柔活动及上肢运动，有利于颈、肩肌肉弛张的调节和改善血循环，可通过下列方法预防颈椎异常。

（1）纠正不良的坐姿。长时间低头时要尽量保持脊柱的正直，每隔 10 分钟就活动一下颈部，适时伸展四肢。

（2）科学地选用枕头。保持正确的睡姿，以侧卧位为主，仰卧位为辅，标准枕头的高度应该在 10 厘米左右，枕芯的材料应柔软、弹性好。

（3）加强颈部的锻炼。正确的颈椎锻炼法应该是用肩部和上肢的运动来带动颈部的肌肉，如进行慢跑、甩手运动、瑜伽和游泳等。

（4）注意保暖。尽量避免待在寒冷的环境中，根据气候的变化，调整衣服的厚度，特别是颈部不要受风，以防止颈部受凉。

（5）保持乐观情绪。长期处在感情压抑状态下的人易患神经衰弱，继而会影响骨关节及肌肉的休息。

寒露还可以缓解内分泌失调的亚健康症状，这主要与颈椎第六节关联甲状腺有关。近年来，人体出现内分泌失调呈上升趋势，甲状腺分泌异常越来越常见。人类的甲状腺形似蝴蝶，犹如盾甲，所以叫甲状腺。甲状腺是人体重要的内分泌器官，能够分泌甲状腺激素，调节人体的新陈代谢。甲状腺调节身体对其他荷尔蒙的敏感性，甲状腺依靠制造甲状腺素来调整这些反应。甲状腺是掌管内分泌平衡的腺体，人的智力发育与精神状态等，都受到其调节。它位于颈部甲状软骨下方，气管两旁。人们都知道甲状腺失调可以导致体重增加、消化问题和疲劳，但是可能不知道甲状腺问题也会导致精神意识模糊、抑郁痴呆、体不耐寒、肤燥发脱等症状，有研究表明甲状腺对调和营卫非常重要。

寒露时调理颈椎第六节，配合刺激扶突穴，可以改善甲状腺内分泌。扶突穴位于人体的颈外侧部，属手阳明大肠经。中医认为扶突穴具有理气化痰、清热疏风之效，按摩此穴能治疗咽喉肿痛、吞咽困难、瘰疬、瘿气等。瘿气就是现在所说的甲状腺肿大。中医认为，缓解甲状腺肿大之法，便是按摩扶突穴，而扶突穴也位于颈椎第六节的前面，真正是处于人体的咽喉要道上。

## 五、静敛滋润

寒露是二十四节气中一个从凉走向寒的过渡节气，是酉月和戌月的交界，代表寒秋要开始了。白露以后的寒珠在北方地区已经转向了霜，因此寒露是一个秋冬交接的节气。在秋天的最后一个月，这时表面是寒，其实寒中带燥，也就是我们身处在一个相对比较寒的外部环境，但我们的内心往往走向了燥的开始，因此在中医经典中强调了寒露虽寒却燥。此时，正是人体阳气收敛，阴精潜藏于内之时，调理应以保养阴精为主，不能离开“静敛滋润”的原则。

秋季，总给人一种萧瑟、悲凉之感。随着渐转干燥，日照减少，气温渐降，风起叶落，“秋风秋雨愁煞人”，时常在一些人心中引起凄凉之感，出现情绪不稳，易于伤感的忧郁心情。正是“自古逢秋悲寂寥”，我们喜欢看繁花，不喜欢观败叶；我们渴望金秋的收获，拒绝深秋的悲凉。可是繁荣与衰败，本来就是生命的不同表现形式。

秋天虽没有春天那样春光明媚，但遍地金黄却是另一番动人景象。目睹秋风扫落叶，情志却是不能伤。如果情志受到影响，易出现情绪低落、精神萎靡、食欲不振等不良状况，继而影响正常的生活与工作。在寒露，正确的生活方式，应该是保持心情畅通愉悦。同时精神情绪上要看到积极的一面，注重精神调养，保持良好心态，因势利导，宣泄积郁之情，培养乐观豁达之心。

深秋天气上升，地气沉降，有清洁、肃降、收敛的特点，有利人体升清降浊。我们可以在这个时节为身体做一次“大清理”，通过肺吸入的自然之气来“升清”，通过脾胃吸收的水谷之气来濡养身体，这期间出游郊野或登高舒展，都利体内清气上升；“降浊”主要是通过大小便、汗液、废气代谢或经络疏通排出体外。我们可以借助拔罐、刮痧、艾灸等传统疗法，把身体里的脏东西排出去，可收到快捷明显的效果。

《遵生八笺》中农历九月的要则指出，草木零落众物蛰伏，是秋气收敛所致。所以，此时精神不宜散乱外发，而宜内敛自省，守护真阳以待来春。气清则神明，在这段时间里，正应洗心之机。“清明明心志，寒露洗心尘，二至心斋守，气和在二分”，这首节气调心诗中提到的二至是冬至夏至，二分是春分秋分。在《易经·系辞上》中名句云：“圣人以此洗心，退藏于密。”其中洗心是让人们以易理来洗涤自己内心净化灵魂以合于道；退藏于密，则是谦恭内敛、合光同尘。思神炼液，道气长存。

## 六、重阳古风

寒露节气一般与重阳节在时间上相近。农历九月九是传统的“重阳节”，古人认为这是一个吉利的日子，因为九代表阳，九字又谐音久字，人们就寓意“九九”为“久久”，并把几个字连起来称“九九重阳节”。古语说：“岁月往来，忽复九月初九，九为阳数，而日月并齐，俗嘉其名，以为宜于长久，故以享宴高会。”这天在各地，人们有郊游登高、饮菊花酒、佩茱萸、吃重阳糕的习俗。唐代大诗人王维因此留下了千古名句“独在异乡为异客，每逢佳节倍思亲。遥知兄弟登高处，遍插茱萸少一人”。

登高“辞青”是重阳风俗之一，所以重阳节又称“登高节”。九月九天气渐凉，草木开始凋零，登山“辞青”与在阳春三月春游“踏青”相对应。此时秋之颜充分显现于山林，风霜高洁，山巅间披红挂黄，景色十分宜人。重阳节到香山登高赏红叶早已成为北京市民的传统习惯与重头戏。寒露过后的连续降温催红了京城的枫叶。金秋的香山，漫山红叶如霞似锦、如诗如画。郊游登高，既可尽舒胸怀，放松身心，又可增强体质与雅兴。尽管“秋风萧瑟天气凉，草木摇落露为霜”，但人只有和浩渺天地相比，才知自己的渺小，那日夜烦扰的万千愁绪也变得微不足道。

饮菊花酒是重阳风俗之二，所以重阳节又称“菊花节”。菊花酒汉代已见，其后仍有赠菊祝寿和采菊酿酒的故事，如魏文帝曹丕曾在重阳日赠菊给钟繇（祝他长寿），梁简文帝《采菊篇》有“相呼提筐采菊珠，朝起露湿沾罗懦”之句，是采菊酿酒的事例。直到明清，菊花酒仍然盛行，在明代高濂的《遵生八笺》中仍有记载，称其是盛行的健身饮料。古书记载：“九月九日，采菊花与茯苓、松脂，久服之，令人不老。”晋代葛洪《抱朴子》有南阳山中人家饮用遍生菊花的甘谷水而益寿的记载。重阳佳节饮菊花酒，是中国的传统习俗。菊花酒在古代被看作是重阳必饮、祛灾祈福的“吉祥酒”，古称“长寿酒”。菊花酒是药酒，是由菊花加糯米、酒曲酿制而成，其味清凉甜美，微微有一点苦，有养肝、明目、健脑、延缓衰老等功效。

佩茱萸是重阳风俗之三，所以重阳节又称“茱萸节”。簪菊花和插茱萸在唐代就已经很普遍，古人认为茱萸能祛邪避恶，而重阳节之时，正是茱萸成熟的时候。晋代《风土记》载，“九月九日折茱萸以插头上，避除恶气而御初寒”。所以茱萸还有一个“避邪翁”的雅号。茱萸的果实可以做中药，因为出产于吴越地（今江浙一带）的茱萸质量最好，因而又叫吴茱萸。另外还有山茱萸和食茱萸，三种都有重要的药用价值。茱萸香味浓，具有明目、醒脑、祛火、驱虫、去湿、逐风邪的作用，并能消积食，治寒热。吴茱萸有温中止痛、降逆止吐之功，善治胃寒腹痛、吐泻不止等症。茱萸入药，可制酒养身祛病。

吃重阳糕是重阳风俗之四。九九重阳节除了登高、饮菊花酒、佩茱萸之外，还要吃花糕，因“高”与“糕”谐音，“重阳花糕”寓意“步步高升”。古代登高并非所有人都能，过去闺阁女子因为不能抛头露面，常年养在深闺，很多时候无法登高，所以渐渐就以吃糕点来代替登高。据史料记载，重阳糕又称花糕、菊糕、五色糕，制无定法，较为随意。九月九日天明时，以片糕搭儿女头额，口中念念有词，祝愿子女百事俱高，乃古人九月做糕的本意。讲究些的人家做的重阳糕要做成九层，像座宝塔，上面还做两只小羊，以符合重阳（羊）之义。有的还在重阳糕上插一小红纸旗（代替茱萸），并点蜡烛灯，这是用“点灯”“吃糕”代替“登高”的意思。当今的重阳糕，仍无固定品种，各地在重阳节吃的松软糕类都称之为重阳糕。

今天的人们只是保留着重复着重阳风俗，却忽视了重阳节带给我们的高维智慧，忘记了重阳节源自天象崇拜。重阳节的原型之一是古代祭祀“大火”的仪式，“大火”（心宿二）是古人用以确定季节的时间坐标。上古时期人们根据日月星辰的运行轨迹，把黄道附近的星象划分为二十八组，俗称“二十八宿”，在东方的角、亢、氐、房、心、尾、箕组成一个完整的龙形星象（苍龙七宿）。春天农耕开始之际，苍龙七宿在东方夜空中开始慢慢上升，最先露出的是明亮的龙首——角宿；夏天作物生长，苍龙七宿高悬于南方夜空；而到了秋天，庄稼丰收，苍龙七宿也开始在西方落退；冬天万物伏藏，苍龙七宿则隐藏于北方地平线以下。季秋时节，“大火”

（心宿二）退隐，火神的休眠意味着漫漫长冬的到来，因此，在季秋“大火”退隐的时节，人们要举行相应的送行祭仪。

古人纪元通用干支，按十二地支顺序推算，正月建寅，第九个月为戌月，戌为火库，戌月火入库。戌位在西北方处《洛书》乾卦之内。季秋戌月“大火”（心宿二）随苍龙群星前面的几个星宿在西偏北方位隐退潜入于地面。《易经·乾卦》：用九，见群龙无首，吉。季秋时节，“大火”（心宿二）退隐，因此人们举行相应的送行祭仪。重阳的夜晚，仰望星空，你会发现星空换季，明亮的“大火星”已西沉，此时可以隐约听到冬天的脚步声了。

了解了重阳节的前世今生，我们再来看重阳的四大习俗，感觉就不一样了。

在俗事纷扰的生活中，郊游登高、饮一杯菊花酒、佩戴上茱萸，再品尝一块重阳糕，是一种精神的攀升，也是一次心灵的释怀。古老节日的背后，隐含的是人们对生命的礼赞。

重阳节，还是古圣众的诞辰日。农历九月初九重阳节是斗姆元君的圣诞纪念日。斗姆元君原本是佛教的摩利支天，在唐代以前由佛教传入中国后，被道教所敬奉，尊为“斗姆”，成为中国道教地位很高的女神。《斗姆延生心经》说“斗母为北斗众星之母”，由斗姆化生的九皇道体，就是北斗九辰星君。农历九月初一至初九为九皇圣诞，民间俗称九皇会。我们常说的本命年拜斗，就与重阳节拜斗习俗有关。斗姆元君的形象为四首、三目、八臂，乘七豕所拉之车，手里分别拿着诸般法器。斗姆妙相紫光圆融，禀一气玄元之象，秉持日月二轮，应阴阳二气。四头磊落，应四象；八臂垂雄，应八卦；端坐于獅座之上救度众生，持宝杵以降魔，执弧矢以救劫，振法铃以济度。在这天生日的还有真武（玄武）大帝、哪吒、九皇大帝、丰都大帝、葛洪仙翁、王重阳祖师等。

在道教文化中，九月九日重阳节这一天是“升天成仙”的最好时间。九九重阳这一天清气上扬、浊气下沉，相传轩辕黄帝在这一天乘龙升天，张道陵天师也是于重阳节之日升天成仙，其妻亦随后升天。无独有偶，东南沿海各地尊崇的海神妈祖也是在这一天升天。先人们相信九月九是神仙升天的日子，就选择九月九日登高，意图能像那些得道成仙的神仙一样，这种美好的愿望溯其源头，是人们对健康长寿的一种渴望。

# 霜降，置寒衣

霜降，上古“斗柄指向”法，以北斗星勺柄指向戌位（西北方）时为霜降。戌，十二地支之十一。代表万物尽灭。霜降时节，万物毕成，毕入于戌，阳下入地，阴气始凝。五行属土。霜降相当于一天之中的晚上 8 点到 9 点，天已经黑了，夜幕降临的时刻。对应人体的腿。

公历每年 10 月 23 日左右，太阳到达黄经 210 时，为霜降。《月令七十二候集解》说：“九月中，气肃而凝，露结为霜矣。”此时气温降至 0℃以下，空气中的水汽在地面凝结成白色结晶体，称为霜。霜降有天气渐冷、初霜出现的意思。“霜”是天冷、昼夜温差变化大的表现，故以“霜降”命名这个表示“气温骤降、昼夜温差大”的节气。古籍《二十四节气解》中也说：“气肃而霜降，阴始凝也。”此时，中国黄河流域已出现白霜，千里沃野上一片银色冰晶熠熠闪光。霜降悄悄地给大地增添了一丝寒意，太阳出来后白霜又悄悄地融化，只留下一点湿痕。

## 一、秋时已暮

霜降节气是秋季的最后一个节气，最后的秋天，也是秋季到冬季的过渡。霜降时节，空气中含有的水汽在夜晚温度较低时碰到地面上的物体，就会附着于其表面凝结成霜。确切地说，霜并非直接从天而降，而是深秋天火能量收敛以后，空中的水汽在地面上凝成的白色疏松的冰晶。

寒霜常出现于秋天晴朗的月夜，这些霜有的呈细小颗粒状，有的呈块状，还有的呈美丽的羽毛状，如水汽较多、气温适宜时，则可以形成美丽的凇，俗称树挂。俗话讲“霜降杀百草”“霜降一过百草枯”，霜降过后，植物渐渐失去生机，大地一片萧索。人们用“风刀霜剑严相逼”，来描绘霜的无情。不过，霜降并非霜从天降，霜降并不是表示“降霜”，而是表示气温骤降、昼夜温差大。霜降节气后，深秋景象明显，冷空气越来越频繁。

落霜了，天地骤然一凛。霜露即降，万物将敛。时值深秋，北方的树叶逐渐枯黄飘落，天地间开始变得严峻肃杀。古人以阴阳来解释气候的变化，认为这种肃杀是阴气渐升而阳气衰减导致。所以为了顺应这种肃杀的气氛，古人常将杀伐之事放在深秋进行，比如“秋后问斩”。

当然，霜降的节俗也不完全是一派肃杀，秋菊与枫叶为这个日渐萧索的季节添上了不多的一抹亮色。千树扫作一番黄，只有芙蓉独自芳。苏轼的这句诗也许回答了为什么早霜又叫“菊花霜”，因为此时菊花盛开，而霜降前后正是北方秋菊最盛的时候。黄菊从寒露节气展华颜，菊花耐久经霜，持续在霜降节气盛展芳华。古有“霜打菊花开”之说，所以赏菊花，也就成了霜降这一节令的雅事。很多地方在这个时候会组织菊花会，赏菊饮酒，以示对菊花的崇敬和爱戴。古人眼里，菊花有着不寻常的文化意义，被认为是“延寿客”、不老草。菊花超越凡花的生命力，“长寿”桂冠非菊花莫属。

唐代杜牧的《山行》写道：远上寒山石径斜，白云生处有人家。停车坐爱枫林晚。霜叶红于二月花。不仅写出了一片火红的枫林，还写出了“霜”。红叶是“霜”打成的，北方下霜比南方早，一般寒露以后就开始了。霜，是指贴近地面的空气受地面辐射冷却的影响而降温到霜点以下，在地面或物体上凝华而成的白色冰晶。霜降世界，树叶的“表情”发生着变化，慢慢泛起了红晕，上面似乎有一层薄霜，少许泛黄的叶与渐枯的枝，使得秋林更深沉、庄重和含蓄，构成一幅别有韵味的深秋图。北风已起，初霜乍现，温度渐降，任凭秋风萧瑟，那一抹红枫叶仍展现出秋天燃烧的生命。

霜降的应季食物也十分丰富。人们常用“霜打了的茄子”来形容一个人很蔫儿，精神不好。可实际上被霜打过的蔬菜，往往都很好吃，据说是跟霜打过后蔬菜的含糖量会增加有关系。霜遍布在草木果实上，俗称“打霜”，而经过霜覆盖的蔬菜，如菠菜、冬瓜，吃起来味道特别鲜美，霜打过的水果，如葡萄就很甜。而霜降前后，最好的应季食物，当推栗子和柿子了。深秋的栗子有健脾养胃、补肾强筋的功效，霜降正是新鲜的板栗上市的时候，软糯的糖炒栗子总该尝尝吧。

寒露柿子红了皮，到了霜降挂了霜。柿子当之无愧成为霜降的代言人。深秋时节正是柿子成熟最好的时候，薄皮多汁。据说朱元璋让“霜降吃柿子”的习俗在民间流传开来。中医认为柿果有清热去燥、润肺化痰、软坚、止渴生津、健脾、治痢、止血等功能，富含果胶，可以养肺护胃、清除燥火，对皮肤也很有益处。人们还将柿子整个晒干制成柿饼。柿饼外部有一层白色粉末，叫作柿霜。柿霜不是淀粉，主要是由内部渗出的葡萄糖凝结成的晶体构成，它是柿子的精华，食用的时候不要除去。柿子营养价值虽高，但要注意应适量而止，更不能空腹吃。

霜降节气，可以隐约听到冬季的脚步声，正在霜处等待，正在降处束装待发。霜降，意味着冬天即将开始。你的身心可蓄足过冬的能量了吗?

## 二、霜降三候

一候：豺乃祭兽。霜降时节，豺狼开始捕获猎物，并将捕获的猎物陈列后再食用。这描绘了霜降前后，即将进入冬天的时候，动物开始捕捉猎物，为冬天储备食物。古人看到豺狼捉到了猎物，却并不马上食用，而是堆积起来，就觉得好像是我们人类摆上供品祭天一样。相传霜降这天，如果走向树林的深处，你会看见豺狼在林间的空地上祭兽，祷告山神容忍它对弱小动物的捕杀。

二候：草木黄落。大地上的树叶枯黄掉落。这是对霜降前后自然环境的最直观的描述。该枯黄的枯黄，该飘落的飘落，等待万物复苏的下一个春天。

三候：蛰虫咸俯。蛰虫也蜷在洞中不动不食，垂下头来进入冬眠状态中。

霜降之后，秋天正式结束，寒冷的冬季就要来临了。在这野兽都要屯粮的节气，我们也应该为过冬做准备了。《尔雅》称农历九月为“玄月”，天玄地黄。霜降节气，还对应《易经》剥卦，五阴在下，一阳在上，这叫“寒气袭人”，需要防寒保暖养阳了。霜降是入冬的前奏，生命功课也要转入“深秋”模式了。

光听霜降这个名字，就仿佛有一股子决绝的狠劲，叶子不要命地变黄，再哗啦啦地落。人到霜降也应该像删繁就简的树，舍去不必要的枝节，将能量储存在身心。任草木荣枯，四季更迭，在凛冬将至时，与秋天做最后的告别。

## 三、寒霜初现

白露、寒露、霜降，人们喜欢用露水来表示秋色的浓与淡，与此同时，季节慢慢走到深处。霜降的到来，是秋天的谢幕，冬天的开场，自此天气渐寒，草木由青转黄，动物也开始囤货过冬了。

霜降对应的部位是第五、第六颈椎之间（图 24）。第五颈椎分出的神经对应声带、咽喉，主管咽喉炎、眩晕、视力下降、神经衰弱、胸痛、心跳过缓、恶心、呃逆、颈痛、肩痛、手掌胀痛等。主要关联三焦之气，对应人体的卫气和免疫力。脖子又粗又短的人，后背的上部肌肉都普遍较硬，这是由于第五颈椎长期处于亚健康状态，颈部周围的肌群痉挛上提肩背所引起的，导致胃肠及肝脏的功能也低下。第五颈椎还可引起胃酸过多，胸痛、颈痛、肩痛、手胀痛、咽喉炎等症状。

道医认为，霜降时节，身心能量场的频率与颈椎第五节相对应。对应的人体征象包括扁桃体异常导致的免疫力下降、咽炎、过敏性鼻炎、声音嘶哑、视力下降等。此时要注意三焦阳气能量不足，引发的卫气抵御外邪能力下降。

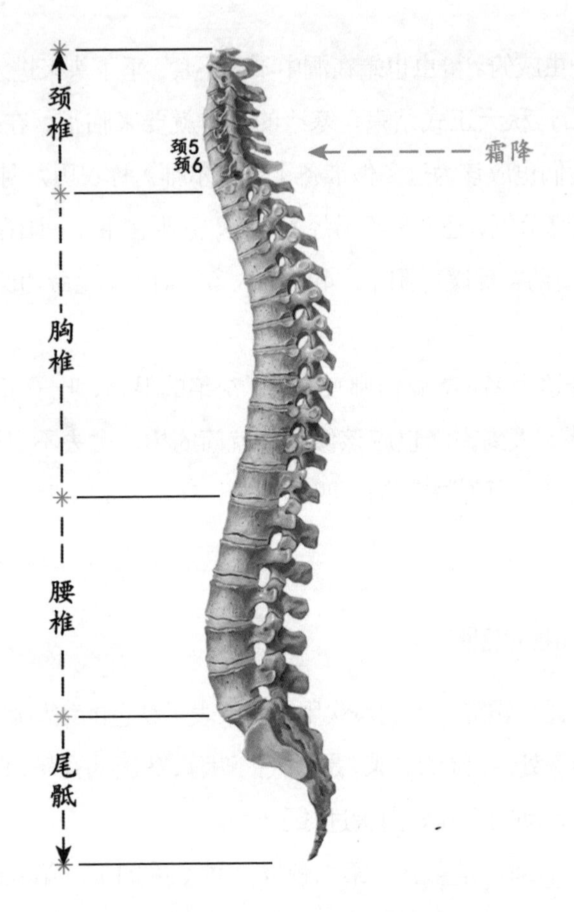


图 24　霜降节气与脊柱的对应关系

## 四、秋夕霜降

中医认为，卫气是人体的守护卫士。卫气行于脉外，却敷布全身，从脏腑至皮毛，都有一种温暖和保卫的作用，能使毛孔开合抵抗外邪。卫气从哪里来的呢？卫气由体内阳气所化，它出自下焦，滋养于中焦，升发于上焦。所以卫气在发挥威力时，必须依靠三焦之气。而霜降对应的三焦之气，正是卫气的来源。卫气虚的人容易出汗、容易感冒。

卫气的强弱与免疫力关系密切。颈椎第五节还对应扁桃体，扁桃体分颚扁桃体、舌扁桃体和咽扁桃体。咽扁桃体又称腺样体，位于咽的后壁。扁桃体是存储各种免疫细胞的仓库，有一定的平衡和调节免疫力作用，它可产生淋巴细胞和抗体，具有抗细菌、抗病毒的防御功能。咽部是呼吸和饮食的必经之路，易隐藏病菌和异物，扁桃体在咽部执行着防御保护任务。

## 五、抱臂裹衣

霜降时节是秋冬气候的转折点，也是阳气由收到藏的过渡，霜降节气最明显的就是昼夜温差变化较大，调理关键应注意做好“外御寒、内清热”。霜降时节，民间有谚语“一年补透透，不如补霜降”，足见这个节气对人们的影响。此外，民间有“补冬不如补霜降”的说法。古人认为“秋补”比“补冬”更重要，正所谓的“春生、夏长、秋收、冬藏”，秋季不收、不做好过冬的准备，到冬季才要进补就有些来不及了。霜降是秋季的最后一个节气，也是进补的最后时机，而秋季的进补要以“润燥、固表、益气”为主。面临冬天将至，霜降温补肾气，为下家注入活水。

霜降的四大名补“柿子、板栗、红枣、山楂”有一个共同的特征，色泽都是暖色系的，其中柿子甘涩、润肺涩肠，板栗甘温、健脾补肾，红枣甘温、补气养血，山楂甘酸、健胃消食。除了前面说的柿子、板栗之外，兔肉也是这个季节的备选项。医书上有“迎霜兔肉”一说，意思是经霜的兔子，肉味更鲜美，营养更丰富，

饮食调养方面，多吃健脾养阴润燥的食物。在民间，萝卜则是霜降的代言蔬菜。正所谓“秋后萝卜赛人参”，所以也叫“土人参”。山东有句农谚说：“处暑高粱，白露谷，霜降到了拔萝卜。”山东人纷纷拔出萝卜就地而食，当真是野趣十足。白萝卜清解积热除秋燥，正宜深秋食用。我的经验是榨汁，一根白萝卜加一块鲜姜，调上半勺蜂蜜，预防感冒效果极好。否则的话，在这个节气，就只能抱臂裹衣了。所谓秋补的目的是蓄能，只有加满油，才能顺利地迎接冬天的到来。

## 六、知寒添衣

北斗星勺柄指向戌位时为霜降。戌处在乾位，掌管天门，主西北之位。西北的戌土当令之时，西北方位的气息升旺，会慢慢刮起西北风，同时寒意会越来越强，植物在西北风的作用下慢慢枯黄，火红的枫叶也会在瑟瑟秋风中渐渐飘落。在这秋末冬初时段里，十月初一的“寒衣节”也来临了。

霜降时节的十月初一为“寒衣节”，在民间也称“十月朝”“冥阴节”等。寒衣节与清明节、中元节并称为三大“鬼节”，这一天也标志着严冬的到来，为避免先人们在阴曹地府挨冷受冻，《帝京景物略》上说，有专门的纸坊，用五颜六色的纸，剪出一尺多长的男女不同的衣裳。家里人买回去，寒衣节这天晚上，人们要在门外焚烧夹有棉花的五色（红、黄、蓝、白、黑）纸，嘴里念叨着，请祖先来拿，意思是天气冷了，给先人们送去御寒的衣服。寒衣节寄托着今人对故人的怀念悲悯之情，也是亲人们为所关心的人送御寒衣物的日子。中国民间送寒衣时，还讲究在十字路口焚烧一些五色纸，象征布帛类，用意是救济那些无人祭祖的绝户孤魂。

在北方到了农历十月一之后，天气也就一天比一天寒冷了，为此，人们不仅要为亡人送寒衣过冬，人们也要进行一些象征过冬的传统活动。《诗经》里讲：“七月流火，九月授衣。”这里说的九月是农历九月，也就是公历十月，包括两个节气，寒露和霜降。此时天气转寒，应该及时添加衣物，预备过冬。所以，农历九月又称授衣月，古代有授衣假，大家回家看妇人新织的布，一家大小量身置冬衣。光阴的流转，亲人的牵挂，都凝聚在衣衫的温暖之间。霜降时常常降温，最明显的特征就是昼夜温差变化较大，秋裤也开始登场了。古人设计的衣服都是有领子的，脖子不容易受风。霜降时送给亲人一条围巾，保护好亲人的颈椎吧！

有人说，每年的十月初一寒衣节到来之际，西北天门一开，阴气渐强，邪气渐盛，希望身弱之人多注意保健。其实，我们目前所处的疫情，何尝不是天地之间的邪气盛行？鬼邪之气最喜欢的是体弱多病、内心烦闷、情绪焦躁之人。面对外界的负能量，唯一的出路是增强自己的免疫力，自我修复。今天的免疫力，就是你明天的生存能力。鬼邪之气最惧怕阳刚的、积极乐观的气场，只要你多点开心，多点阳光，自然增加免疫能力，防范阴邪之气。相信任何鬼邪之气，也入侵不了你的身心。远离阴邪之气的困扰，多培养慈悲之心，相信你一定会健康平安、交好运的。

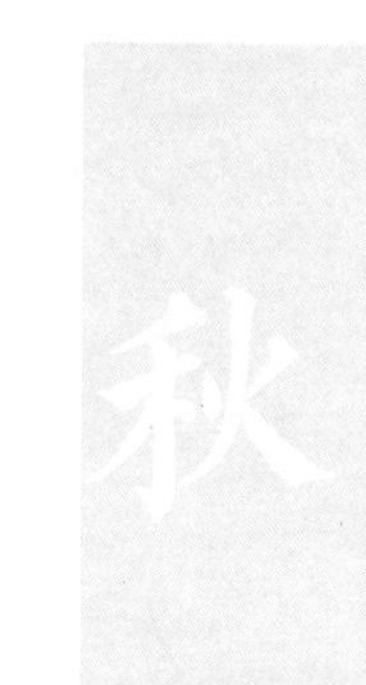

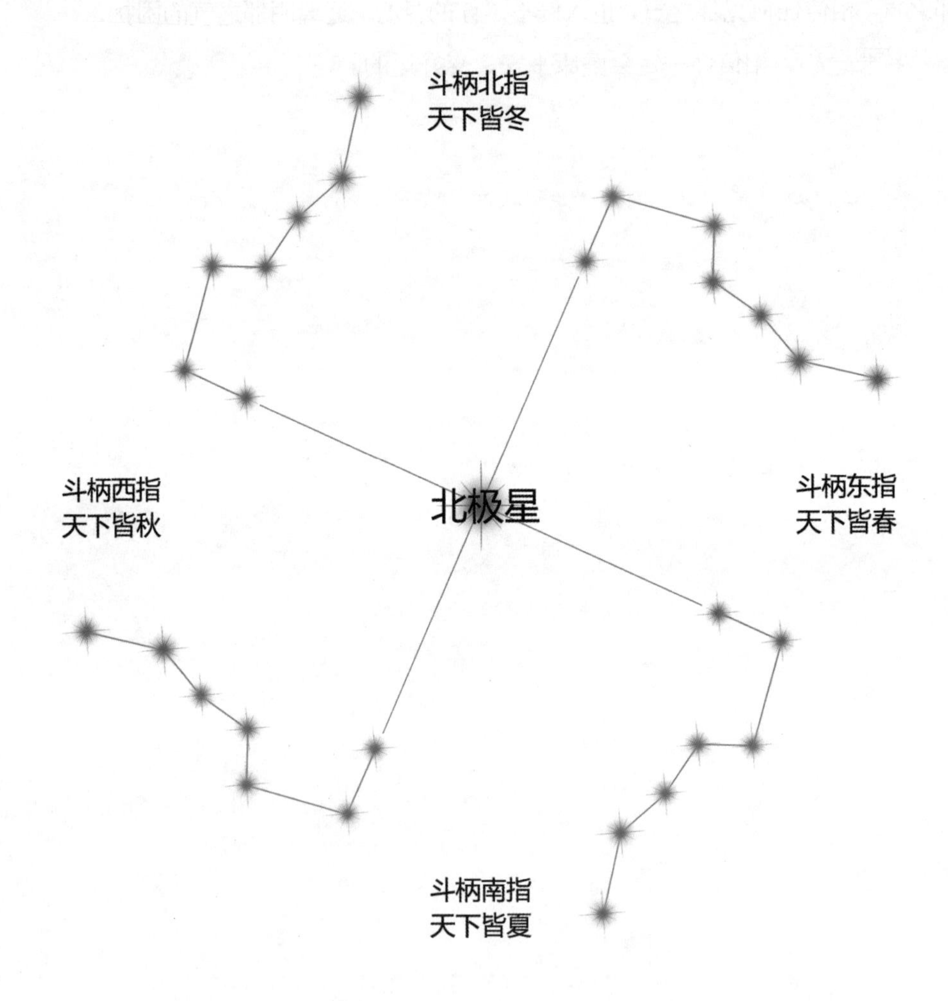
斗柄北指
天下皆冬
斗柄西指
天下皆秋
北极星
斗柄东指
天下皆春
斗柄南指
天下皆夏

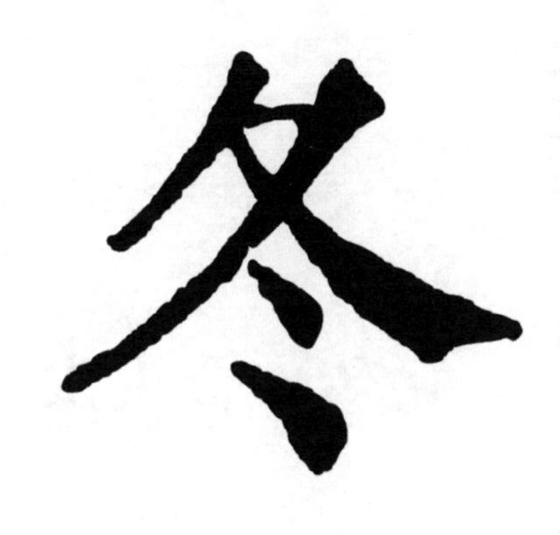

「立冬，金生水
小雪，冬养藏
大雪，子闭藏」

# 立冬，金生水

《淮南子·天文训》描述立冬：蹄通之维则秋分尽，故曰有四十六日而立冬，草木毕死。也就是斗柄指向戍亥之间，这时表示秋季时令结束。所以说秋分以后四十六天就是立冬，草木枯死。立冬代表进入了农历的十月，相当于一天之中的晚上 9 点到 10 点，已经开始进入深夜模式。

在公历每年 11 月 7 日左右，太阳到达黄经 225 时，为立冬。《月令七十二候集解》说："立，建始也。"又说："冬，终也，万物收藏也。"意思是说秋季作物全部收晒完毕，收藏入库，动物也已藏起来准备冬眠。立冬代表寒冷的冬季正式来临了。传统以"立冬"作为冬季的开始，在古代社会这是个重要的节日。在古时，立冬这一天皇帝要穿黑色的衣服，骑铁色的马，带领文武百官到京城的北郊设坛祭祀，是谓迎冬。回来后还要大大赏赐，以安社稷，而且要抚恤孤寡。时至今日，每年立冬，人们依然会庆祝一下。在民间有祭祖、饮宴、卜岁等风俗，以时令佳品向祖灵祭祀，以尽为人子孙的义务和责任。

上古时代以斗柄指向确定季节交替，北斗七星循环旋转，斗转星移与季节变换有密切关系，以北斗星斗柄所指的方位作为确定季节的标准称为斗建，当北斗星斗柄指向西北方位时为立冬节气。有句谚语是这么说的，冬天来了，下一句大家都很熟悉，春天还会远吗？这是讲一年四季，冬季之后挨着春季，所以不觉得远。如果这话放在二十四节气中讲，立冬和立春之间跨着六个节气，还真觉得有点远。

## 一、秋尽冬来

自然界四季分明，好像是一幕幕歌剧。刚刚咏叹完秋季的丰收，转而进入冬季的沉眠。季节转换之际，能量的交替在暗暗进行。

立冬时气温还不太低，虽然此时节北半球获得的太阳照射量越来越少，但由于此时地表夏秋储存的热量还有一定的剩余，所以一般还不太冷。晴朗无风之时，常有温暖舒适的“小阳春”天气。但是，这时北方冷空气已具有较强的势力，常频频南侵，有时形成大风、降温并伴有雨雪的寒潮天气。

我国传统的四季划分方法是根据天象变化来划分，以二十四节气中的“四立”作为四季的始点。立冬，二十四节气中的“四立”之一，与立春、立夏、立秋一样，处于季节的转折点上。冬季是以立冬（斗指西北，太阳黄经225°）为始点，至“立春”结束。立冬，意味着节气开始从秋季向冬季过渡。自然界的风雨、干湿、光照、气温等，阳退阴生，自此进入了冬季。人体气机也从秋收迈入冬藏，冬季是悠远静逸、休养生息的季节。

立冬健康习俗之一，供冬神。象征冬日盛德的为北方神玄武，唐代长安城的北门就叫作玄武门。玄武是一种由龟和蛇组合而成的灵物，玄通冥，为阴，武为黑。玄冥初时是对龟卜的形容，后延伸为水神、北方神，也象征长生不老。冬神名叫禺强，字玄冥。《史记》上记载，汉朝时要有70个童男童女一起唱《玄冥》之歌：“玄冥陵阴，蛰虫盖减……藉敛之时，掩收嘉毅。”意思是说，天冷了，要注意冬藏。冬天寒气从哪里来的呢？自北方而来。《礼记·月令》孟冬开篇，描绘孟冬星象与物候特征时写道：“孟冬之月，日在尾，昏危中，旦七星中。其日壬癸。其帝颛顼，其玄冥。其虫介。其音羽，律中应钟。其数六。其味咸，其臭朽。其祀行，祭先肾。”这里面的“其虫介”指甲壳类生物，就像立冬节气的插图，选择汉画像里的龟。

龟鳖之类，属于传统四象的玄武，玄武五行为水，对应五脏为肾，对应方位是北方，不知道这和北方人立冬养蝈蝈听虫鸣有无关联。

立冬健康习俗之二，煎香草。《熙朝乐事》载：“立冬日以各色香草及菊花、金银花煎汤沐浴，谓之扫疥。”香草为芳草中的一种，芳香袭人，可缝制成香囊佩戴，熬汤沐浴可以祛风寒。兰慧一类的植物都属于香草，是味辛之物，具发散上达之气，足以避除秽恶、润肌肉、散滞结。菊花能祛风解热，去湿痹，清头目。用金银花煮汤沐浴，具有清热解毒的功效，能去除一切风湿、恶疮。

立冬健康习俗之三，暖炉会。立冬日，设炉烧炭，开暖炉会。北京一般在十月初一烧暖炕，设围炉，称之为开炉节，到第二年二月初一才撤去暖炉。《岁时杂记》称京人十月初一喝酒，就在炉中烤大块的肉，围着火炉，边饮边吃，称之为“暖炉”。立冬开始，人体消耗大，对热能的需求增多，此时食补更重要。

立冬健康习俗之四，吃羊肉。羊肉上市，体弱者开始进食冬季补品。羊肉属温性，善于补虚。《本草纲目》曾经把羊肉与人参并列而称，张仲景用当归羊肉汤治疗虚劳之症。北方在立冬这天涮羊肉，须用铜锅炭火，配菜有白菜和豆腐。豆腐、白菜有个好处，可以平衡羊肉的燥火，还能通大肠浊气，润燥生津。吃羊肉，源于在民间立冬补冬的习俗。立冬后，天气趋向寒冷，为抵御冬天的严寒，此时宜进补以补充元气。同时，家家户户都趁这时腌冬菜，以备冬日缺菜时食用。

## 二、立冬三候

一候：水始冰。立冬时节，水已经能结成冰。以水从液态变为固态，比喻天寒人体的血液流动开始变慢。

二候：地始冻。土地也开始冻结。以地冻比喻天地人的时空开始转换，机体的骨骼与肌肉都比秋天变得僵硬。

三候：雉入大水为蜃。随着冬季降临，野鸡一类的飞禽已不多见。它们到哪里去了呢？蜃，属于蛟类，蛇渡劫后的水族生物，大腹下尽逆鳞，状似螭龙，有耳有角，能吐气为楼台，古书中记载海旁蜃气成楼垣。鸡在《黄帝内经》中为金禽，古人认为雉到立冬后下水变成蛟，说明此时正是金生水（丹变）的关键时空点。天地人的时空关系开始转换之际，机体的变化有什么玄机呢？

立冬这一节气到来，阳气更加潜藏。此时，人体新陈代谢处于相对缓慢的水平，冬季的低气温环境容易引发身体僵硬难舒展，人体各器官系统的保护性也逐渐减弱，肌肉、肌腱、韧带的弹力和伸展性都有所降低。如何让身体切换到"入冬"模式，关系到是否能温暖安然地享受冬天，也提示着我们身体正面临着季节交替的考验，我们该如何做好身心上的过渡呢？

## 三、过冬如修行

立冬是冬季的开始，而冬季带给人们的直观感受，无非是冷峻与严酷的。可是在这冷峻的表象之下，实际上也有着平和、安详的实质，那就是此时对应的坤卦时空。过冬如修行，四时各有所属，春季的勃发、夏季的激情、秋季的收获，到了冬天，自然也该安静下来了。在经历了繁忙躁动的三个季节之后，大自然给予了我们这样一个休息的时间，让天地万物都平和下来。立冬时对应的脊柱部位是颈椎，在第四、第五颈椎之间（图 25）。第四颈椎分出的神经对应鼻、唇、耳，主管花粉热、流鼻涕、失聪、口腔溃疡、牙痛、三叉神经痛、甲亢、耳聋、中耳炎、头昏、恶心、呃逆、双手麻木、肩周炎、落枕等，主要关联五官失调。

第四脊椎在颈骨的正中间，头往后仰时，我们用手触摸，凹的最深的地方就是第四颈椎。由第四颈椎伸出的颈神经由脖子往下，通过心脏旁边，分布到横膈膜上，横膈膜上下运动带动腹式呼吸，所以一旦第四颈椎处于亚健康状态，卡压到神经，就会导致横膈膜的上下运动减少，当横膈膜的神经传输变差，吸入空气就受到影响。打嗝也是因为横膈膜痉挛所致，也与第四颈椎有关。

第四颈椎在生理上是大脑动脉分叉的地方，也是颈椎曲度前突的拐点

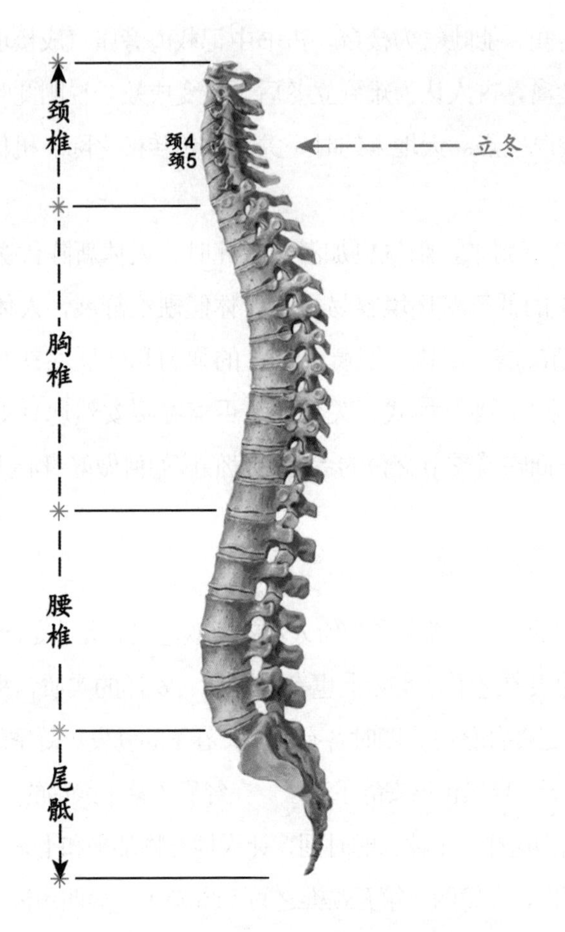


图 25　立冬节气与脊柱的对应关系

位置，正对鼻咽。鼻咽关系到大脑供氧，是任督二脉交汇之所在。颈四椎的阻塞或变形会引起椎管内部神经的各种挤压与变形，从而产生相应病症，及心理上的负面影响，所以调理颈四椎真实需要的是恢复心与脑的和谐。比如，后脑勺发木，反应迟钝，说明督脉不通。

## 四、朔冬藏瑞

立冬节气与脊柱的对应关系：二十四节气中的立冬，对应着我们身体上方的颈椎。具体位置在第五颈椎骨与第四颈椎骨之间。我们向后仰头时，在颈椎的上部可以摸到。

这里如发生错位，易患五官失调引起的眼耳鼻舌问题，包括鼻炎、牙痛、虚火上亢、口臭起痘、理解能力下降、打嗝，甚至思维混乱、精神错乱、老年痴呆、更年期综合征等症。当它们产生歪斜的时候，对应的情绪就是气恼和刚愎自用。我们的气恼不会积累在别的地方，它只会积累在脊柱上方颈椎的部位。因为我们的分别心，产生了人我见。如果任由它积累下去，就会渐变为见不得别人的好，看不上比自己弱小的，嫉妒比自己强大的心态。

人在冬季要保持精神安静，要学会调控不良情绪。对于心中的不良情绪，可通过适当的颈椎矫正疏导出来，以保持心态平和。我们可以经常做向后仰头的动作，要舒缓、疏通颈椎，引脊柱能量上行入脑。立冬开始养藏，藏阳气贵养上行气，从肾水导引开始。

《月令·仲冬》讲：君子斋戒，将自己安住于安静之所。身体要安宁，远离声色，杜绝各种嗜欲，使自己的形体和性情都安定下来，顺应阴阳之气的变化。《伤寒例》讲：冬季严寒，万物深藏，君子应当周密地保护好自己，不被严寒所伤。《千金方》讲：冬季天地闭，血气藏。人不可以劳做出汗，使阳气发泄，如果劳做出汗就会使人受到损害。这些都和立冬对应的时空能量特征吻合，可见无论是道学、易学，还是中医，或者佛家、儒家，都在从不同的角度强调“天人合一”。人们也应当在这个清寂的季节，静一静心，动一动颈椎。有动有静，这才是和谐的修行。立冬开始养藏，从按摩颈椎开始。

立冬节气点调理很重要，错过此调理就会有一年的“身心错乱”。立冬对应脊柱是颈四椎，与霜降对应的颈五椎相连，与心包、三焦经和任督二脉的通达相关。要想体健心康不生病，需有良好的情志和生理平衡，也一定要保证颈四和颈五椎的能量充足。颈五椎没能量，颈四椎也好不了。所以最好是依照节气点逐级调理，此处没有捷径，需要老老实实地做每个节气的身心能量调理。

道者，盗也。立冬，形象地说，是光明精进的吉时。立冬即是金生水，颈四椎是肺金与肾水交接的关要。也就是说，从胸三椎（立秋）到颈五椎（霜降）属于肺金能量。而从颈四椎（立冬）到颈二椎（大雪）属于肾水能量，极为关键的天机，宇宙神光调理，不失为事半功倍的方便法门。

## 五、扶阳酒

立冬后，就意味着今年的冬季正式来临。草木凋零，蛰虫休眠，万物活动趋向休止。人类虽没有冬眠之说，但民间却有立冬补冬的习俗。中医认为，立冬后阳气潜藏，阴气盛极。万物活动趋向休止，以进食可以驱寒的食物养精蓄锐，为来年春天生气勃发做准备。每到冬季，人们都会以不同的方式进补，以养生息。立冬后补肾为先，人身阳气根源于肾，所以寒邪最易中伤肾阳。

古人有“冬酿”之说，指的就是从立冬开始，一直到第二年立春这段时间酿制的黄酒。据说，选择立冬酿酒，是因为冬季水体清冽，气温不高，可以轻松地抑制杂菌繁殖，又能使酒可以从容地在低温发酵过程中慢慢酝酿醇厚的风味。人们在生活中可以利用药酒的辛温之性来调理，借助药酒生发的阳气，带动人身阳气的生发。

其实，冬季的扶阳药酒补肾养藏分为三个阶段：①初冬：立冬到小雪。初冬要补肾阳，让人体提前温热起来迎接寒冬，酒中可适当放一些杜仲；②仲冬：大雪到冬至。仲冬要补肾精，提升生命力，再添加一些枸杞子；③深冬：小寒到大寒。深冬要固肾气，并防止寒湿留滞体内，酒中再适当放一些黑豆。

糯米是个好东西，糯米的升级版就是酿成黄酒，体虚的也可以喝醪糟，能帮助人体保存体温，增强抵抗力。家里可以从立冬起就准备一些药酒，黄芪、人参、枸杞子都可以泡酒，一直喝到大寒结束，暖洋洋地度过冬天，这不失为重要的辅助方法。

## 六、立冬即是金生水

冬季是悠远静逸、休养生息的季节。万物在冬季闭藏，人的真气在冬季封藏。立冬这个转折点，就是从收到藏，推肺金入肾水的关键时刻，不要破坏人体阴阳转换的生理功能，要顺应节气的自然变化。

秋三月属金，冬三月属水。立冬像个分水岭，人体内在，之前由肺金所统，现转换为肾水所统，所以立冬是金生水的时刻。如果转换顺利的话，那么冬三月的“话题”就转移了，不再会受之前的那些肺金所统的毛病干扰了。但是转换不顺的话，邪气随之入肾，就走得更深了，所以立冬的任务就是要推肺金之正气入肾水。

在这生机潜伏闭藏的季节，人体的阳气也随着自然界的转化而潜藏于内，身体发僵，不易舒展。也就是说，之前身心的能量贮藏在肺金系统，现在要让它转移到肾水中，才能顺利完成季节的能量交接。那么，具体怎么做呢?

秋冬交替之际，道家有个简单但有效的方法——金生水之法。首先将两个掌心的劳宫穴相对，搓热。然后将搓热的掌心敷贴在肺脏的位置上，调整呼吸。吸气的时候，感受肺脏的变化，给肺脏补能。呼气的时候，用双掌心沿着皮肤的表面，向下方，推送肺金之气入肾。在肾脏的位置上停留一会儿，感受肾脏的变化。起点为肺脏，终点为肾脏，肺属金，肾属水，所以推送肺金之气入肾水，即是金生水，这是立冬时应该完成的生命功课，将肺金中的能量转移到肾水中去。

立冬节气适合练习五脏诀当中的金生水，使肺肾之气相连。肺属金，金性从革，情志主悲，肺气功能弱者很容易感受到悲伤情绪，增强肺气有益于情志。肾属水，水性润下，肾主纳气。功法中收放纳气的过程，呼吸与纳气相连，肺气向肾气流动即金生水。同时配合双手的导引，双手从胸前向斜下方导引肺金之气入肾水，两小指相触。重复六次。借天时之机，以养身心。

## 七、下元节

立冬节气附近的下元节，似乎没有上元节（正月十五日元宵节）和中元节（七月十五日盂兰盆节）为人所知。下元节在农历十月十五日这一日，是“水官大帝”禹的生日，相传当天禹会下凡人间为民解厄，这天人们会准备香烛祭品拜祀水官大帝，以求平安。因此又称“消灾日”“下元水官节”。

道家有三官：天官、地官、水官。水官侧重管理水域诸事，下元节，就是水官解厄之辰。下元水官全称“五气三品解厄水官”，总管九江四渎、三河五海、十二溪真圣神君，掌管死魂鬼神之籍，记录众生功过之条。每年十月十五日，水官考籍，按照众生善恶功过，随福受报，随孽转形。这一天，道观做道场，民间则祭祀亡灵，并祈求下元水官排忧解难。

《中华风俗志》也有记载：“十月望为下元节，俗传水宫解厄之辰，亦有持斋诵经者。”以前道教徒在这一日还在家门外竖天杆，杆上挂黄旗，旗上写着“天地水府”“风调雨顺”“国泰民安”“消灾降福”等字样。下元节这一日，还有民间工匠祭炉神的习俗，源于道教用炉炼丹。饮食风俗是节日习俗的一个重要组成部分。人类在节日活动的实践中，形成了特殊的节令食品。下元节也有独特的节令食品，以北京为例，现在一年四季都能吃到的北京小吃“豆沙包”，在明代，已是孟冬十月的节令食品了。红小豆做的豆沙馅儿，和立冬时节的气候也很应景，以前这一天人们做好豆包赠送亲友，也是孩子们最高兴的日子，可以吃到热气腾腾的豆包。

下元节也是一年中最后一个月亮节，在这个月圆的时候，以前人们要进行最重大的祭祖活动。其实，立冬前后的下元节，同时也是借助宇宙能场调补肾水的最佳时刻，有利于入冬以后肾气的封藏。

# 小雪，冬养藏

小雪，上古“斗柄指向”法，以北斗星勺柄指向亥位时为小雪。亥，十二地支之末。亥者，阳气藏于下。五行属水。小雪相当于一天之中的晚上 10 点到 11 点，已是夜深人静，对应人体的头和肾脏。

公历每年 11 月 22 日左右，太阳到达黄经 240°时，为小雪。《月令七十二候集解》说：“十月中，雨下而为寒气所薄，故凝而为雪。小者未盛之辞。”农历十月中，寒气使雨凝而为雪。小者未盛；雪是寒冷天气的标志物。小雪则表示寒气未盛，因此称作小雪。古籍《群芳谱》中说：“小雪气寒而将雪矣，地寒未甚而雪未大也。”小雪前后，将要渐渐进入冰天雪地的严冬，进入小雪节气，降水的形式逐渐从雨变为雪。冷空气南下，气温下降，小雪是寒潮和强冷空气活动频数较高的节气。

小雪节气中说的“小雪”与日常天气预报所说的“小雪”意义不同，小雪节气是一个气候概念，它代表的是小雪节气期间的气候特征，节气的小雪与天气的小雪无必然联系。小雪时节已进入初冬，天气逐渐转冷，地面上的露珠变成严霜，天空中的雨滴就成雪花，稀稀疏疏，星星点点，细雪如粉，落地即化，整个大地披上了一层似有似无的素装。

## 一、寒凝为雪

“小雪”节气间，夜晚北斗七星的斗柄指向北偏西。小雪到了，一年中最冷的季节即将来临了。万物失去生机，天地闭塞而转入严寒的季节。这时黄河以北地区已到了北风吹、雪花飘的孟冬，中国北方地区会出现初雪，虽雪量有限，但还是提示人们到了御寒保暖的季节。

“隆冬到来时，百花迹已绝，惟有蜡梅破，凌雪独自开”。此时的风景要属雪中的蜡梅，蜡梅在百花凋零的隆冬绽蕾，傲雪凌霜，破蕊怒放，给人以精神的启迪，美的享受。点点蜡黄，素净纷繁，花朵清香。蜡梅常在小雪时节绽放，就算白雪皑皑也挡不住蜡梅的开放，有一句诗：梅需逊雪三分白，雪却输梅一段香，就是描绘它的香气带着小雪节气的冷韵。蜡梅以它顽强的精神为人们所知，却不知蜡梅的花可以入药，用于头晕、呕吐、气郁胃闷等，也是药膳的食材。李时珍《本草纲目》载：蜡梅，释名黄梅花，此物非梅类，因其与梅同时，香又相近，色似蜜蜡，故得此名。梅花与蜡梅只因两者都有一个“梅”字，都是先开花后长叶，又都具有芳香气，且都为冬春季开花，所以不少人常常误认为是同种。其实不然，梅花与蜡梅是两种完全没有关系的植物，主要区别在颜色，蜡梅花以蜡黄为主，而梅花则有白、粉、深江、紫红等色。其次蜡梅在农历腊月开放，比梅花要早约两个月。所以蜡梅花开表示进入严冬了，而红梅花开，可以等待春天了。

小雪过后，降水形式由降雨变为降雪，水气与湿气、寒气相结合，最容易使人生病，所以在小雪及以后的时节，保护身体极为重要，正如老话所说“外防湿冷，内防燥热”。外防湿冷，最根本的就是要注意锻炼身体，使身体增加对寒气的适应与抵抗能力。

如何内防燥热呢？这个节气里，室内都开始供暖，外面寒冷，人们穿得严实，体内的热气散发不出去，就容易生“内火”，也就是人们常说的容易上火。如何润燥、清内火呢？建议选择清淡的饮食，白菜、萝卜都是当季蔬菜，富含维生素及多种微量元素，而且白萝卜能清火降气、消食，非常适合在这个节气里食用。益肾食品还有腰果、芡实、山药、栗子、白果、核桃等。

但更重要的是以坤德来养心。坤德不是女德，而是指顺应万物的德行。“万物藏，肾水旺”，冬季时节养“藏”而固肾气，就是顺应自然的德行，身体的智慧则可自主自洽地调节机体适应严冬的气候变化。

小雪对应的坤卦，能量是清净柔顺的，也就是封藏之象。冬季的阳气如果闭藏不密，使整个冬季温暖而没有霜雪，那么来年的阳气就会无力，出现五谷不成熟的现象。人的身体也是如此，精神该安静时如果被各种杂念纷纷侵扰，没有能体悟天道，那么在遇事时又怎能审时度势呢?

## 二、小雪三候

一候：虹藏不见。彩虹通常出现在雨后，光通过对小雨滴的折射而产生。小雪时节，强冷空气活动频数，北风侵袭之下不再下雨，自然也就没有了彩虹。隐喻我们体内也相对的缺水。冬季气温低，天气干燥，容易出现口干、咽干、皮肤干燥等。提示我们要多喝水，多饮水不但可以补充人体所需的水液，防治干燥症状，还能防止内热产生。

二候：天气上升地气下降。这体现了古人的阴阳观念。天为阳地为阴。天空中的阳气上升，地中的阴气下降。这叫天地不交合，易经中“否”卦的意象就是如此。隐喻我们身体内的阳气阻滞，阴阳不相往来，也就是心肾不交，水火未济。饮食上应注意适当减咸滋养心气。

三候：闭塞而成冬。万物失去生机，天地闭塞而转入严寒的冬天，阴阳相隔，万物沉寂。

如果说立冬意味着进入了冬天的门槛，那么小雪可以说意味着冬天正式到来了。它告诉我们，冬天是天寒地裂，万木凋零，生机潜伏闭藏的季节，人体的阳气也随着自然界的转化而潜藏于内。因此，小雪调理应顺应自然界闭藏之规律，以敛阴护阳为根本。这便是人体与冬藏之气相应，从而冬季真气封藏的方法，也就是“坤养藏”。

## 三、潜藏阳气

春夏秋冬，四气不同。春天养生，夏天养长，秋天养收，冬天养藏。因此冬季三个月，称作是闭藏的时节。肾气属水，旺盛于冬季。肾水上行，须有颈椎的配合。

颈椎一共有七节，每个颈椎都由椎体和椎弓两部分组成。椎体呈椭圆形的柱状体，与椎体相连的是椎弓，二者共同形成椎孔。所有的椎孔相连就构成了椎管，脊髓就容纳其中。而每节颈椎产生病变，对人体造成的影响也是不同的。

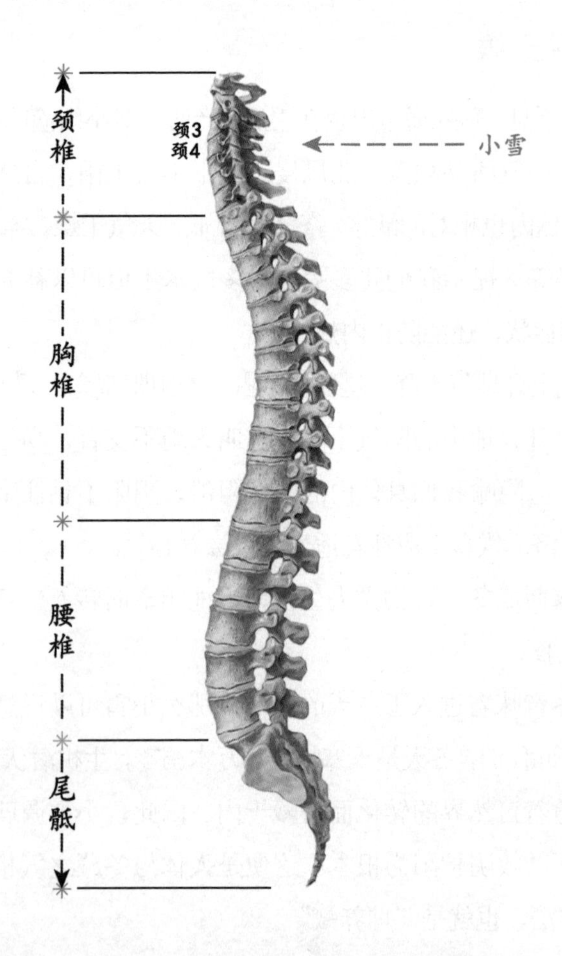


图 26　小雪节气与脊柱的对应关系

小雪节气对应着我们身体上方的第三、第四颈椎之间（图 26）。第三颈椎分出的神经对应脸颊、外耳、面部、牙、三叉神经，主管神经炎、粉刺、痤疮、湿疹、牙痛、三叉神经痛、甲亢、眩晕、头昏沉、偏头痛、颈肩综合征、神经痛等，主要关联面部的功能。第三颈椎到第七颈椎，形状大致相同，与大部分的内脏都有关系。第三颈椎出现亚健康状态侧弯后还可以引起头痛、目痛、眼睛疲劳、炫目、胃下垂、消化不良等症状。

进入颈椎的节气调理范畴，脊柱全息体的维度也随之升高了。颈椎的位置越高，所涉及的能量越大。所以在小雪时要感恩道祖、感恩道法、感恩自己的生命潜能，一直在守护健康，目的是稳固颈四椎到颈三椎的天梯。

小雪调理颈三椎，副产品还有开喉轮，从此声音自带宇宙能量。喉轮不开，顶轮和海底轮就不贯通。也就是说，打通中脉，必须开喉轮，可见小雪调理颈椎第三节的重要性。

## 四、借天力固肾

道医认为，小雪时节，身心能量场的频率与颈椎第三节相对应。对应的人体征象包括颈椎病、甲亢、鼻炎、咽炎、胸闷、心悸等，以及被现代医学视为疑难杂症的因果病。

颈椎病的常见并发症有怕冷、手脚冰凉、鼻炎反复难愈、抵抗力差，经常头晕目眩、面色苍白、心悸失眠等。归根到底是颈椎病导致的阳气虚，气血两虚，全身无力。还有就是，颈椎差的人，情绪也多半不好。也就是说，如果心病不改，任凭怎么调理，恢复的也有限。

颈椎病的根源是阳虚，光通经活络是不行的，很多人采取牵引、推拿、按摩、针灸等方法。可阳气不补足，再怎么通经活络也收效甚微，采用节气点宇宙能场“小雪宇宙神光照”的调理是捷径。

如何借天力而固肾？肾气属水，旺盛于冬季。因为天冷，阳气收藏得深，人的根基也相对更稳固。冬季的阳气如果闭藏不密，使整个冬季温暖而没有霜雪，那么来年的阳气就会无力，出现五谷不成熟的现象。人的身体也是如此，精神该安静时如果被各种杂念纷纷侵扰，我们在冬天再喝什么扶阳药酒，都不如在北方的大雪天里静心接受宇宙神光照，那是“借天力在固肾”。

## 五、药补膏

《黄帝内经》记载，肾精主骨生髓，上充脑髓。道医认为，肾为气之根，思虑与情志会动摇根本。人的脑力劳动，需要肾精作为物质基础。用脑较多，形质不足者，则暗耗肾精。这种消耗不同于生病等明显的外在表现，不易被察觉，故古称“暗耗心肾”。

另外，七情各有所主，惊恐为肾所主，肾气充足之人，不易惊恐，但惊恐往往也直接伤肾。俗语“吓尿了”，虽然是玩笑话，但其机理确有道理，惊恐之下，肾气乱而失于固摄，则尿随之出。小儿尿床一症，常有诱因是受到惊吓，但其根本，则是肾气虚。

小雪饮食调养以固肾补脾、温中散寒为原则。小雪进补宜封藏，增加温热食物，道理就是天越冷越要进补，才能补得进去。比如，在日常饮食中常用的生姜、大葱、辣椒、花椒、桂皮等，都具有发散风寒的功效。于是，药补膏就成了这个节气不可或缺的滋补美食。

药补膏的配方不一而足，以自制姜枣膏为普遍。立冬时熬制的膏方，可以吃到春节前后。吃的时候，用水冲开，就成了人见人爱的姜枣茶，培补命门火。姜，驱寒湿第一食材，也是最普及的温阳药，能让人迅速地暖起来。自制姜枣茶，一定要搭上点枣、枸杞、红糖，生阴血、护阴血，才能把阳气拖拽住，变成自已的。无论如何搭配，一旦吃不合适，很容易燥。冬季进补仅适于阳虚或有寒邪、湿邪等人群，不适宜阴虚火旺及实热证人群。若出现大热、大渴、便秘、心烦等实热症状，或患有急性疾病，应暂停进补。所以，药补膏方应根据自身体质决定是否进补。

《四时调摄笺》中讲，“冬日肾水味咸，恐水攻火，故宜养心”。意即冬季的饮食调养不宜过多食用咸味食物，以免使本来就偏亢的肾水更亢，致使心阳的力量减弱。所以，冬天的饮食原则是减咸，温补肾水，滋养心气，以保心养神，维持人体的阴阳平衡。

冬三月是生机潜伏、万物蛰藏的时令。由于天气寒冷，不少人在身体上的反应易生冻疮。冻疮常常发生在手、脚、耳等部位，一般只有红、肿、痛的症状。严重的可能起水疱，甚至溃烂。这个时候，激发身体的阳气就显得很重要。除了宇宙能场的调理，适当喝点温散风寒的药补膏，也可防御冻疮的侵扰。

## 六、冬三月，此谓闭藏

黄帝内经的《素问·四气调神大论》中讲：冬三月，此谓闭藏。水冰地坼，无扰乎阳。早卧晚起，必待日光，使志若伏若匿，若有私意，若已有得，去寒就温，无泄皮肤，使气亟夺。此冬气之应，养藏之道也。逆之则伤肾，春为痿厥，奉生者少。

这是《黄帝内经》对于冬季养藏的总论。冬三月，包括农历十月、十一月、十二月，冬季节气有六个，从立冬起至大寒止，分别为立冬、小雪、大雪、冬至、小寒、大寒。冬季之时，阳气内藏于大地的内部，阴气存在于大地的外部。人体又何尝不是呢？此时阴气外闭，阳气内藏。这种阳气潜伏，万物潜藏的气象就是闭藏。因此冬季三个月，称作是封闭潜藏的时节。

外时空表现为河水结冰地面冻裂，内在身心对应着思想、言语、行动不要扰动阳气。情志要保持恬淡安静，心情畅快，寡欲少求，不要让自己烦恼和过度劳作。在精神调养上力求保持情绪的安宁，避免烦扰，使体内阳气得以潜藏。

起居方面，早睡晚起。早睡是顺应阳气的虚弱，晚起是顺应阴气的旺盛。晨练推迟，必须等待到日出才出门，是为了借助太阳的温暖。去寒就温，以养阳。

也就是说，在寒冷的冬季，不要因扰动阳气而破坏人体阴阳转换的生理功能。

使意志潜伏匿藏起来，退藏于密以养神。好像是私有所密，而不会说出来，又好像已有所合，而不会告诉别人。这是禁言语以养气调神。避阴寒而就阳温，不要轻易地到外面严寒之地去劳作，以免触犯寒邪之气。适量运动，避免过汗，不要使皮肤孔窍开泄，以免阳气迅速散失，这便是人体与冬藏之气相应，从而冬季真气封藏的方法。

肾属于水，旺盛于冬季。冬季如果失掉了养冬气的行为，就会伤肾，肾被伤则肝木就失去了它生发的来源，肝又主宰筋，故到春季则筋发病而成为痿症。阳气要闭藏，如果冬季不能闭藏，则到春季，阳气虚弱而成为厥症。如果损伤肾气，那么输送给春季养“生”的能量就少了。以上这些都是效法冬季的节气变化，要人增加觉知，不要轻举妄动。我们应该如此顺势养育冬季的闭藏之气。这些论述明确地告诉了我们冬令时节精神、起居和饮食调理的方法，并根据自然界的变化引入人体在小雪调理的原则。

在冬季，人体的新陈代谢处于相对缓慢的时期，因此，冬季调理要注重于“藏”。我总结为：淡泊寡欲，肾水自足。中医认为，肾水充盈，人就好静少动，少思寡欲。“淡泊寡欲”，修炼的是“智”的能量，而淡泊寡欲、保养肾脏，元精与元阳充足可以合成新的灵性能量，人更加有智慧，这是符合“藏精葆元”“炼精化气”“炼气化神”的理论的。善养藏者调阴阳以益寿，人体的阳气来源于肾脏，肾是生命活动的原动力。人体的水液代谢，主要靠肾的气化作用。在正常情况下，水液通过胃的受纳，脾的转输，肺的输布，通过三焦，将其液之清者敷布全身，浊者化为汗与尿排出体外，维持水液代谢的相对平衡。

以上方面的修复和养护，对人的保健及修心来说是至关重要的。善养生者养内，不善养生者养外。凡心有所爱，不必深爱；心有所憎，不必深憎。遇事不恼，长生不老。我们倡导仁、义、礼、智、信导引心性能量与肝、心、脾、肺、肾的五行能量合一筑造精气神整体健康。

# 大雪，子闭藏

大雪，上古“斗柄指向”法，以北斗星勺柄指向壬位时为大雪。壬，十天干之九。象征正式进入了农历的十一月。波澜壮阔，细流穿巨石，妊力谁能当。五行属水。大雪相当于一天之中的晚上 11 点到 12 点，所以是二十四节气的最后一位，对应人体的膀胱、三焦和肾。

公历每年 12 月 8 日左右，太阳到达黄经 255°时，为大雪。很多人对大雪有误解，认为小雪节气的时候应该下小雪，到了大雪节气是否应该下大雪呢？其实不然，《月令七十二候集解》中说：“大雪，十一月节。大者，盛也。至此而雪盛也。”大雪是冬季的第三个节气，它标志着仲冬时节的正式开始。进入农历的十一月，也就是公历的十二月，意味着天气更冷，降雪的可能性比小雪时更大了，这时我国大部分地区的最低温度都降到了0℃或以下。“大雪”相对“小雪”而言，是个比“小雪”更加严寒的节气，大雪节气未必下雪，也并不指降雪量一定很大。雪指闭藏的力量，雪越盛，闭藏的力量越强。小雪的时候，雪是随下随化的，而到了大雪以后再下雪，地面上就有积雪了。厚厚的积雪覆盖大地，像是盖了一层厚厚的棉被，保持地表的温度不散失。民间认为，如果“大雪”节气当天下雪，则预示着“瑞雪兆丰年”。

## 一、千里冰封

大雪是一年节气的结束。大雪是一个气候概念，它代表的是大雪节气期间的气候特征，即气温与降水量。大雪节气的到来，意味着天气越来越冷，且降水量渐渐增多。大雪节气最常见的就是降温、下雨或下雪。大雪节气容易出现异常的天气现象，包括南方的冻雨和北方的雾凇等。

强冷空气到达南方，特别是贵州等地，容易出现冻雨。冻雨是从高空冷层降落的雪花，到中层有时融化成雨，到低空冷层，又成为温度低于0℃的雨滴（过冷却水）。冻雨水滴从空中下降，当它到达地面，碰到地面上的任何物体时，立刻发生冻结，地面及物体上就形成了一层不平的冰壳，又叫雨凇。

大雪期间，还有一个典型的现象，就是雾凇。雾凇是低温时空气中水汽直接凝华，或过冷雾滴直接冻结，在物体上的乳白色冰晶沉积物，湿度大的山区比较多见。我国冬季雾凇日数多的地方有黑龙江、吉林等地。雾凇是受到人们普遍欣赏的一种自然美景，但是它有时也会成为一种自然灾害，严重时会将电线、树木压断，影响交通、供电等。

大雪时节飘雪漫漫，水凝成冰，是藏冰的好时节。说到藏冰，有人可能认为古代没有冰箱，到了炎炎夏季就没有冷饮吃了。其实咱们的先人从先秦时期就有冬日取冰藏冰，以待夏天使用的习俗。比如《诗经》里就有“二之日凿冰冲冲，三之日纳于凌阴”的句子。

俗话说，“小雪封地，大雪封河”，北方有“千里冰封，万里雪飘”的自然景观，南方也有“雪花飞舞，漫天银色”的迷人图画。到了大雪节气，河里的冰都冻住了，人们可以尽情地滑冰嬉戏。在北方尤其是东北地区，滑冰成为人们生活中非常重要的娱乐方式。滑冰早在古代时期就有，时称“冰戏”，古人多爱雪景冰戏，在晴朗的冬日于湖心亭赏雪观冰是何等惬意的事情。雪后初晴，大地山河宛若琼楼玉宇，高瞻远眺，饶有趣味。人们对于雪这一意象的美好向往似乎没有改变。

过去受条件所限，冬天新鲜蔬菜很少，价格也贵，因此大家习惯在“小雪”

前后腌菜，“大雪”前后腌肉，冬天就靠着这些腌菜、腌肉下饭。除了腌肉之外，在大雪节气，人们还有吃红薯的习惯。冬天的红薯是个宝，可以补肝肾、强筋骨。大雪时喝红薯粥，非常应景。大雪时节，鲁北民间有“碌碡顶了门，光喝红薯粥”的说法，意思是天冷不再串门，只在家喝暖呼呼的红薯粥。北方则沿街叫卖烤红薯，那种能烤出蜜来的尤其受欢迎。

大雪节气前后，柑橘类水果大量上市，像南丰蜜橘、琯溪柚子、脐橙、雪橙都是当令水果。这类柑橘，含有的挥发性柑橘油，可以防治鼻炎、消痰止咳，还可以增加人的快乐感，适当提神。

## 二、大雪三候

一候：不鸣。大雪时节，天寒地冻，寒号鸟（有说法认为并不是真的鸟，而是一种老鼠）都因为天气寒冷而不再发出鸣叫。古人认为这种鸟属阳，非常好斗，所以用来比喻斗士。但大雪节气是至阴的节气，所以到了大雪前后也不再鸣叫。我更倾向于老鼠，子鼠，五行属水，象征进入子月，阴水（鼠）旺，阳气弱，所以不叫。

二候：虎始交。此时是阴气最盛时期，所谓盛极而衰，阳气已有所萌动，子月至阴之中蕴含着阳的种子，这是古人阴阳转换的观念，老虎开始有求偶行为。为什么是老虎呢？如果你练习过五禽戏，而且记得对五禽戏的高维解读，就会记得五种代表性动物中，肾水最旺的正是老虎，而且像老虎那样经常扭胯摇臀的舞蹈和瑜伽动作，都刺激肾水萌生。

三候：荔挺出。一种名叫“荔挺”的兰草，感到阳气的萌动而抽出新芽。荔是一种植物，也就是我们现在说的马兰花。这种植物的根系非常发达，可以用来做刷子。

大雪在时空循环里处于坤卦向复卦转换的状态，寒号鸟、老虎、兰草的动态变化，体现了古人阴阳转换，盛极而衰的观念，非常形象、生动地描绘出了农历十一月（子月）对应的复卦的卦象，一阳来复已经在暗中进行。大雪之后将是冬至，一阳来复，二十四节气将开始新一轮的物候演绎。

## 三、循环往复

大雪节气脊柱的对应投影点在第二、第三颈椎之间（图27）。第二颈椎分出的神经对应双耳、视神经、舌、前额，主管耳鸣、耳聋、眩晕、视力下降、斜视、眼干涩、眼痛、偏头痛、失眠等。颈椎的第三至第二节主要控制头部的功能，此段神经受压迫将造成脑神经衰弱、失眠、头痛、头晕、记忆力减退、自主神经失调、抑郁症、注意力不集中等症状。

另外，第一颈椎分出的神经对应头部及交感神经系统，主管头痛、神经质、失眠、健忘、嗜睡、脑供血不足、面瘫、眩晕、偏头痛、头昏沉、

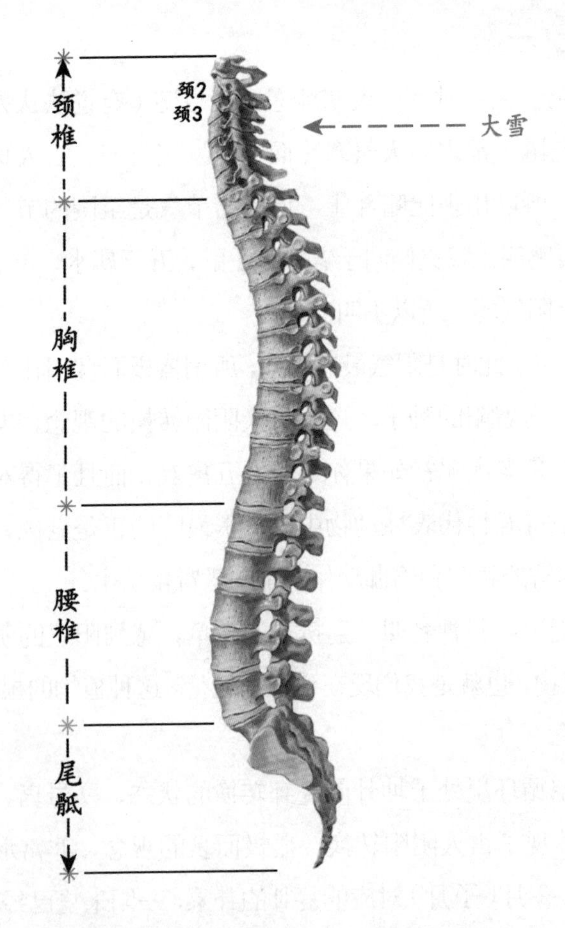


图23　寒露节气与脊柱的对应关系

颈性高血压等。第一脊椎是颈部最上面的一块骨骼，是非常规的不典型颈椎，它的生理构造与其他的颈椎都不一样，特征是没有椎体，中间有一个洞，呈环状。紧接其下面的第二颈椎有突起，插入第一颈椎的洞中形成寰枢关节，我们的脖子转动都与这个关节有关。第一颈椎在后头枕部的里面，我们用手是触摸不到的。第二颈椎是脖子的第二块骨骼，上部有圆形突起，与第一颈椎相嵌连，既有利也限制脖子的运动，第二脊椎是我们能用手从外部触摸到的第一块椎体。

大雪节气调理的重点是第二颈椎，主要关联大脑供氧和全身能量平衡，对应的人体征象包括内分泌失调、失眠、癫痫、晕眩等神志情绪问题。修行人要注意的是三魂不接、七魄不平衡、任督脉能量不足等。

大雪节气对应的第二、第三颈椎之间，第二颈椎象征最上面的支撑椎体，同时也是颈椎中最脆弱的部位。因此加强颈部肌肉的锻炼是保护颈椎的重要措施。平行第二颈椎，旁开约2厘米即是天柱穴，俗称落枕穴，此穴是调理大雪时人体对应的征象以及神经类疾病的首选穴。

微摆摇天柱，就是通过扭颈向左右两侧目视，达到按摩天柱穴的作用，原理和“户枢不蠹”是一样的，尤其现代人不良的生活方式，颈椎根本得不到放松的机会。在户外环视美景是放松减压，保健身心的良方。

微摆摇天柱的意义不仅在于放松颈椎，还有一层对应关系是疏通颈椎深层的气血。大雪节气已经对应最高的颈椎部位，内在的通道越来越狭窄，气血越来越不容易通过。在微摆摇天柱的同时，尽量放空自已，一开始有为法，慢慢练习，进而无为法，自然而然没有任何挂碍地轻轻摇摆，如复卦之一阳来复，如此导引真气沿着脊柱内在上行入脑。

## 四、物极必反

大雪，作为二十四节气的最后一个节气，同时对应人体脊柱的最高点（第二颈椎体）和最低点（尾椎体），这恐怕是大多数人不知道的。

大雪与小雪相比，冬气更加深藏，因为进入农历的十一月，也就是子月后，藏神养肾的力量更强，就好像是气泵，藏得越深，真气达到头顶越容易。到达头顶以后，大雪节气对应人体脊柱的投影点会回转下来，重新回到人体脊柱的最低点（尾椎），以便在下一个冬至节气的时候一阳来复，从尾椎向上逐级上升，开始下一个二十四节气对应 24 节椎骨的循环。

大雪对应脊柱的两端，离不开元阴元阳的封藏作用。肾为水火之脏，内藏元阴元阳。中医认为，肾主藏精，为生殖发育之源；肾主津液，调节体内水液平衡；肾主骨生髓，使骨骼健壮、精力充沛。

元阳即肾阳，肾阳是人体阳气的根本，推动肾水沿脊柱上行温煦生化；元阴即肾阴，肾阴是人体阴液的根本，上行途中对各个脏腑起着滋润作用。大雪时节养“藏”而固肾气，就是顺应自然气候，激发元阴元阳，自主自洽地调节机体适应节气的变迁。

## 五、万物藏，肾水旺

宋人有词曰：“玄霜绛雪。散作秋林缬。昨夜西风吹过，最好是、睡时节。”自然界讲究秋收冬藏，人类的行为也要符合四时的规律，大雪节气要好好休息。说到大雪进补，很多人都理解为要吃营养价值高的贵重补品。其实进补是有讲究的，要“因人、因时、因地”进补，才能真正达到目的。具体地说，就是要通过养精神、调饮食、练形体、避寒邪、慎房事等综合调养方法，以达到强身健体的目的。

### 1. 顺天静藏

《遵生八笺》曰：仲冬之月，寒气方胜，勿伤冰冻，勿以炎火炙腹背，毋发蛰藏，顺天之道……君子当静养以顺阳生。冬季提倡清静，强调以静制躁，如果我们能做到心平气和，头空、心静、身稳，也就具备了很强的抵抗力，才能少受外界的干扰，保持平静的心态和健康的体魄，以此作为冬“藏”，尤其要保持充足睡眠，赖床慢起。

### 2. 食摄养阳

中医认为，大雪时节，积雪冰封，万物闭藏，阳气潜伏，是人体进补的大好时节，但应注意养宜适度、养勿过偏。古曰“秋冬养阴”，阳虚患者，冬季温补阳气的同时，也应注重养阴，补充人体的阴精。阴精的充沛，也有利于阳气的生长。江南地区适合用鸭、鱼温补。北方地区宜用羊肉、牛肉补充身体元气，增加御寒能力。同时对冬不受补的人，要注意应在进补前先调理脾胃。

大雪虽是进补的好机会，但不可太过或乱补，如果平时就是阴虚、湿热、痰湿体质，补过了就生内火，皮肤干燥、口腔溃疡、便秘等困扰接踵而至。吃多了补品上火时，一杯白萝卜汁效果是最好的。冬季补肾，可以说很重要，但不能过。什么叫过呢？就是直接食肾。《金匮要略》提道：“冬三月，勿食猪羊等肾。”意思是冬季肾水当令，过食损伤心气。最好的方法，就是吃羊肉炖白萝卜。白萝卜生消熟补，有赛人参的美称；白萝卜熟食益脾顺气。羊肉炖白萝卜可以补充阳气、温暖五脏，尤其适合肾虚和脾虚的人食用。

### 3. 避寒护体

大雪之后，寒冬来临。冬天的很多季节性疾病都和寒气入侵有关，中医认为，人体的头、胸、脚这三个部位最容易受寒冷侵袭，是保暖的重点。例如戴一顶帽子，大约减少头部散失热量的60%，并且最好能捂住耳朵。另外，头上有很多重要穴位，经常按摩头皮，加快血液循环，也能保持头部暖和；用长围巾系在胸口护胸，可以减少寒冷对心脏、脾胃的冲击；长袜、厚靴、睡前足浴在温暖双脚的同时，也促进了人体内的气血流动。此时要做好内在阳气的保养和封藏工作，尽量减少消耗。此节气养生重点是“补”和“藏”，既要补得进，还要藏得住。

## 六、冬藏灸

除此以外，大雪对应的生命功课，艾灸也非常重要。大雪对应的是子月，是一年培补生命之火的好光景。艾草穿透力强，辛温开窍。艾草用火点燃，好比是冬天下凡的太阳。自然界中，惟有火能驱散寒冷、化掉寒湿。人体之中，也只有通过温补内在之火，才能扶助人体纯阳之火的生发和成长。

由此揭开大雪调理的辅助方法——冬藏灸。为什么叫冬藏灸呢？冬季的神养，主要是藏神，以使志伏。寒冷的冬天，阳气潜藏，人体的阴阳消长代谢也处于相对缓慢的水平。这也决定冬季调理重点在于“藏”，也就是人们在冬季要保持精神安静。在冬藏最得力的时候封藏肾气，来年的精气神就会旺很多。

此时施以艾灸调理，有助于体内阳气的收藏。可辛温散寒，使人体正气更加充沛，从而增强机体免疫功能，提高抗病能力，防止虚寒疾病的发生，坚持冬藏灸可以通过扶阳排出体内长期滞留的病气、邪气。人的生命力，只有身体完全放松、心神静下来的时候，才是身心修复的时候。艾灸最讲究得气，“灸之要，气至而有效”。心静的时候艾灸效果最佳，感受温暖的感觉顺着腰骶一节一节地传送上来。子月开始从尾闾始灸，适合每次灸 10 分钟左右，每日 1 次。

大雪节气做冬藏灸最有效的部位是哪里呢？

（1）大雪，是一年进补命门火的好光景。此时可通过艾火的纯阳之性，点命门之火，扶助人体阳气生发生长。身体虚弱者可以加上命门穴，以灸火相助一阳初生，艾火的能量是纯阳正气中的少阳之气，是最有生气的阳气，也是最接近一阳生的能量。

（2）爱走神，老是失魂落魄，注意力无法集中的人，加上神阙穴。如果艾灸神阙，就能把它固封住，把神收回来。有时在被艾灸过程中，能睡着，就是好的灸感，也就是“神”回归了。

（3）冬季重感冒的人，也可以少量百会灸，但感冒见好以后就停止，改为灸大椎穴。不建议将百会灸列为冬季艾灸的首选，头部本来就是诸阳之会，百会灸容易扰阳，除非救急使用。

（4）咽喉容易上火的人，不要在晚上艾灸。不得已不做的时候，要考虑加上足三里穴和涌泉穴，引火归原、滋阴降火、宁心安神，再配合喝点蜂蜜水。

万籁俱寂，只听得雪花簌簌地不断往下落。天寒地冻围炉夜话，万物冬藏待春来。大雪封藏，读诗煮茶，这样的闲适谁不爱?

# 后记 天人合一之道

您面前的这部书，我写了十二年。古人称十二年为一纪，岁星（木星）绕太阳一周约需十二年。木星上经常起大旋风，就像人的头脑风暴。我被生命全息大健康刮了十二年风暴，在实践中铅华洗尽，返璞归真，除了喜乐还是喜乐，非常感恩生命中有这样的历练。

在身心中装载一套生命全息大健康的“软件”，似乎用不了十二年的光阴。尤其在互联网时代，如果以十二年的速度修学中国传统文化，不知道人们是否愿意？我愿意是因为我在十二年间不是安装了一套生命大健康“软件”，而是三套，分别是大健康节气、大健康环境和大健康身心。所以这十二年间我的基本状态就是装了卸，卸了装，不断安装，不断调试，您也可以理解为不断地超越传统的国学与养生。等三套系统兼容了，我也终于趋近中国古人的天人合一境界了，而不仅仅是在理解层面。

我出自一个中医世家，回想上大学时最喜欢的事情就是抱着一本厚厚的《康熙字典》，坐在学校花园的医圣张仲景塑像前，饶有滋味地翻阅。我自从接触了古文，便一发不可收拾。感觉自己跟换了一个人似的，经史典籍，该学的都学了，不该学的也学了，好像真该学的也没学。韶华易逝，青春不再。却叹是，学易不知易，学医不知医，学儒不知儒，学道不知道，学禅不知禅，学密不知密。惭愧！

涂鸦一首小诗，略表象思：

你向我走来，
缱绻千年的缘。
远山在望，
波澜不惊。
一缕书香，
随心沉浮。

妆室以书为伴，
素颜焚香为友。
独处时调弦抚琴，
雅兴时品茗作画。
无论置身何地，
一缕书香可辟仙境，
宛如心中清泉涟漪，
霎时远离尘世喧嚣。

毛嫱丽姬阅黄庭，
明窗清心消尘缘。
琴心三叠舞胎仙，
闲居蕊珠作七言。
天地人合为一体，
性空香袅透祥瑞。

现将无尽意，
寓此卷中人。
一缕书香，

自在笑谈中。

瓣瓣心莲，

馨香通三界。

日渐悦神已入道，

恣意畅怀皆圆满。

书香熏染性清净，

灵台湛明如灼灼，

缘聚生命大健康。

2004年我创办易和书院，期望大家重归中国文化瑰宝。我本人十八年如一日，医以载道，在易和书院讲学。我推动的天人合一生命大健康公益培养计划，在社会有识之士的支持下，得到越来越多的关注。

当值此书出版之际，易和书院全体师生希望我能解读一下生命全息大健康，于是有了下面的文字：

生命大健康的精华在于天人合一，即天磁场信息与地磁场信息加注人体信息场的天地人三位一体的生命全息整体健康。

首先，天磁场信息即乾卦的内涵合，“天行健，君子以自强不息”，关键词在于“健”，天人合一的关键在于效仿天道，星宇能量场是刚健的、动态的、变化的，二十八星宿空间位置的变化产生象变，象变产生巨大的空间能量，以光、声音的形式储存在地球周围时空场内，新新人类即将打开自身能量场，令其灌注全身，开启新时空的智慧，化作高维意识与思维形态，所以叫“天行健，君子以自强不息”。

其次，地磁场的信息隐于坤卦的内涵。“地势坤，君子以厚德载物”，关键词在于“厚”，坤土喜静，厚重为贵。这揭示了地核能量场随着地球升维，密度越来越大，呈现出静态的、柔顺的、适应的能量属性，重新平衡的地、水、火、风四大能量场，愈来愈滋养人体的内部磁场。新新人类会不自觉地寻找新的地磁核心点，即新时代的洞天福地，进行自我身心疗愈，激活免疫力，提升抵抗力，开启身心能量的升级与跃迁。新新人类的精神风貌，会呈现出越来越无拘、包容、喜乐的状态，越来越具有创造性的生命价值，这就是“地势坤，君子以厚德载物”的精髓。

天地人三位一体生命大健康即时间、空间与人体的全息磁场信息互动，是一个开放的人体外循环系统，新时空下的人类的自主自助的生命能量场升级大改造、大超越、大圆满，必将回归宇宙源头的本来健康。

感恩北京神阙中医基金会，公益赞助了二十四节气与生命大健康的视频拍摄，并启动了对公益种子的培养计划。

感谢易和书院的师生团队的辛勤付出，整理了我多年的讲课录音，再现课堂原貌。他们是秦志珊、赵銮月、陈星志、丁瑞芳等，恕芳名不赘述。

感谢本书编辑老师对我的信任和支持，让我能自始至终以快乐心态为读者呈现这部书。

再次感恩所有无条件陪伴我生命成长的良师益友！谨此遥祝一切有缘结识的朋友们，快乐、智慧、健康！

世事变幻，唯爱长存！

马仙蕊

辛丑年于易和书院明心斋

# 参 考 书

易经

黄帝内经

淮南子

本草纲目

尔雅

春秋繁露

月令七十二候集解

潘容陛 富察敦崇 查慎行 让廉 . 帝京岁时纪胜 . 北京：北京古籍出版社，2001.

徐刚 王燕平 . 星空帝国 : 中国古代星宿揭秘 . 北京：人民邮电出版社，2021.

余世存 . 时间之书：余世存说二十四节气 . 北京：中国友谊出版公司，2017.

宋英杰 . 二十四节气志 . 北京：中信出版集团，2017.

邱炳军 . 中国人的二十四节气 . 北京：化学工业出版社，2018.